婦人之友社

シニアの食卓 2

食べ方上手で一病息災

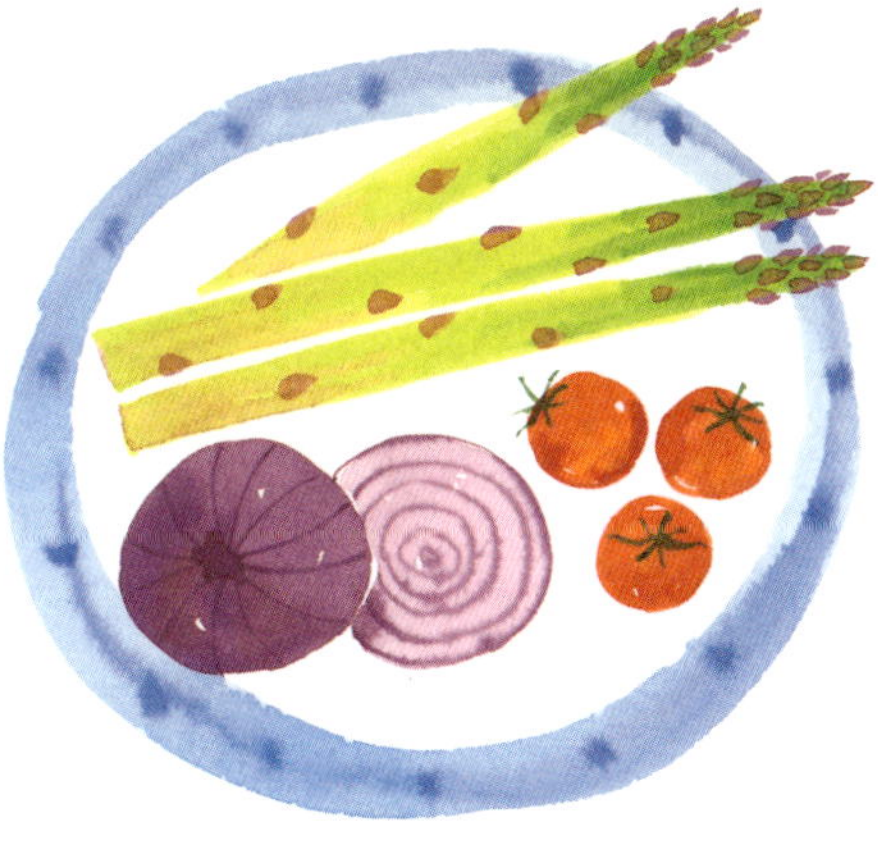

監修・藤田美明

目次

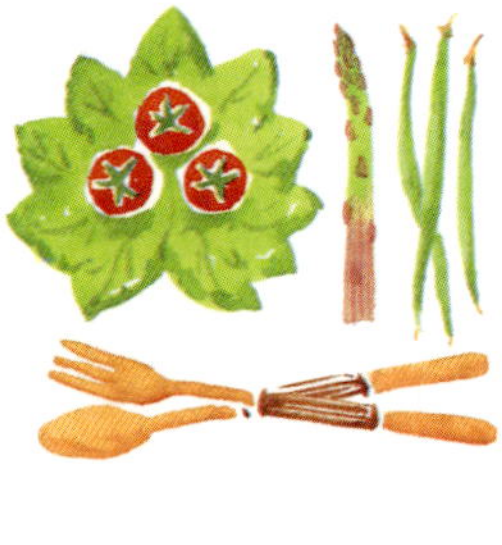

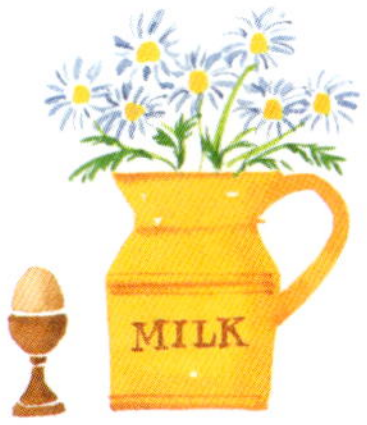
MILK

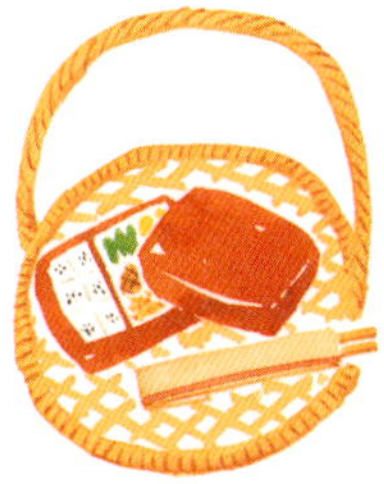

材料別目次

材料別目次の目次

●肉

●魚介

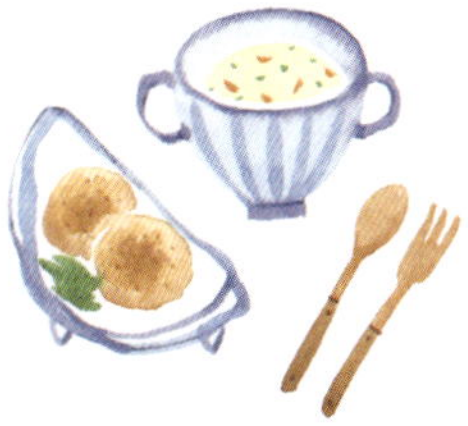

材料別目次

●野菜・くだもの

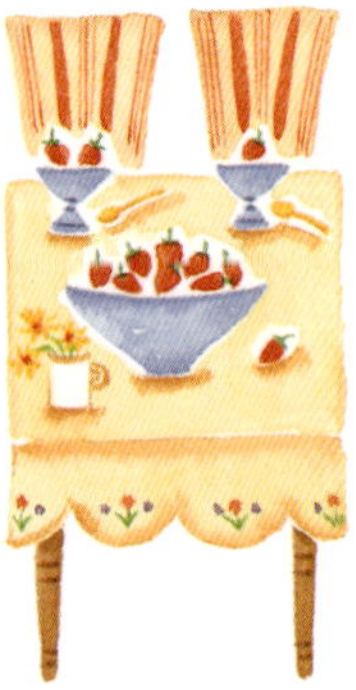

サラダ28品

汁もの・スープ18品

便利な調味料

一病あってもお元気な
五人のシニアの経験を生かした
食べ方上手の知恵
健康をねがって
料理上手の手になる
おいしさと楽しさをお届けします

この本の表記について

1カップは 200cc、大匙1は15cc、小匙1は5ccです。
分数は「大匙 1と3分の2杯」を「大匙1 2/3」と記載。
「材料1単位」は1回に作りやすい分量です。

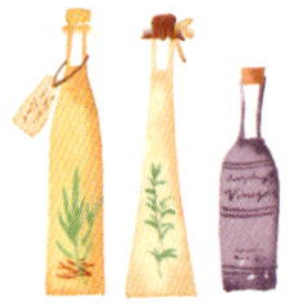

1

食欲のないときにおすすめのサラダ

料理／斎藤日出子

いつでも…、いつまでも…

おいしくいただけたらと願います

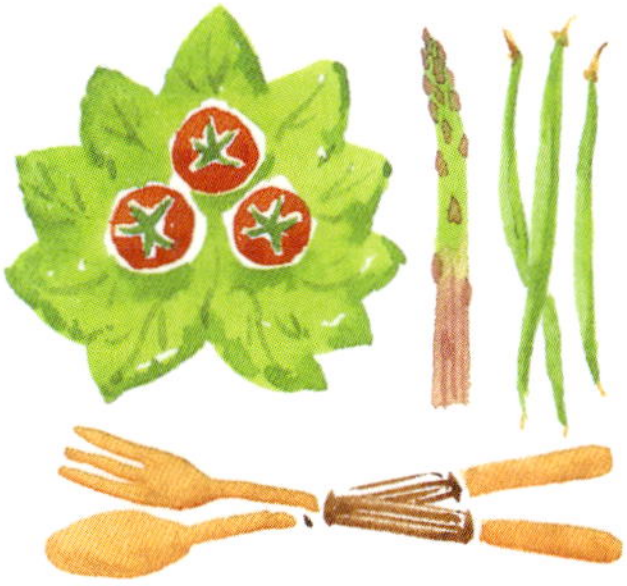

食欲のない朝に

斎藤日出子（70代・東京）

一人暮らしになって八年、途中で家を建て直して息子たちと同居になりました。二世代住宅ですが生活は全て別です。初めはときどき一緒に食事をすることも考えましたが、お互いの生活を大切にしようとやめにしました。その代わり誕生日、正月、クリスマスなどに、娘一家を含めて九人が私のところへ集まり食卓を囲むようになりました。私もまだ多勢の食事作りをする元気もあり、けっこう楽しんでいます。また、月に二度、四～五人の人に料理を教えています。レパートリーを増やす努力はたいへんですが、人に教えることにより新しいものに目を向け、緊張できることは老化防止の役に立っているはずと感謝しています。

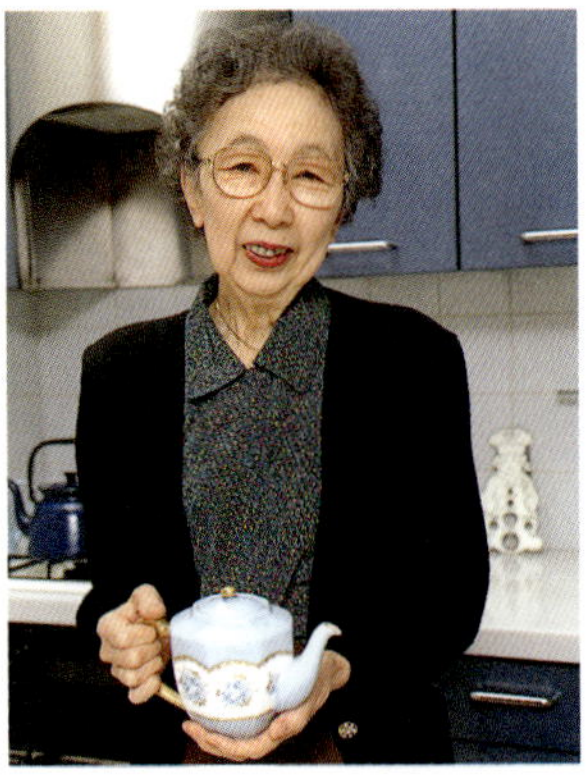

ポーセリンアートを始めて10余年の斎藤さん。最近描かれたティーポットを手にして…。

私は成人病検診では高脂血症（62頁）と書かれています。食べ方がきちんとしている割りに数値がわるく、これは家族性によるものとのこと。今は薬を服用し幾分控えめながらふつうの食事をしています。若い頃から食が細かった私ですが、痩せていることが原因の故障が出てきて、むしろ太る努力をするようにと言われています。この方がずっと難しい課題です。

ことに"朝"が食べられない

一人の自由さと低血圧で夜のほうが仕事ができるので、好きな手仕事に夢中になって、ついつい夜更かしをしてしまいます。そのため、目覚めから朝食までの時間が短く、おいしくありません。

朝食の基本パターンをパンにサラダ、牛乳、チーズとしていますが、シリアルに牛乳という日もあり、食欲のない日でも牛乳だけはノルマと思って飲むようにしています。昼食、夕食の頃には食欲があるので、その二食で三食分いただいている感じです。

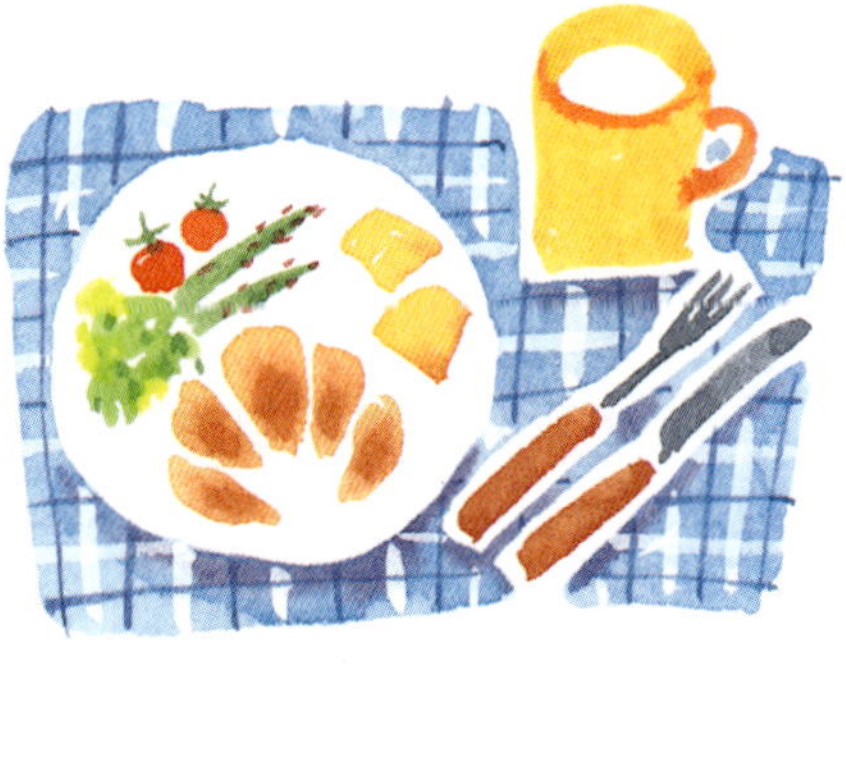

昼食は、外出して帰宅後すぐ食事ということが多いので、朝食の後必ず下準備をしておきます。作りおきのできる茹で豚、紅茶豚、小魚の南蛮漬けなど、また

即席ピクルス、マリネ、泡菜、野菜煮こみ、スープなど便利にしています。

夕食はメインの魚か肉の一皿に青菜のおひたしか和えものを一品添え、煮ものには季節の野菜や乾物を使います。朝がパン食のため、汁ものは味噌汁が多くなります。ほかに常備菜を使った箸休めか生野菜の一品、酢のもののようなものを添えることもあります。

夕方五時過ぎになると血圧が下がってきて、膝に力が入らないような感じがすることがあります。このときちょっと甘いものをつまんだり、紅茶にブランデーを垂らしたり、チーズを一切れ食べたりすると元気が出てきます。こんなことがあるので夕方の支度もお米を研いで青菜を茹でて…ぐらいですむように前もってしておきます。日中過ごす部屋がダイニングキッチンなので、仕事をしながら煮ものやだしをとったりもします。

香りのよいものをきらさずに

年間通して朝のサラダは欠かせません。生野菜は元々好きでしたし、みずみずしく香りのよい野菜によって目が覚め、胃がすっきりして頭までさわやかになるような気がいたします。

薄く切った玉葱を水にさらしてよく水気をきり、ガラス容器に入れて冷蔵庫に常備しています。サラダに添えると食欲がそそられますし、けずり節とお醤油をかけていただくこともあります。香りのよいクレソンも、洗って根を落として容器に入れておき、よく登場させます。キャベツをせん切りにしてサラダ油とお醤油をたらりとかけるだけというのも、キャベツの甘みがあっておいしくいただけます。

朝の仕事を手早く簡単にするために、ふだんは前日の夕食の支度に並行して、または夕食後に用意しておきます。栄養の損失も考えられますが、朝の手が楽なことを優先し、食べたいと思ったときに、さっといただけるように心がけています。

一人の食卓になってわかったことの一つに、会話がとてもいいおかずであったということでした。食欲がないときでも、ひと言ふた言交わす相手につられて食がすすんでいたのでしょう。いまさら望んでも無理なことなので、せめて食卓を明るく、朝・昼・夕とテーブルマットをかえ、器も季節や料理によってかえて彩りよく並べ、おいしく食べることにしています。

年齢をわきまえて、でもとらわれず、無理のない自然な生活を、これから先も前向きに続けていきたいと思います。

サラダにする野菜

旬のもの、食欲を感じるものを三～四種類、組み合わせて使います。

野菜はきれいに洗い、食べやすく細切りにしてガラス容器にストックします。レタスや玉葱、キャベツなど、切ってからさっと冷水に放し、水気をきるとパリッとします。分量は合計約100g。ふだん使っているサラダボウルで見当をつけています。

ドレッシングの分量とトッピングについては26頁をごらんください。

1. ベースの野菜
レタス、キャベツ、胡瓜など

2. 香りのあるもの
ルッコラ、セロリ、クレソン、玉葱、紫玉葱など

3. 緑黄色野菜
ピーマン、ブロッコリー、人参、トマトなど

4. その他
冷蔵庫にそのときある野菜いろいろ

斎藤さん 3日間の献立記録

	月曜日	火曜日	水曜日
朝食	トースト（バター、蜂蜜） 牛乳　チーズ レタスとコーンのサラダ （胡瓜、ピーマン）	牛乳 バナナ、りんごのヨーグルト和え （前夜音楽会で夕食が遅かったので）	チーズロール 牛乳 コールスロー（19頁） プラムの紅茶煮◆
昼食	胚芽ロール フランス風野菜スープ（105頁） ソーセージ 即席ピクルス（胡瓜、茗荷）	スパゲッティミートソース▲ レタスとルッコラのサラダ（13頁）	うどん（卵、ちくわ、油揚げ、青菜） 煮豆◆▲ 胡瓜の醤油漬け
夕食	ご飯 清汁（豆腐、茗荷） ロールミート煮こみ ほうれん草のおひたし 茄子のしぎ焼き 芋なます◆（24頁）	ご飯 豆腐とわかめの味噌汁 かますの開き 小松菜の胡麻和え 南瓜といんげんの煮つけ 焼き茄子	しめじご飯 田舎汁（茄子、茗荷） 赤がれいの煮つけ 小松菜のおひたし 胡瓜としその海苔和え

◆常備菜　▲冷凍

四季のサラダ

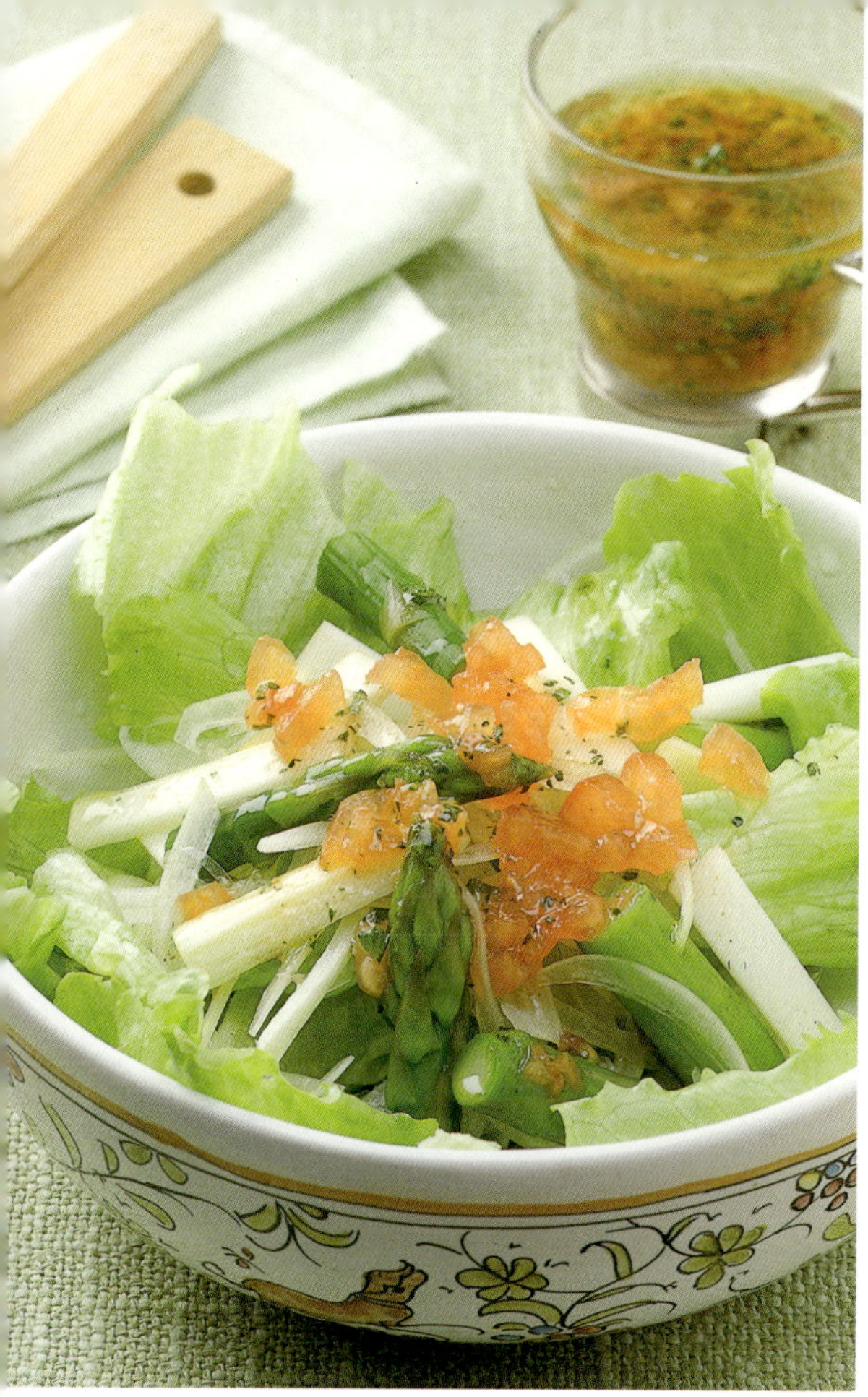

早春のサラダ［うどとアスパラ］

早春のサラダ
［うどとアスパラ］

うどの香り、歯ざわりがさわやかです。

●うどは刻んで酢水にさらし、アスパラガスはさっと塩茹でし、3〜4cm長さに切ります。他の野菜と合わせ、ドレッシングで和えます。

［材料2人分］

アスパラガス……………2本（40g）
うど（薄い短冊切り）………10cm（40g）
玉葱（極薄切り）……………1/4個（50g）
レタス（一口大にちぎる）…2枚（60g）
トマトドレッシング（26頁）…適宜

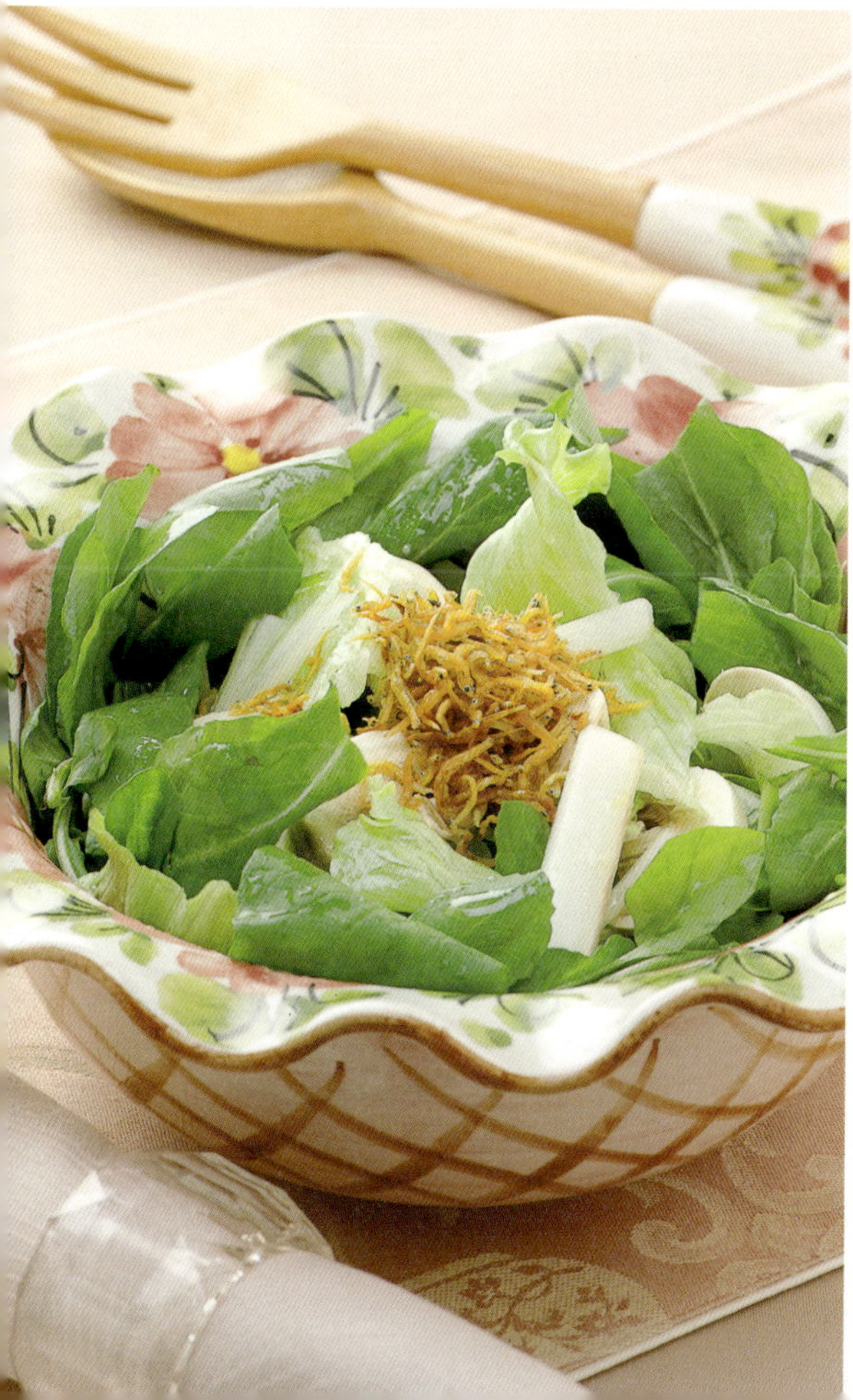

初夏のサラダ［レタスとルッコラ］

初夏のサラダ
［レタスとルッコラ］

ルッコラの風味が食欲をそそります。

●刻んだ野菜を盛り合わせてドレッシングをかけ、揚げちりめんじゃこをふります。

＊マッシュルームは新しいものは生のまま、鮮度が落ちているときはさっと炒めて使います。

［材料2人分］

レタス（小さめにちぎるか1cmに切る）…70g
セロリ（薄い短冊切り）………8cm（30g）
ルッコラ（3cm長さに切る）……30g
マッシュルーム（薄切り）………4個（60g）
揚げちりめんじゃこ…………大匙山1
フレンチドレッシング（26頁）…適宜

梅雨どきサラダ
［新玉葱とクレソン］

玉葱とクレソンの香りがおいしいサラダです。

●玉葱は水にさらして水気をよくきり、クレソン、トマトと合わせてマスタードを多めに入れたドレッシングで和えます。

［材料2人分］
新玉葱（薄切り）…1個（100g）
クレソン（3～4cm長さに切る）1/2把
トマト（1.5～2cm角に切る）…1/2個（70g）
フレンチドレッシング（26頁）…適宜

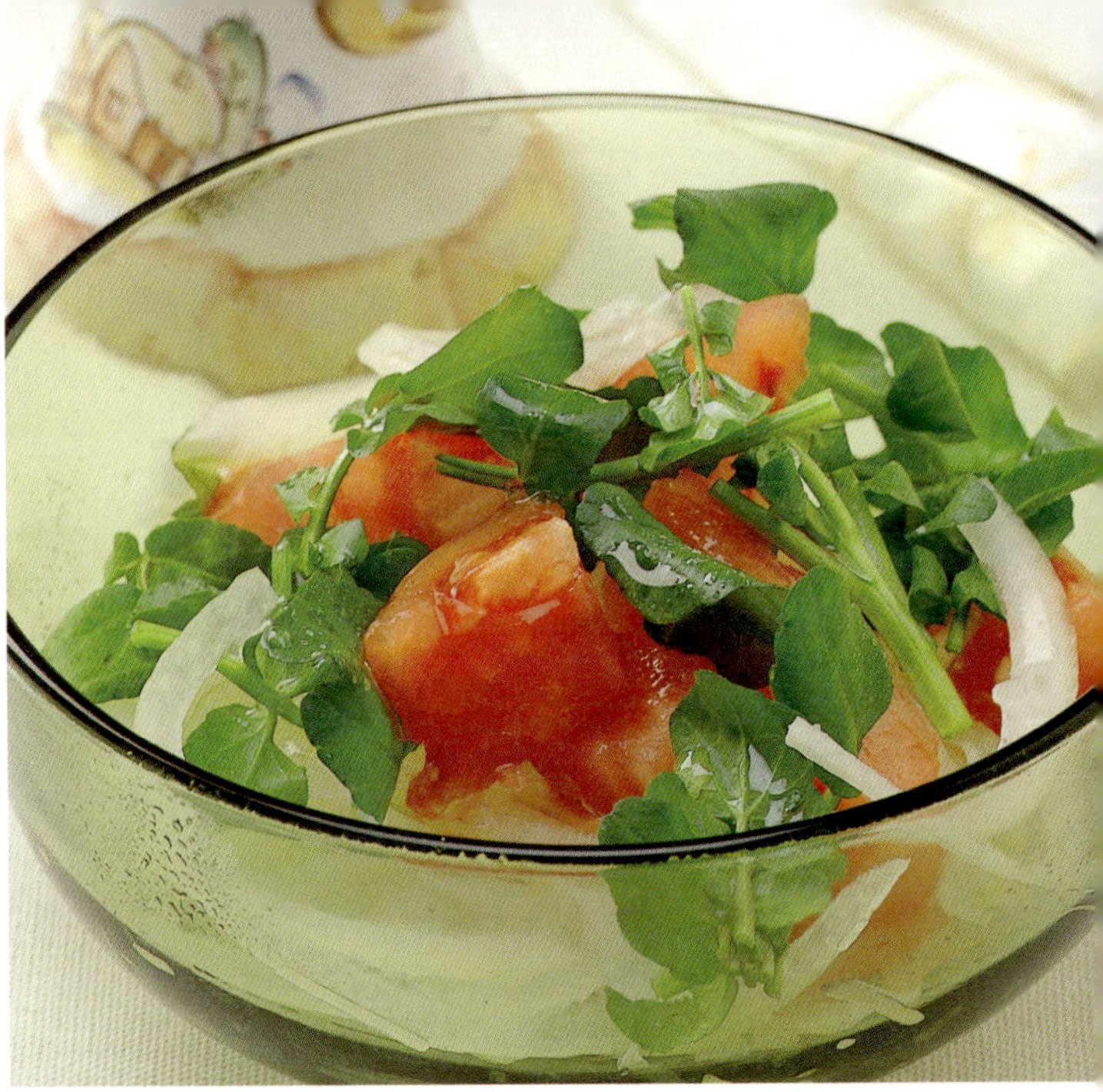
梅雨どきサラダ［新玉葱とクレソン］

真夏のサラダ
［トマトと茄子］

旬の野菜の、柔らかいサラダです。

●トマトは湯むきし、四つ割りにしてさらに横二つに切ります。茄子は電子レンジで2分加熱、縦二つ割りにし、三～四つに切ります。辛子をきかせたドレッシングで野菜を和え、バジルをのせます。

＊前夜作って冷やしておくと味がなじんでおいしい。

［材料2人分］
トマト……中1個（150g）
茄子………1本（80g）
玉葱（みじん切り）……大匙1（10g）
バジル（細切り）………2～3枚
フレンチドレッシング（26頁）…適宜

真夏のサラダ［トマトと茄子］
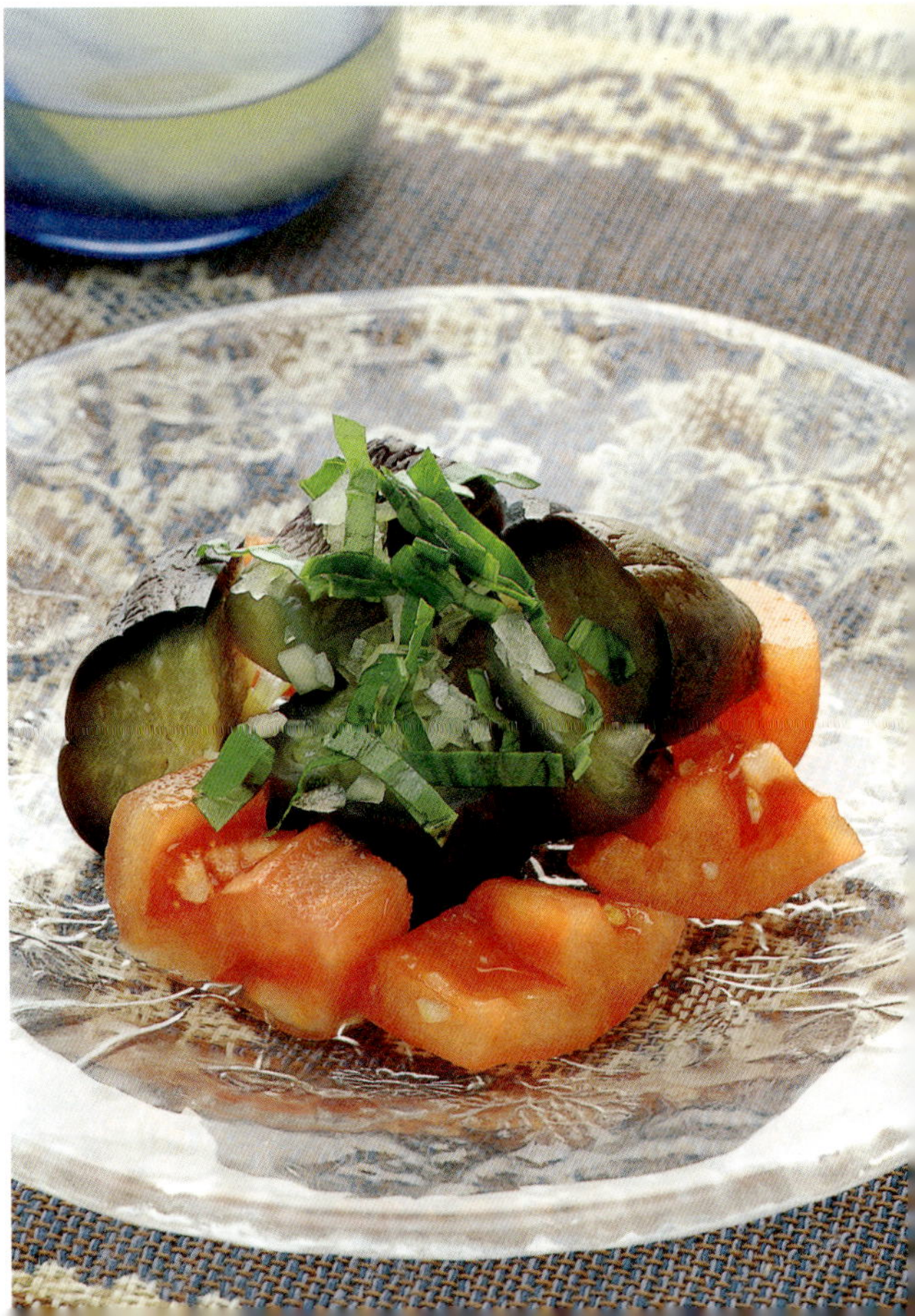

秋のサラダ
［きのことサニーレタス］

いろいろなきのこをとり合わせます。

●きのこ類は電子レンジで加熱するか、さっと炒めてかるく塩、胡椒し、ドレッシングで和えます。

＊写真は水きりした豆腐を1.5cm角に切って加えました。

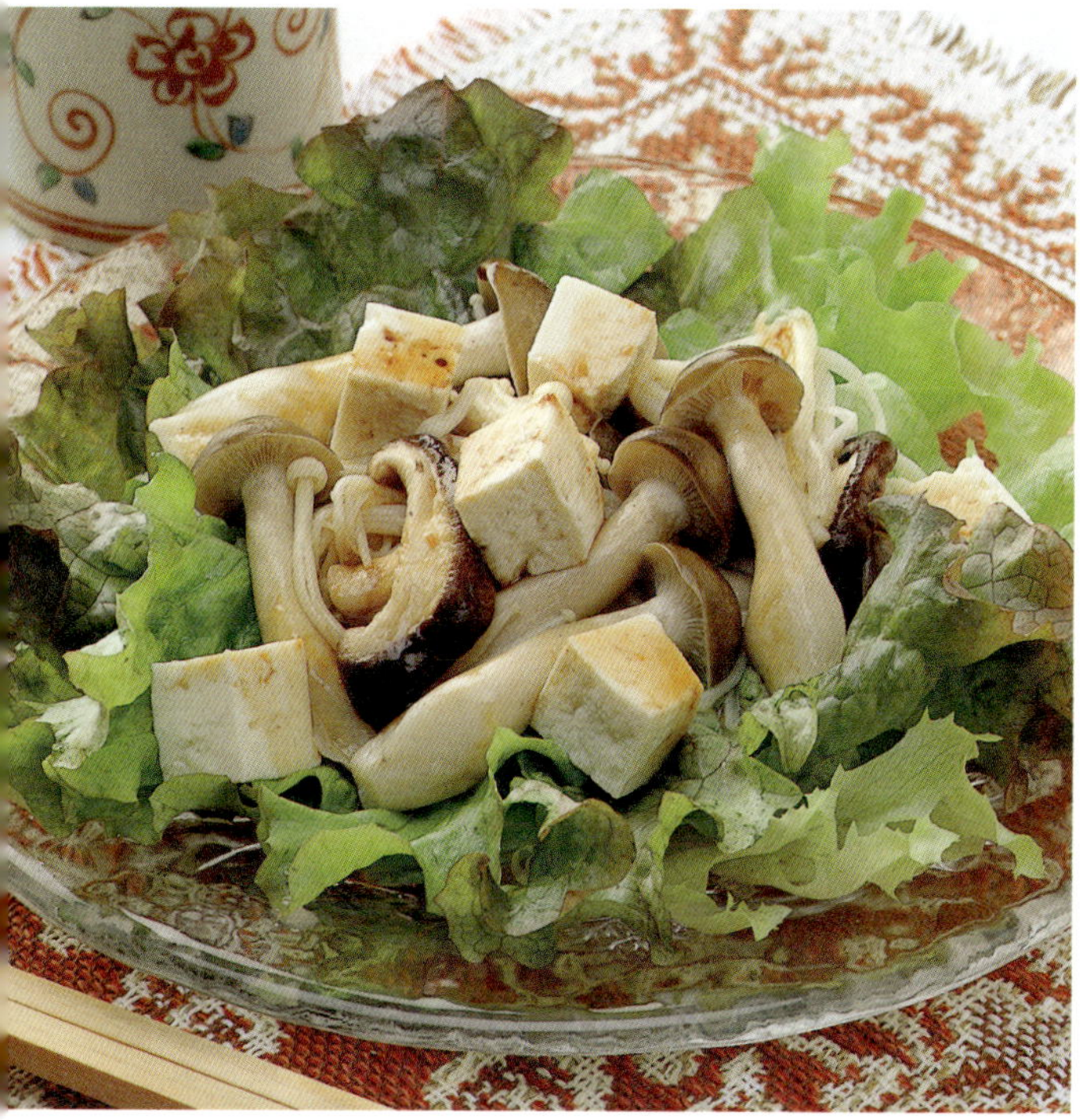

秋のサラダ［きのことサニーレタス］

［材料2人分］

サニーレタス（一口大にちぎる）…2枚
生椎茸（細切り）………2枚
しめじ（小房に分ける）…1/2パック（50g）
えのき茸（根元を切り落とす）…1/2袋（50g）
（炒め用サラダ油、塩、胡椒…各少々）
中華ドレッシング（27頁）…適宜

冬のサラダ
［大根とわかめ］

みずみずしい大根を梅風味で。

●大根、わかめ、じゃこを合わせて梅酢ドレッシングで和え、貝割れ菜と青じそをのせます。

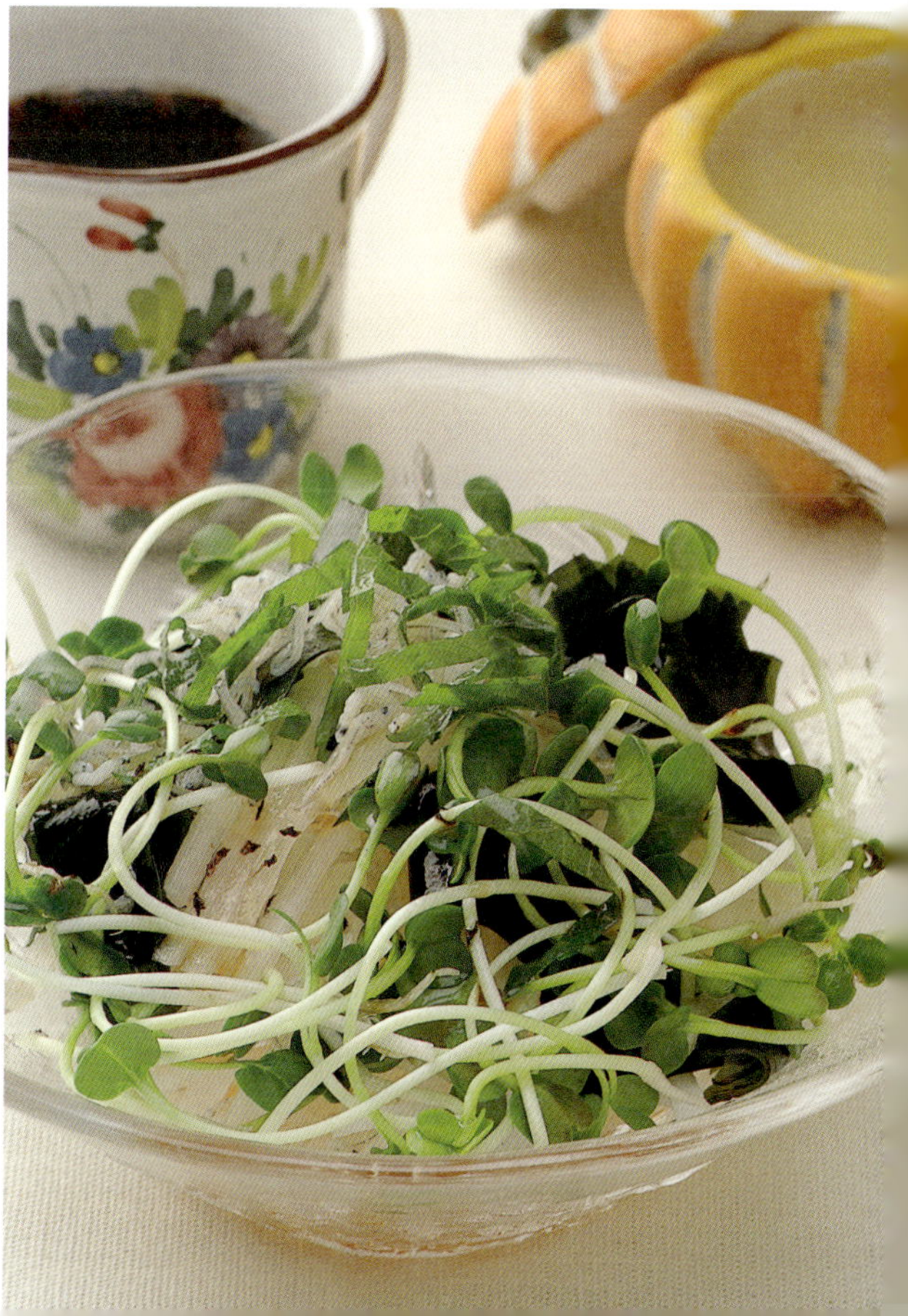

冬のサラダ［大根とわかめ］

［材料2人分］

大根（せん切り）……5cm（120g）
わかめ（塩蔵、戻して適当に切る）…少量
ちりめんじゃこ（さっと湯通し）…大匙1
貝割れ菜………………1/2パック
青じそ（せん切り）………適宜
梅酢ドレッシング（27頁）…適宜

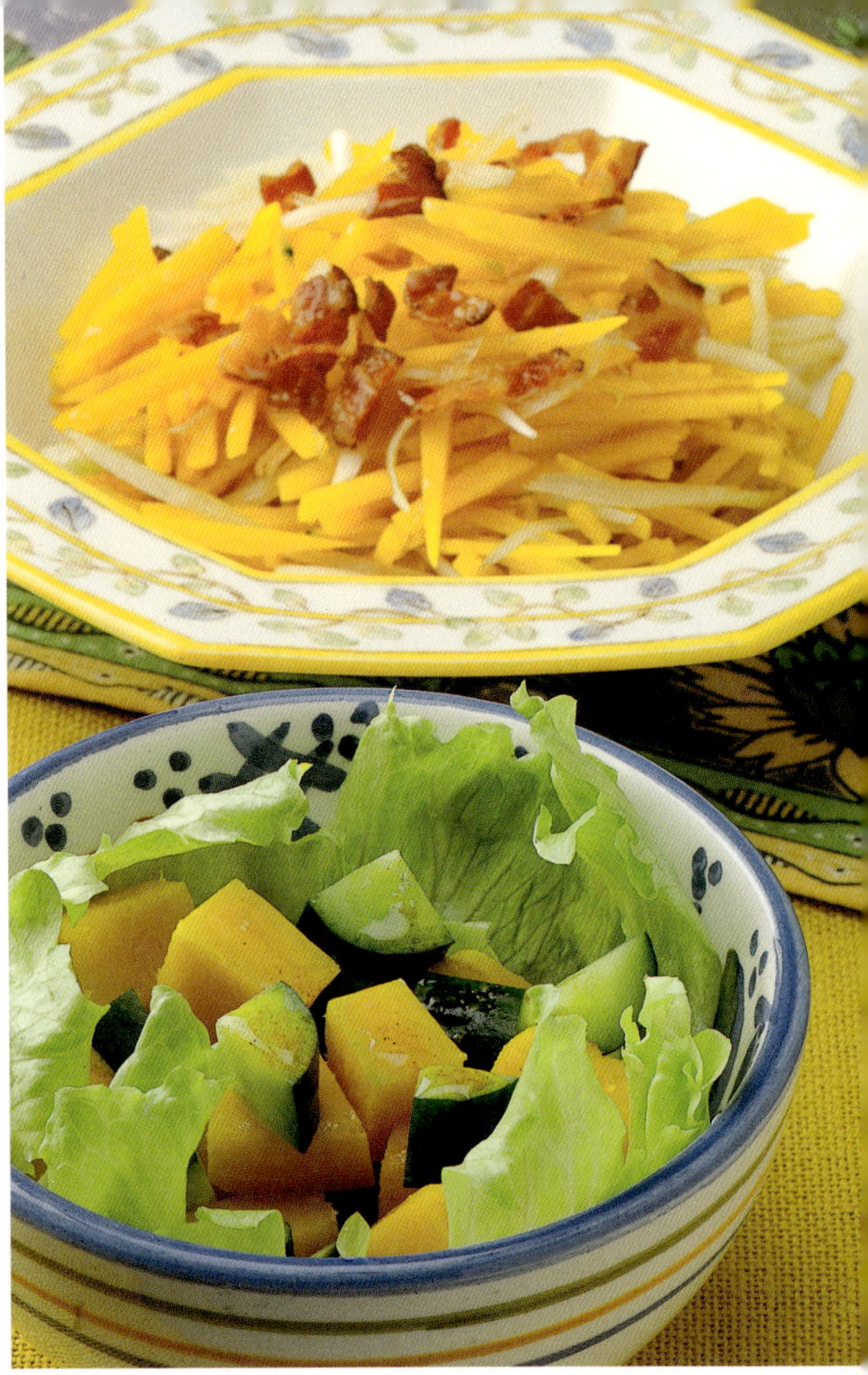

南瓜のせん切りサラダ　南瓜と胡瓜のサラダ

南瓜のせん切りサラダ

シャキッと茹でた南瓜とカリカリベーコンの組み合わせ。

●南瓜は皮をむいて種をとり、薄切りにしたものをせん切りにし、塩ひとつまみを入れた湯でさっと茹でます。炒めたベーコン、玉葱と合わせ、ドレッシングで和えます。

＊玉葱を入れず、セロリ（粗みじん切り）と茹でたいんげん（斜め細切り）にしてもおいしい。

［材料2人分］
南瓜…150g
玉葱（薄切り）…1/4個（40g）
ベーコン（1cm幅に切る）…2枚（30g）
〈ドレッシング〉
- サラダ油、酢、醤油…各大匙1
- みりん…大匙1/2
- 胡椒……少々

南瓜と胡瓜のサラダ

固めに茹でたコロコロの南瓜をカレー味で。

●塩をひとつまみ入れた熱湯で南瓜を茹で、水気をきって冷まし、胡瓜とドレッシングで和えます。

［材料2人分］
南瓜（皮をむき1.5cm角切り）…150g
胡瓜（1cm角切り、かるく塩）……1/2本
レタス……2枚（60g）
〈カレードレッシング〉
- フレンチドレッシング（26頁）1/4カップ
- カレー粉……小匙1
- ジンジャーパウダー…少量
- （または生姜絞り汁少々）

キャベツの温サラダ

茹でキャベツだけでシンプルに。

●キャベツを柔らかく茹でて1cm幅に切り、温かいうちに器に盛ってマヨネーズをかけます。

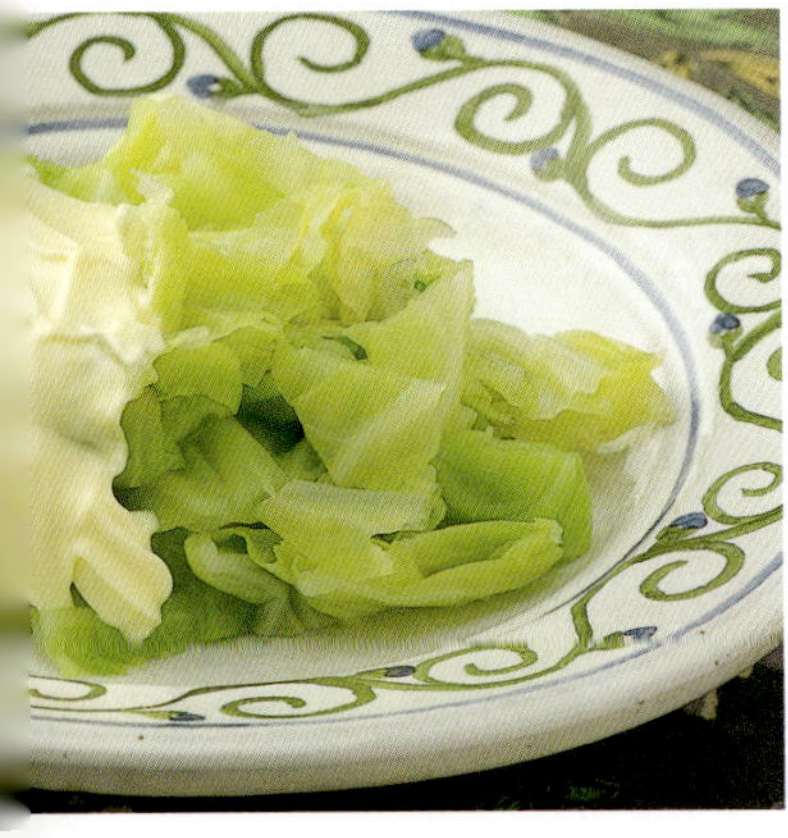

キャベツの温サラダ

［材料2人分］
キャベツ………3枚（150g）
マヨネーズ……大匙2

火を通したサラダ

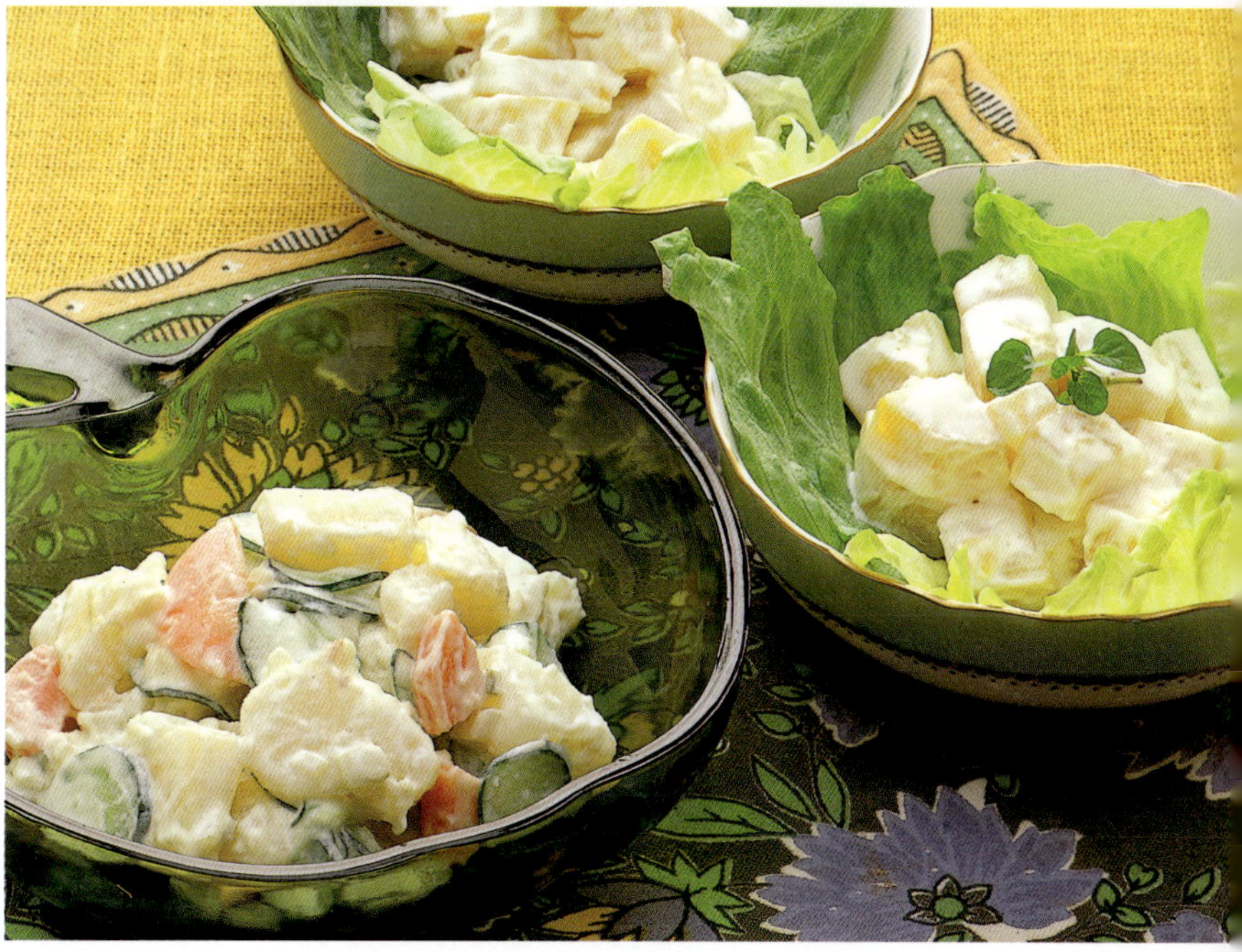

さつま芋とパイナップルのサラダ
漬けもの入りポテトサラダ

さつま芋とパイナップルのサラダ

やさしい甘みの組み合わせです。

●さつま芋は塩ひとつまみを入れた湯で3分ほど茹で、冷まします。八つに切ったパイナップルとソースで和えます。

*レーズンを入れてもおいしい。

［材料2人分］
さつま芋（1〜2cm角に切る）…150g
パイナップル（缶詰）…1切れ
レタス……2枚（60g）
〈ソース〉
マヨネーズ………大匙1/2
サワークリーム…大匙1 1/2〜2
（パイナップルの缶汁少々でのばす）

漬けもの入り ポテトサラダ

漬けものをかくし味に加えます。

●大切りのじゃが芋と人参を塩少々入れて茹で、熱いうちに薄切りにし、塩、酢で下味をつけます。胡瓜、玉葱、漬けものと合わせ、マスタードを加えたマヨネーズで和えます。

［材料2人分］
じゃが芋（二つ割り）……1個（120g）
人参（縦二つに切る）……3cm（30g）
　塩………少々
　酢………小匙1
胡瓜（薄切り、塩少々ふる）…1/2本
玉葱（みじん切り）………大匙1（10g）
マヨネーズ………………約大匙3
　フレンチマスタード……少量
漬けもの（どれか１種）
・胡瓜のピクルス（みじん切り）…大匙1
・オリーブ（輪切り）………4粒
・奈良漬け（甘みの少ないもの、みじん切り）
　……………………大匙1

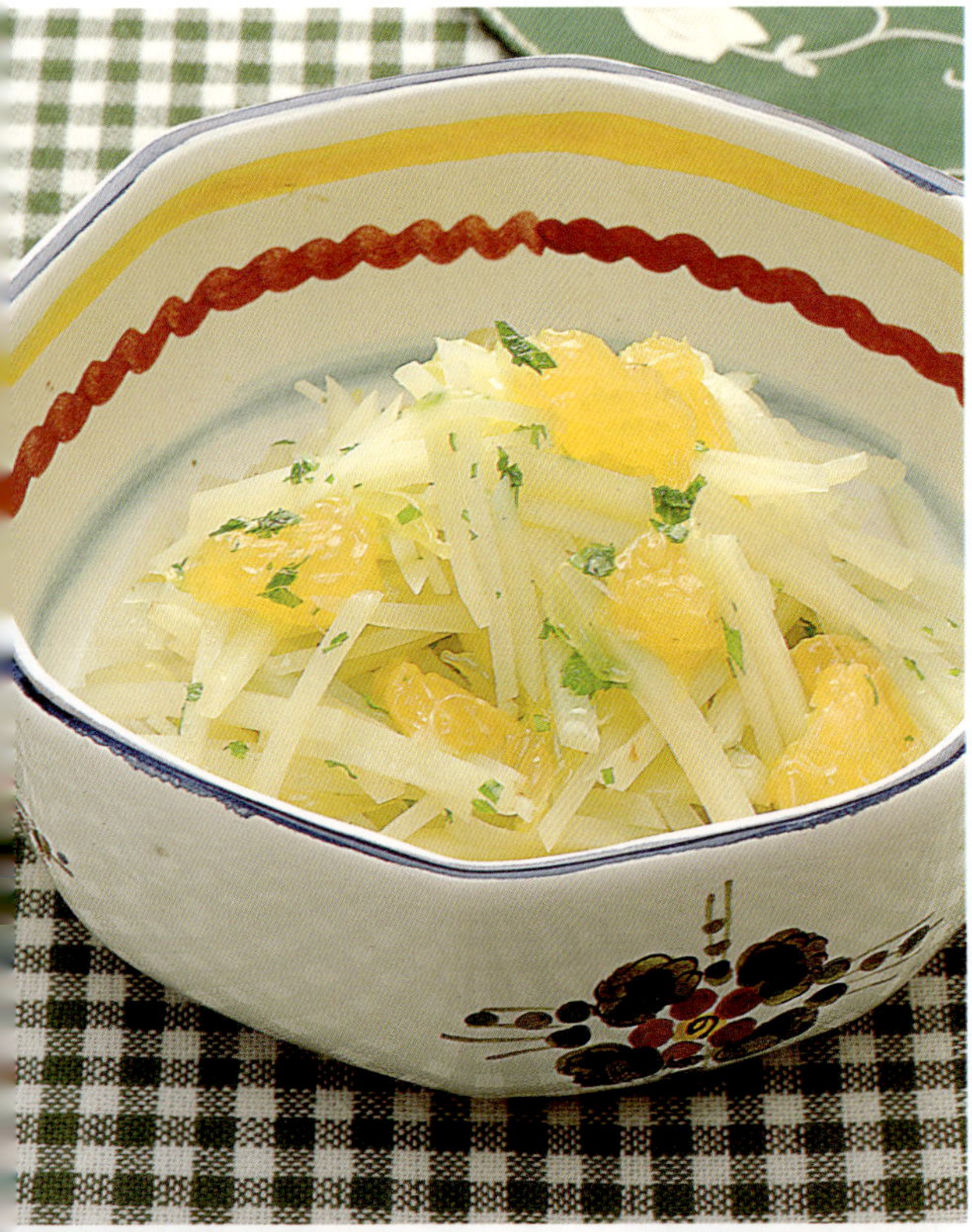

せん切りじゃが芋のサラダ

せん切りじゃが芋のサラダ

夏みかんの酸味と合わせます。

●じゃが芋は水にさらし、塩をひとつまみ入れた熱湯で透き通る程度にさっと茹で、水気をきります。夏みかんと合わせてドレッシングで和え、パセリを散らします。

［材料2人分］

じゃが芋（せん切り）…大1個（130〜150g）
夏みかん（粗くほぐす）…1/3個
パセリ（またはセロリの葉、みじん切り）…少々
フレンチドレッシング（26頁）…適宜

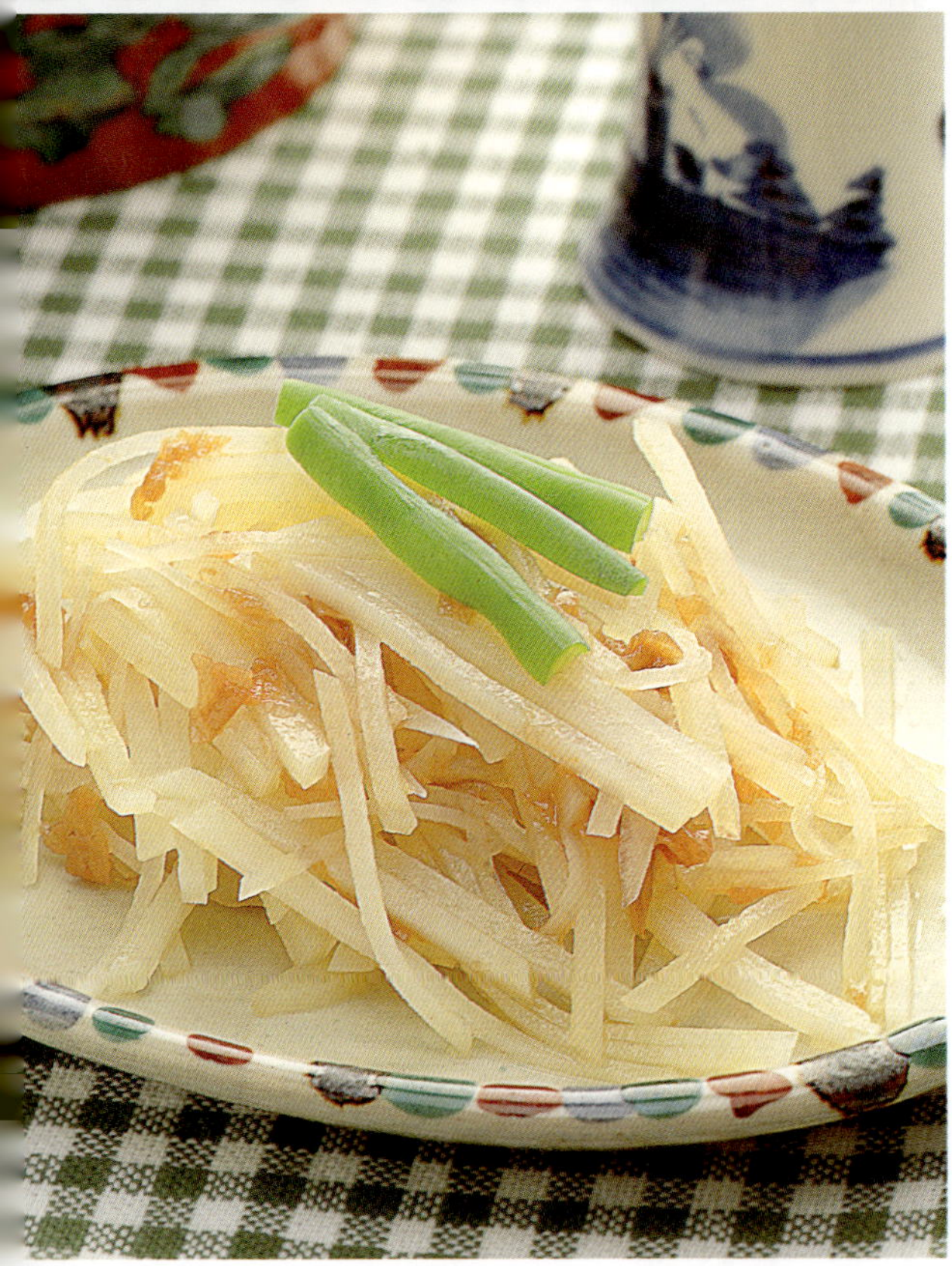

シャキシャキポテトの梅サラダ

シャキシャキポテトの梅サラダ

よくたたいた梅干しでじゃが芋がおいしくいただけます。

●塩を少々入れた熱湯にいんげんを入れ、色が鮮やかになったらじゃが芋を加え、混ぜながら1分茹でてざるに上げます。梅干し入りのドレッシングで和えます。

［材料2人分］

じゃが芋（せん切り、水にさらす）…1個（120g）
さやいんげん（すじをとり三つに切る）…2本
〈梅干しドレッシング〉
梅干し（ペースト状にする）…1個
みりん………大匙1
酢……………大匙1/2
砂糖、醤油…各小匙1/2
塩……………少々

コールスロー

生野菜がしんなりと柔らかくいただけます。

●野菜は刻んで水にさらし、水気をきってドレッシングで和えます。

前夜和えて冷やしておくと、翌朝食べやすくなっています。

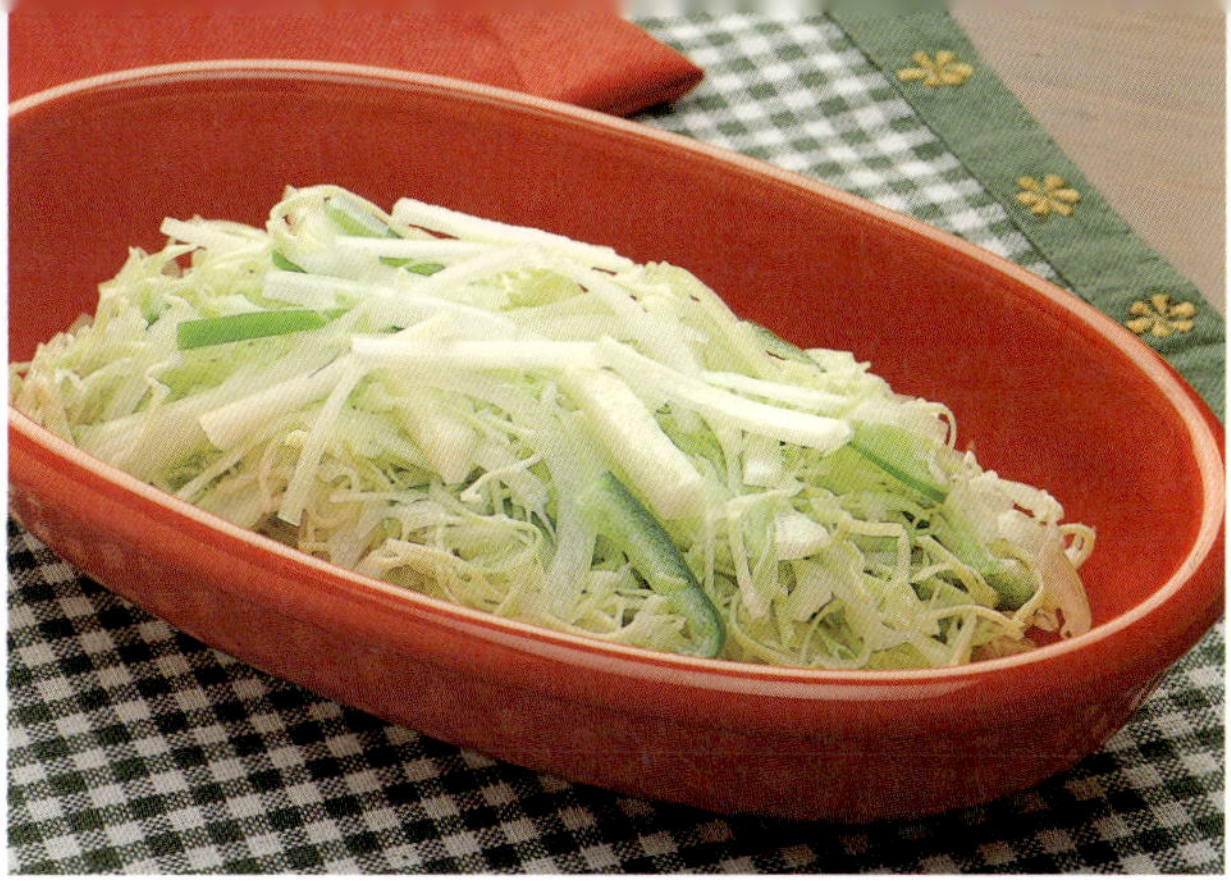

コールスロー

[材料2人分]

キャベツ（せん切り）……3枚（150g）

玉葱（薄切り）…………30g

りんご（薄切りにして塩水につける）…1/4個

ピーマン（縦に細切り）…1/2個（15g）

セロリ（せん切り）………5cm（30g）

フレンチドレッシング（26頁）…適宜

つくりおきできるサラダ

胡瓜のデンマーク風サラダ

胡瓜をワイン風味の甘酢に漬け、ディルをふっていただきます。

●胡瓜は皮をごく薄くむき、3mm厚さの斜め輪切りにします。甘酢を作り、胡瓜とセロリを合わせます。20分ぐらいおくと味がしみておいしくなります。ディルの色は落ちますが、冷蔵庫で二〜三日もちます。

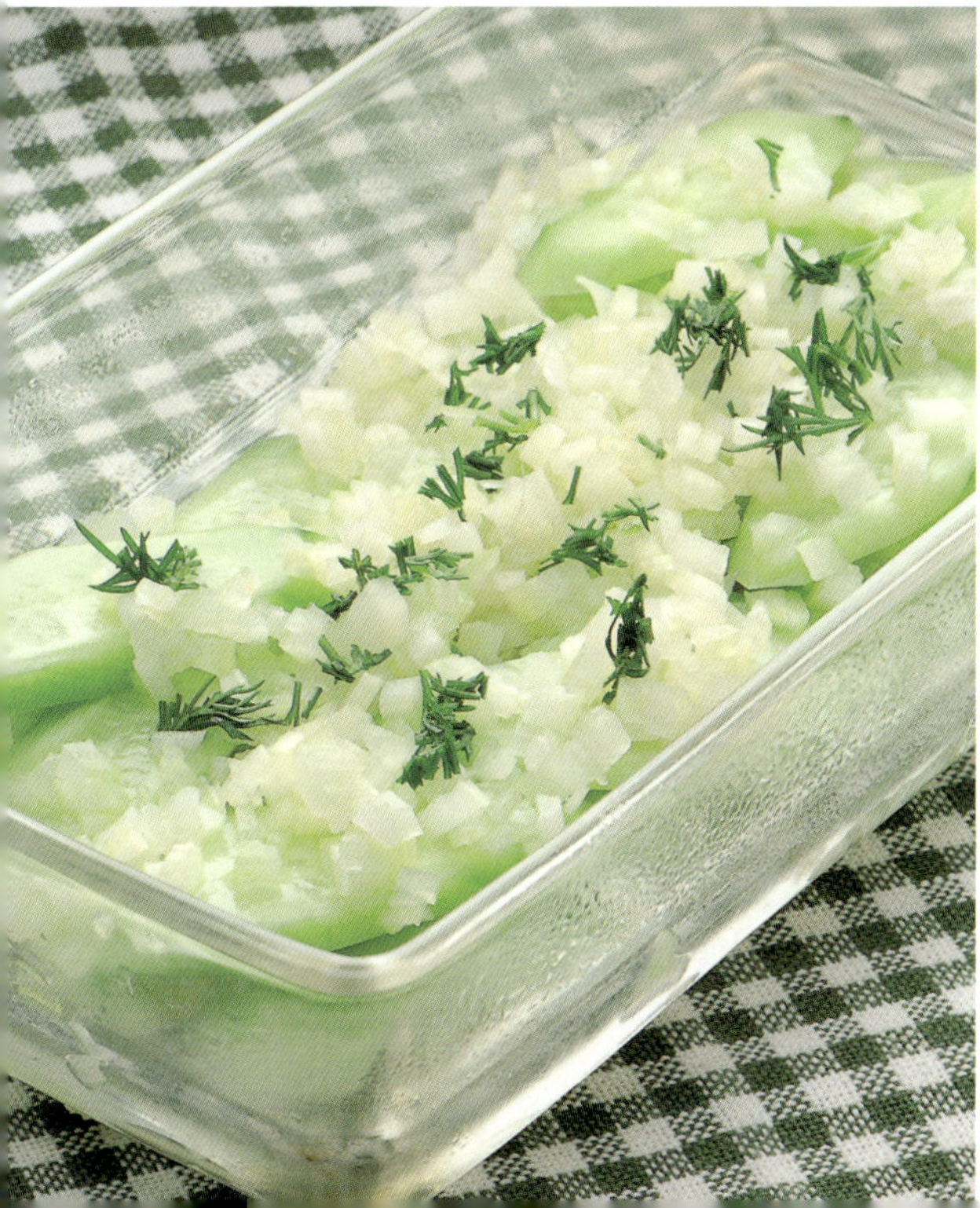

胡瓜のデンマーク風サラダ

[材料2人分]

胡瓜…1 1/2本

セロリ（みじん切り）…5cm（30g）

ディル（またはパセリ、みじん切り）…少々

〈甘酢〉

- 白ワイン…………大匙1 1/2
- ワインビネガー…大匙1 1/3
- 砂糖………………大匙1/2
- 塩…………………小匙1/2

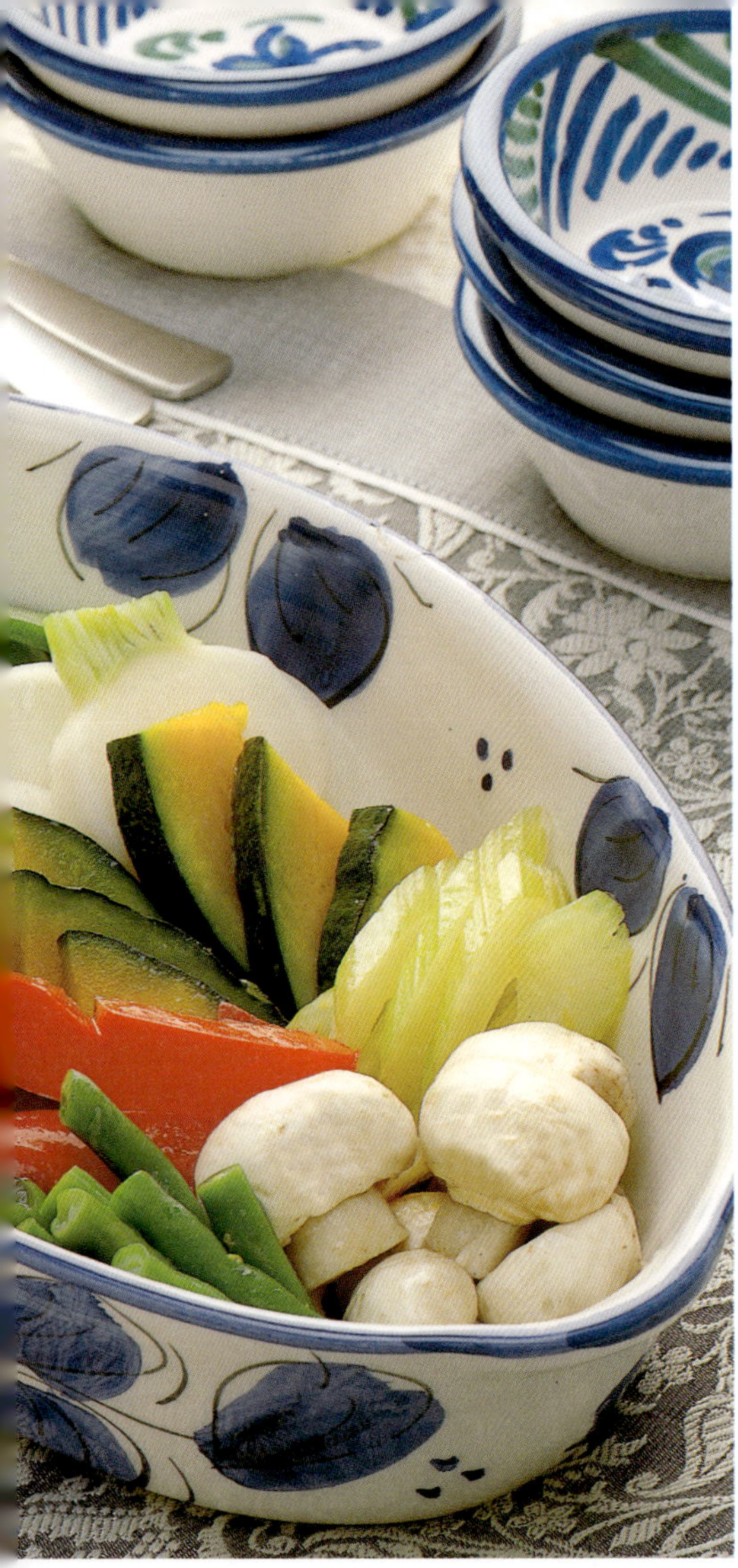

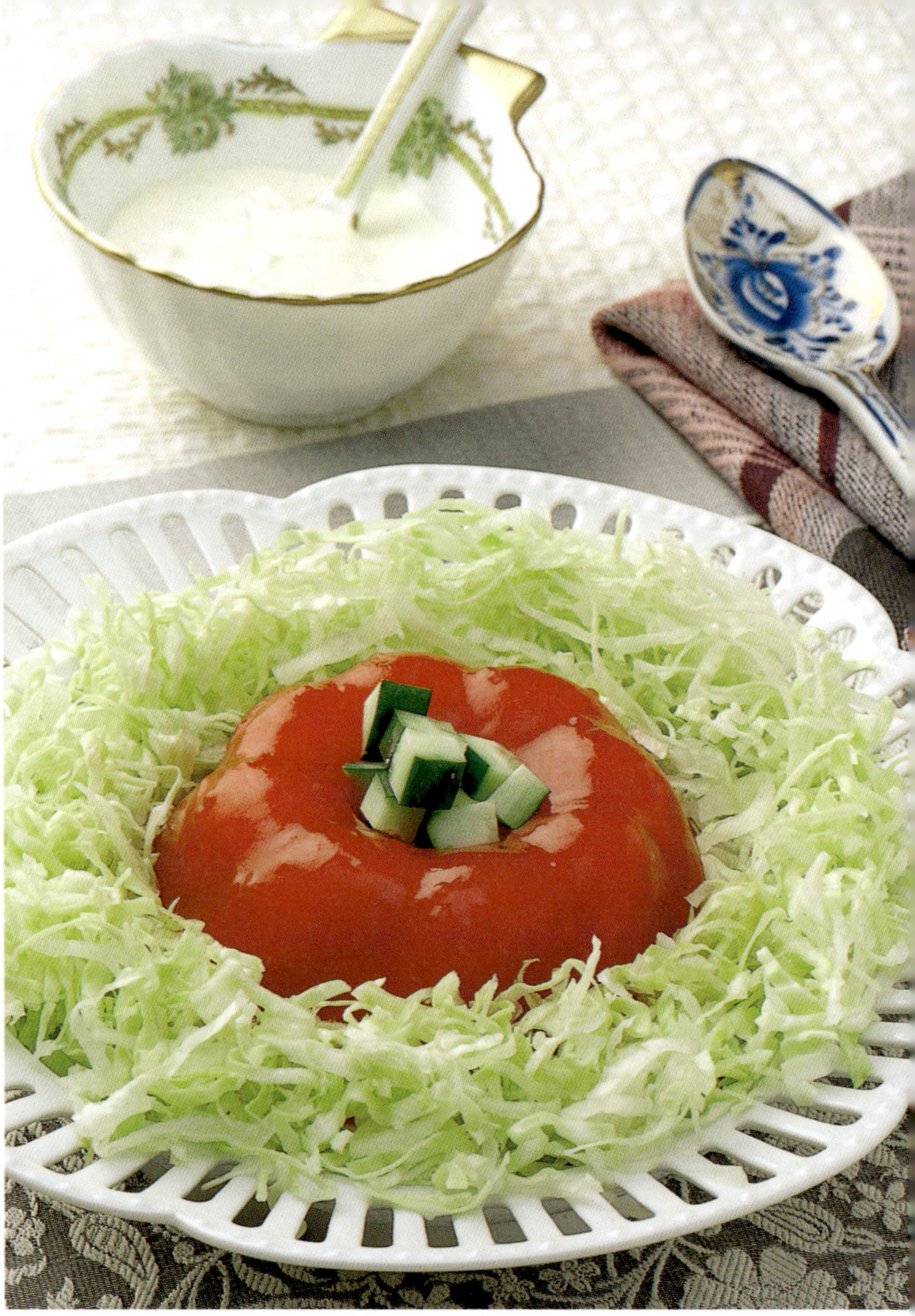

トマトのアスピックゼリーサラダ

さわやかなトマトジュースのゼリーに、たっぷりの刻み野菜を飾ります。前もって作っておいて、つるり、ひんやりと…。

●分量の湯にゼラチンを入れて溶かし、スープの素を加えます。粗熱をとってからジュースを少しずつ入れ、味をととのえて型に流し、冷やし固めます。

皿にゼリーをおき、レタスとキャベツ、胡瓜のドレッシング和えを盛ります。オニオンソースをかけていただきます。

*ゼリーの中に茹で卵（刻んで）を入れてもよい。

[材料 蛇の目型小１個分]

〈ゼリー〉

- トマトジュース…1缶（190g）
- 湯……1/4カップ
- スープの素…………1/2個
- 塩、胡椒、タバスコ…各少々
- 粉ゼラチン…………大匙2/3強
- 水（ゼラチンをふやかす）…大匙1　1/3

〈添える野菜〉

レタス、キャベツ（せん切り）…各30g

- 胡瓜（さいの目切り）…………1/4本
- フレンチドレッシング（26頁）…適宜

〈オニオンソース〉

- マヨネーズ………大匙2
- 牛乳………………大匙1
- 玉葱（みじん切り）…大匙1/2（5g）

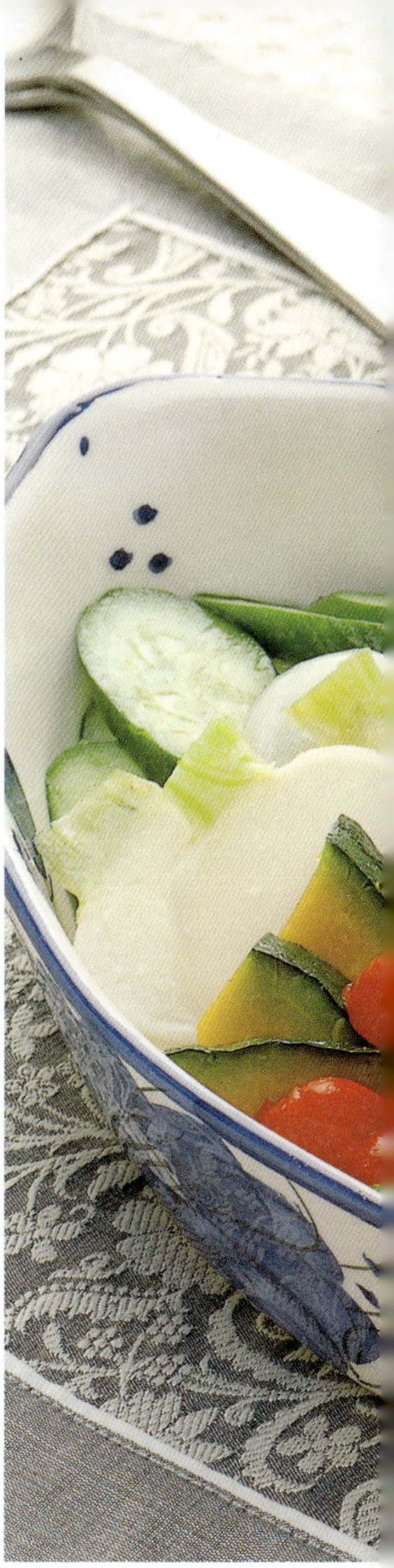

(右)トマトのアスピックゼリーサラダ　(左)マリネ風サラダ

もやしの中華サラダ

歯ざわりよく、飽きない味です。

●分量の湯を沸かし、塩、胡椒を入れてもやしを入れ、さっと煮て火から下ろします。塩加減を確かめ、胡麻油、酢を加えて混ぜ、そのまま冷まします。

保存は汁につけたまま、冷蔵庫で三〜四日。

*豆板醤を加えてもおいしい。

[材料1単位]
もやし(ひげ根をとる)…1袋(200g)
湯……カップ8分目(160cc)
塩……小匙1/2強
胡椒…少々
胡麻油、酢…各小匙1

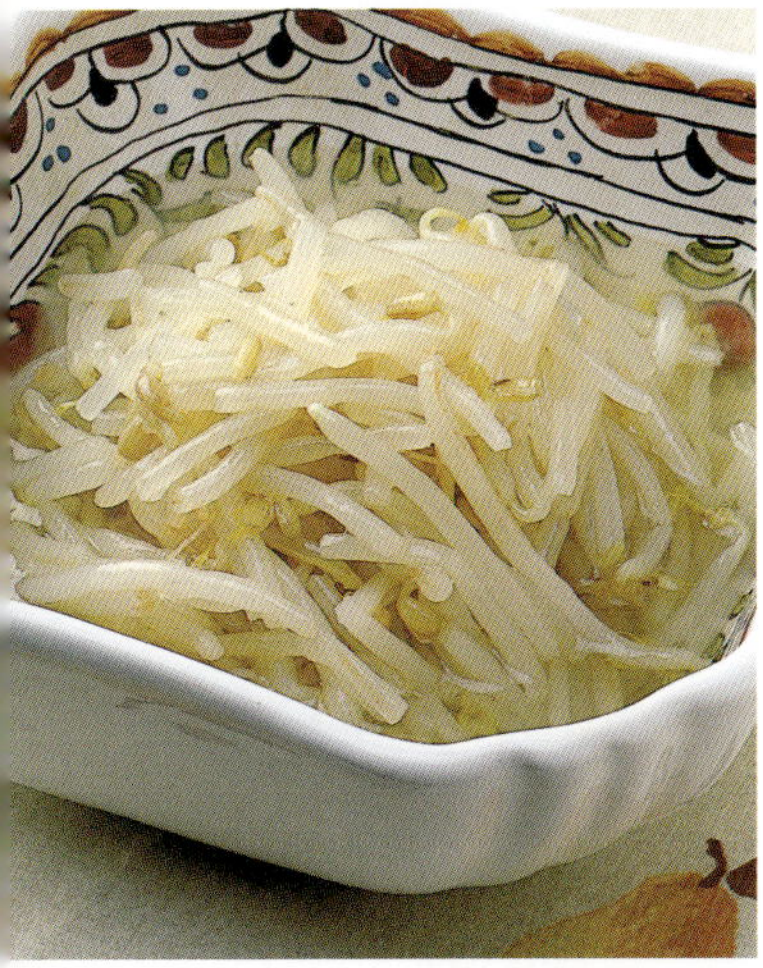

もやしの中華サラダ

マリネ風サラダ

薄いマリネ液なのでほどよく味がしみこみ、いろいろな野菜がおいしくいただけます。

●野菜はそれぞれ左記のように、生のまま、または火を通して下ごしらえし、マリネ液につけます。

4時間ほどで味がなじみ、二〜三日もちます。

[野菜の下ごしらえ]
野菜(下記からとり合わせ500gを1単位としています)

- 胡瓜…3mm厚さの斜め薄切り、かるく塩をしてしんなりさせる
- 蕪……縦薄切り、熱湯に1〜2分浸した後水気をきる
- カラーピーマン…ホイルに包んでオーブンで焼き、皮をむいて六〜八つ割り
- 南瓜…薄切り、スープ(顆粒スープの素を少量溶かす)でさっと茹でる
- いんげん…二つ切りにしてさっと茹でる
- セロリ……斜め切りにし、少し固めに茹でる
- マッシュルーム、しめじ、生椎茸…塩ひとつまみ入れた湯でさっと茹でる

(茄子、カリフラワー、玉葱などもおいしい)

〈マリネ液〉1単位 野菜約500g分
水……1カップ
オリーブ油、レモン汁…各大匙3
塩……小匙1/2強
タイム、胡椒…各少々
(マリネ液にパセリ、セロリ、エシャロットなどのみじん切りを混ぜてもよい)

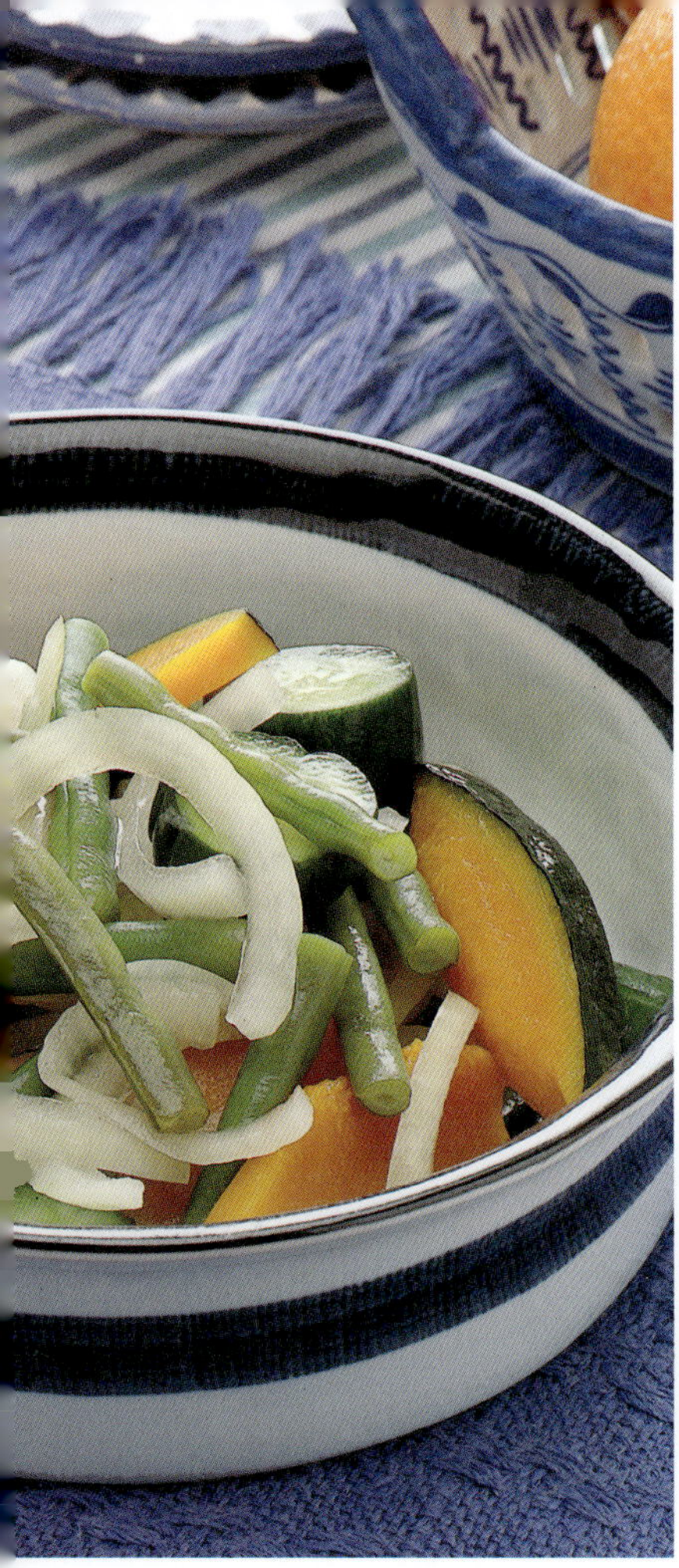

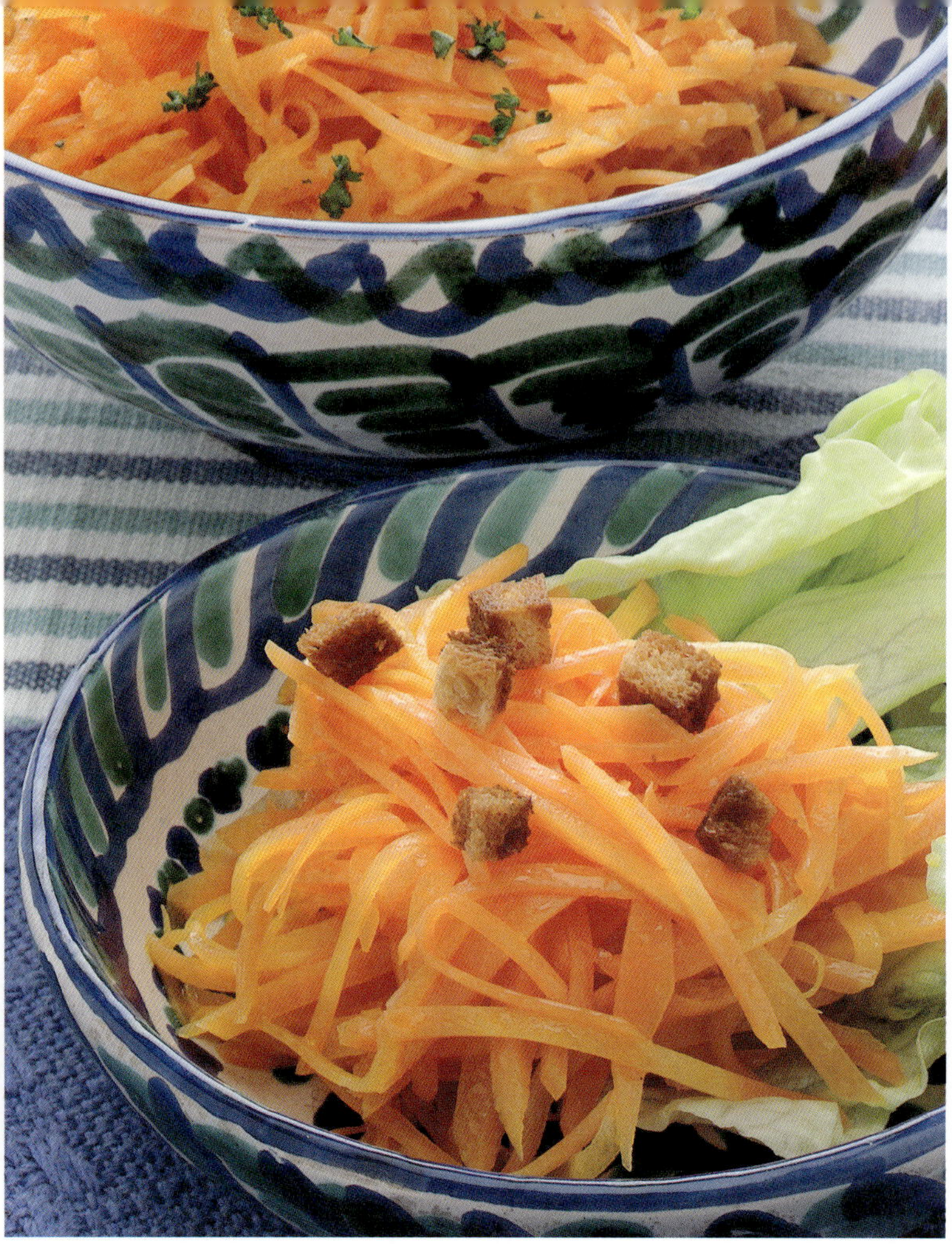

人参サラダ

［レモン風味］

人参を炒めてドレッシングにつけます。

●人参とレモンを焦げないように炒め、水分がとんでしんなりしたらボウルに移し、ベイリーフを入れたドレッシングと合わせて冷やします。1時間くらいで味がなじみます。

＊クルトンをのせてもおいしい。

［材料2人分］

人参（せん切り）……1本（150g）
レモン輪切り………1枚
サラダ油（炒め用）…大匙1〜1　1/2
ベイリーフ…………1枚
フレンチドレッシング（26頁）…適宜

［とも和え風］

おろし人参とドレッシングがなじんで、おいしい和え衣になります。前夜作って冷やしておくと翌朝食べ頃に。

●人参のせん切りとすりおろしをドレッシングで和え、パセリをふります。

＊人参は、斜め薄切りにしたものをせん切りにすると、歯のわるい人にも食べやすくなります。

［材料2人分］

人参（せん切り）……2/3本（100g）
人参（すりおろす）……1/3本（50g）
パセリ（みじん切り）…適宜
フレンチドレッシング（26頁）…適宜
（レモン汁を加えるとおいしい）

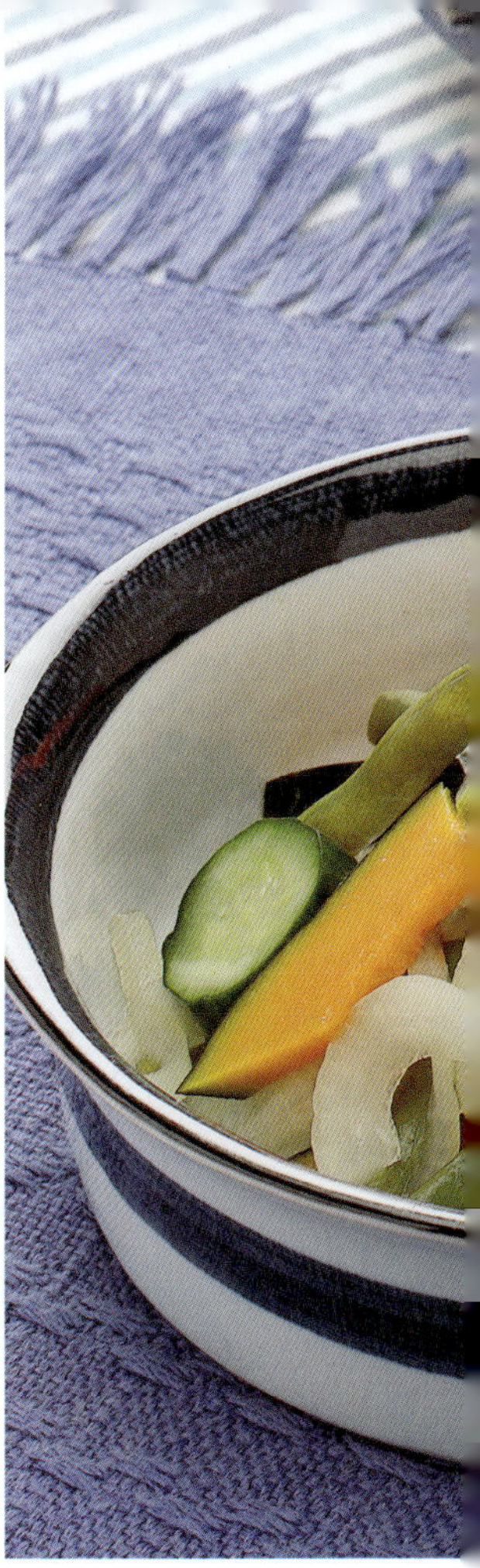

人参サラダ（奥・とも和え風　手前・レモン風味）　即席ピクルス（左）

大根の柚子風味

柚子のさわやかさで食欲がわきます。

●大根は、食べやすさのために薄い輪切りにしてからせん切りにし、かるく塩（分量外）をして10分おきます。一度さっと水洗いしてかるく絞り、柚子の皮、塩、柚子酢で和えていただきます。

三～四日、保存できます。

［材料1単位］
- 大根（せん切り）…10cm（200g）
- 柚子の皮（せん切り）…少々
- 塩……少々
- 柚子酢（またはカボスの酢）…適宜

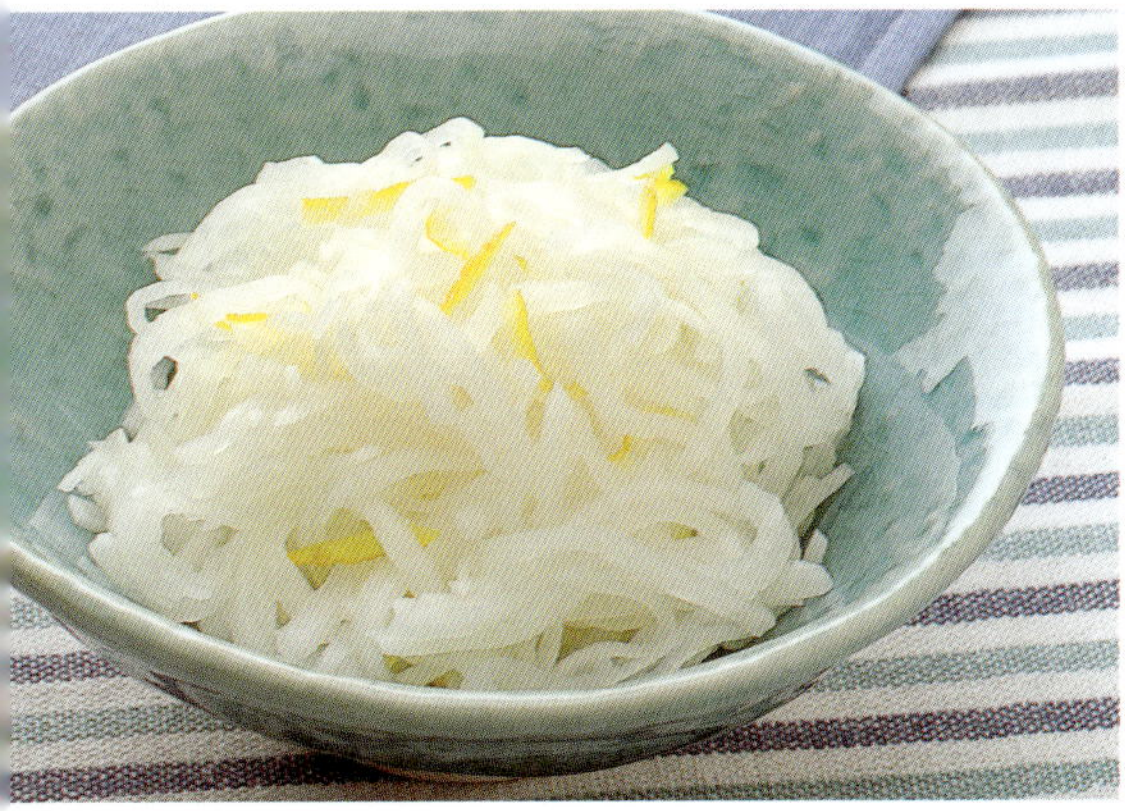

大根の柚子風味

即席ピクルス

香りのよいピクルスを少しいただくと、暑い盛りでも食欲が出るようです。

●胡瓜、玉葱をボウルに入れてかるく塩（分量外）をし、皿をおき、野菜の1～1.5倍の重石をして30分。胡瓜が透き通る感じになり、玉葱がしんなりしたら、洗わずに水気を絞ります。

南瓜は、塩ひとつまみを入れた湯で2分茹でてざるにあけ、いんげんもさっと茹でて冷まします。

つけ汁をホーロー鍋で一度煮立て、粗熱をとって野菜をつけこみ、冷蔵庫に入れます。

3時間後からいただけます。保存は三～四日。

［材料1単位］
- 胡瓜（2cm厚さに切る）……3本
- 玉葱（縦二つ割り、薄切り）…1個（200g）
- 南瓜（6～7mm厚さの一口大に切る）…150g
- いんげん（すじをとり三～四つに切る）…10本

〈つけ汁〉
- 酢……………1　1/2カップ
- 白ワイン……1/2カップ
- 砂糖…………2/3カップ
- 粒胡椒………10粒
- クローブ……2本
- ベイリーフ…2枚
- パセリの軸…少々

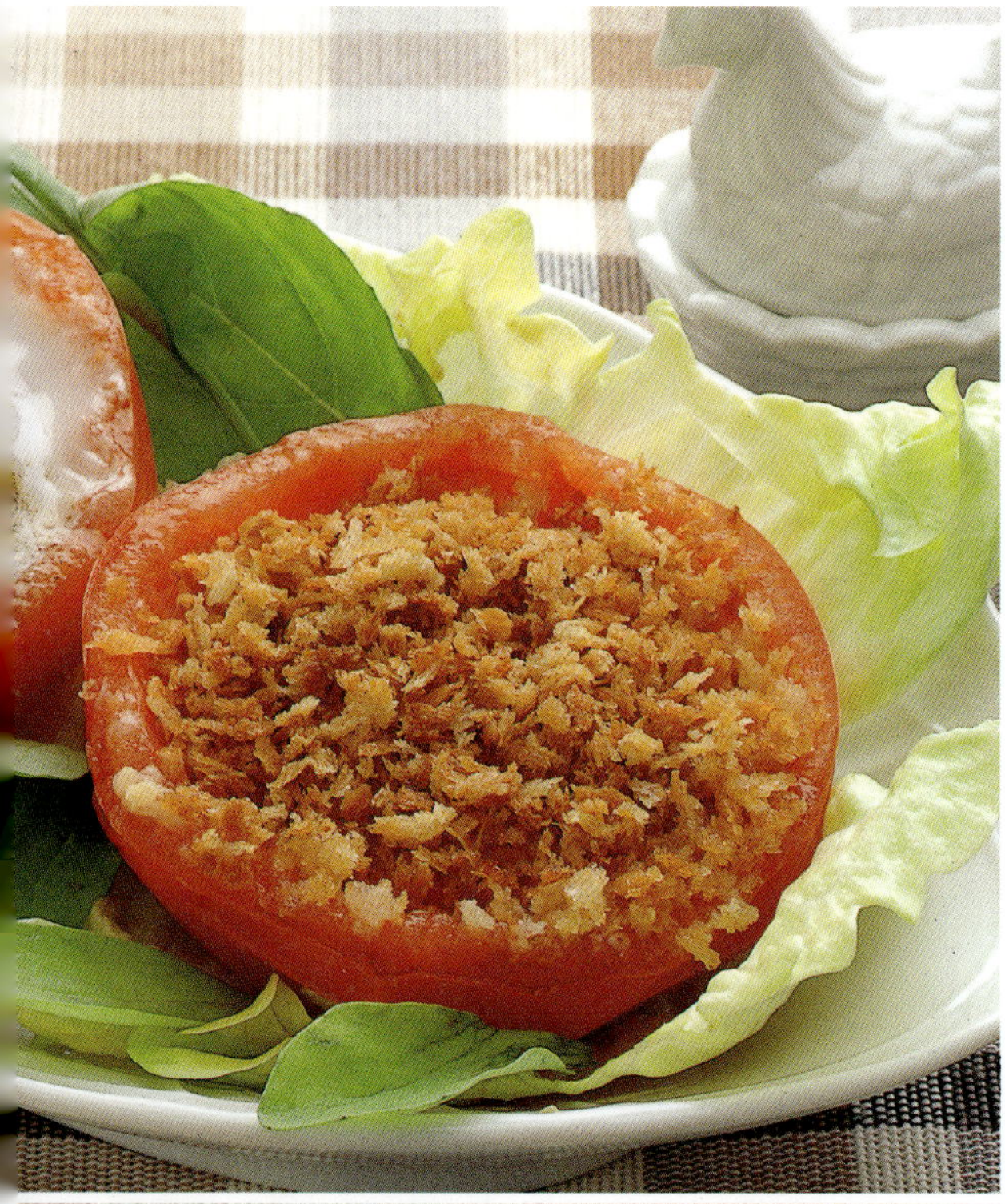

トマトのグリル　チーズと卵

トマトのグリル2種

[チーズ]

●横二つに切って種をとったトマトの果肉をくずしておきます。かるく塩、胡椒してチーズとパン粉をのせ、ホイルカップに入れてオーブントースターで7～10分焼きます。

[材料1人分]
トマト…………大1/2個
塩、胡椒………各少々
粉チーズ………適宜
パン粉（カリカリに炒める）…大匙1

[卵]

●トマトの種をとって果肉をくずし、塩、胡椒します。バジルをふり、卵を落としてオーブントースターで約10分、半熟になるまで焼きます。

＊トマトのグリルはいずれも焦げやすいので、アルミホイルをかぶせて調節を。

[材料１人分]
トマト………大1/2個
塩、胡椒…各少々
卵…………1個
バジル（ドライ）…少々

芋なます

甘酢でシャリッと仕上げます。朝食にもつけ合わせにも、小鉢にもよい一品。

●じゃが芋は2時間水にさらし、水をよくきって炒め、油がまわったところで酢を加えます。砂糖、塩を入れて水気がなくなるまで手早く炒めます。酢を早めに入れないと仕上がりがしんなりしてしまいます。

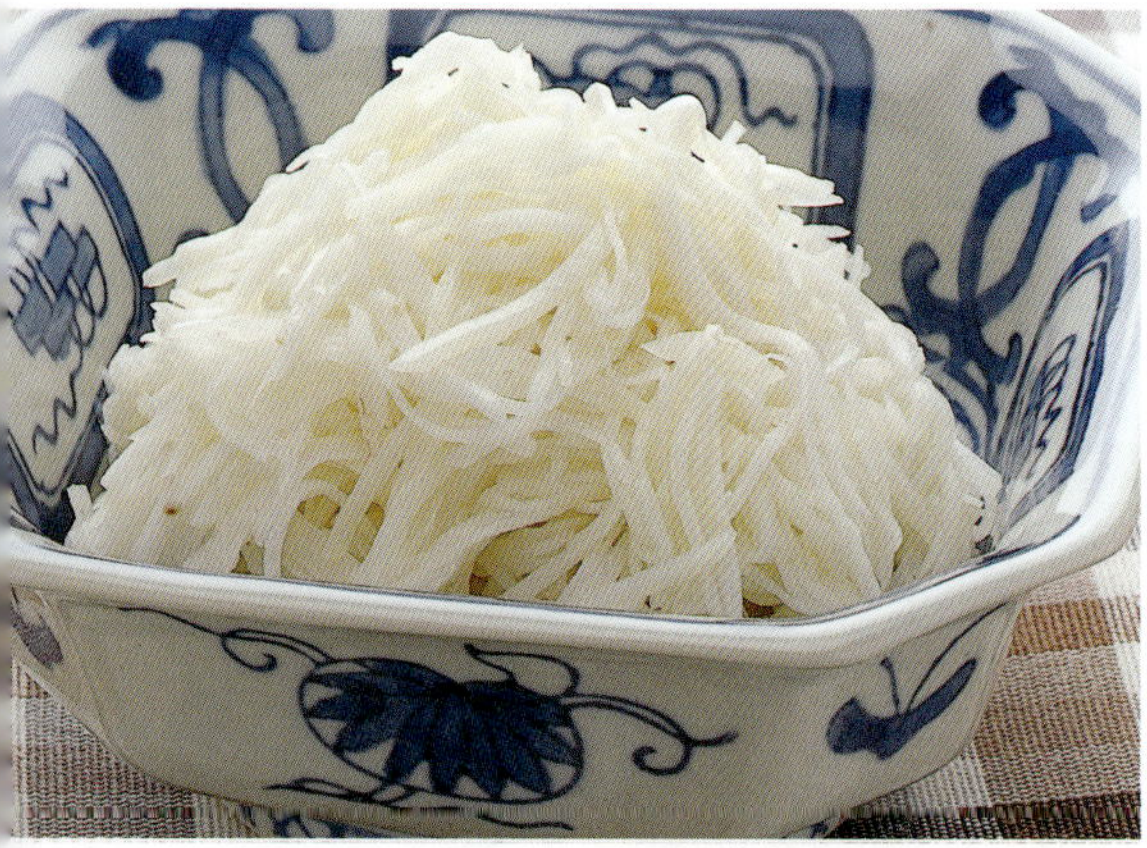

芋なます

[材料1単位]
じゃが芋（極細せん切り）700g
サラダ油（炒め用）…大匙4
酢………大匙3 1/2～4
砂糖……大匙8
塩………小匙2

朝食向きの簡単野菜料理

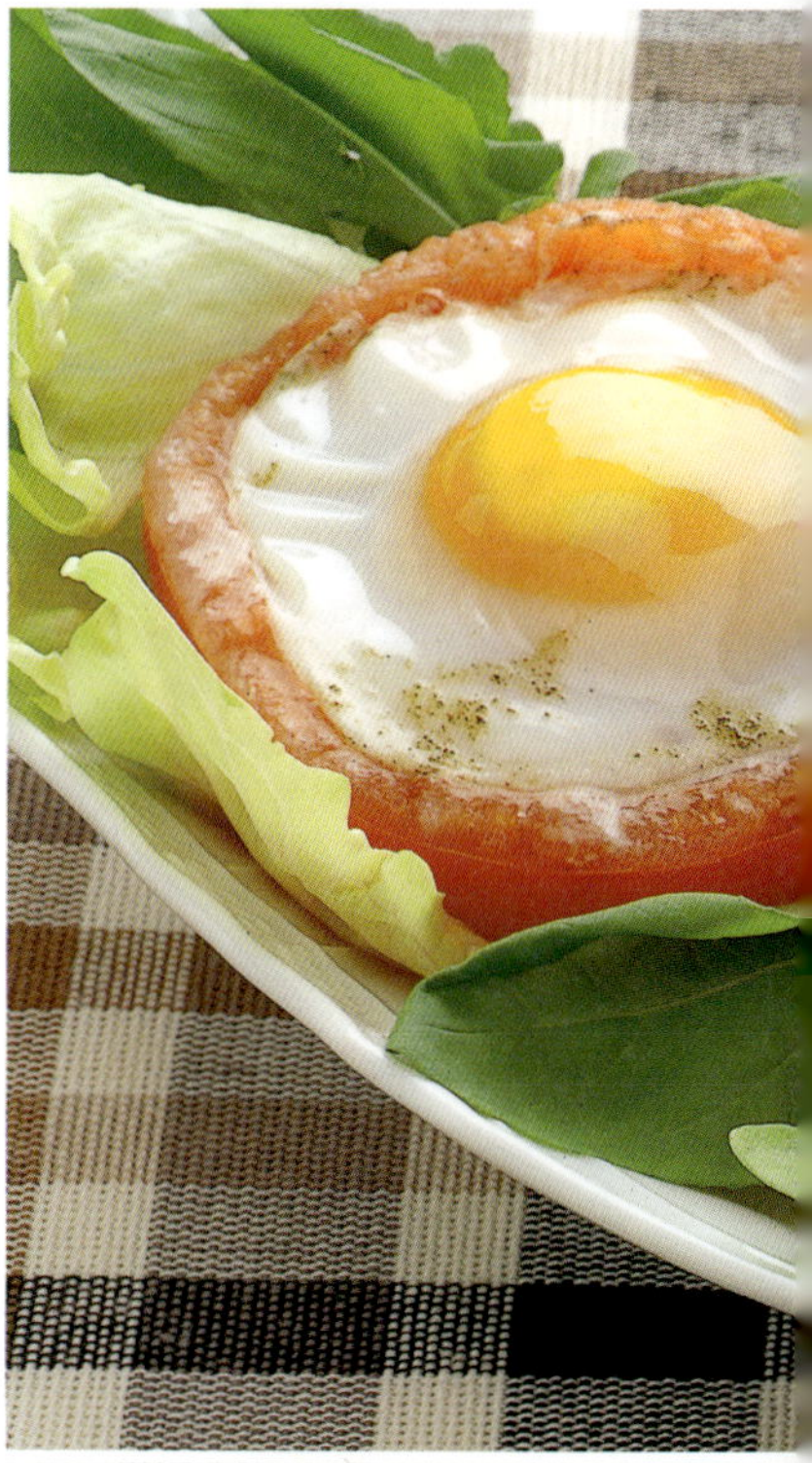

キャベツの炒めもの

そのままいただいたり、チーズと合わせてパンに挟んだり…。

●キャベツを炒めてカレー粉と塩で味をつけます。

［材料1人分］
キャベツ（せん切り）…2枚（120g）
カレー粉、塩…………各少々
サラダ油（炒め用）……少々

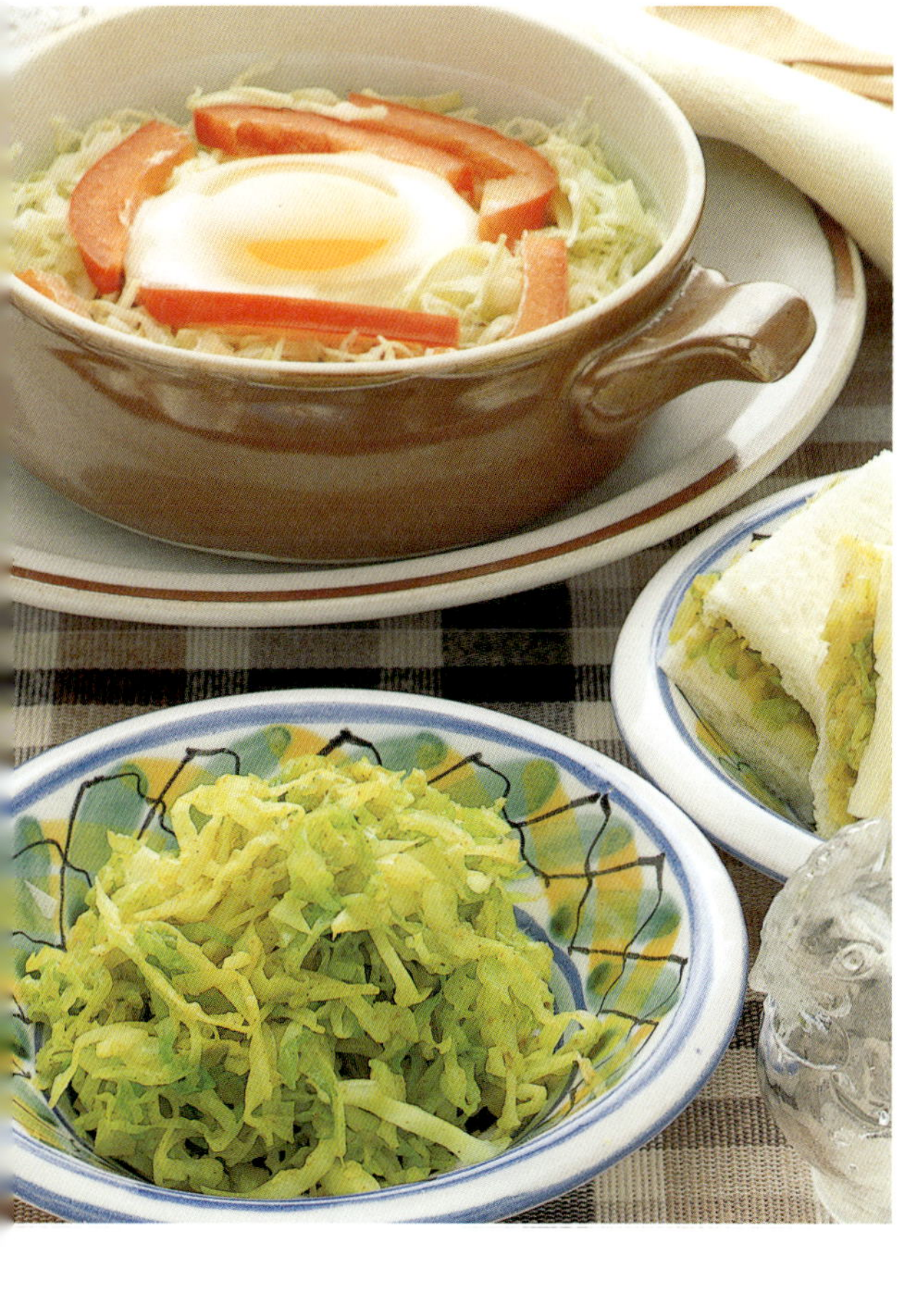

せん切りキャベツのココット　キャベツの炒めもの

せん切りキャベツのココット

朝食向きの卵料理。

●キャベツをキャセロールに敷き、塩、胡椒、オリーブ油をふります。ピーマンをのせ、真ん中を少しくぼませて卵を割り入れ、蓋をして電子レンジで一人分2～3分加熱します。

［材料１人分］
キャベツ（せん切り）…大1枚（80g）
卵……1個
カラーピーマン（5～6mm幅に切る）…少々
塩、胡椒……各少々
オリーブ油（またはバター）…少々

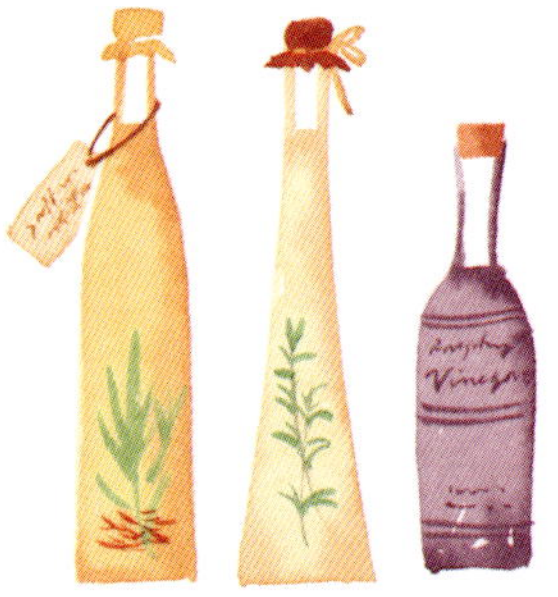

私のドレッシング

柑橘類や梅酢などの酸味を生かしたものを3種ほど常備しています。
酢のさわやかさで胃液の分泌がよくなるのか、食欲がわいて朝の気持ちがすっきりします。

Dressing

フレンチ

フレンチドレッシング（基本）

サラダ油………………大匙6
酢………………………大匙2
塩………………………適宜
マスタード……………小匙2
にんにく（すりおろす）…1/2片

トマト

トマトドレッシング（1回分）

トマト…………………中1個（150g）
サラダ油………………大匙1
ワインビネガー………大匙2/3
塩………………………小匙2/3
胡椒……………………少々
タラゴン………………大匙1/2
パセリ（みじん切り）……小匙1/2

トッピング

サラダを盛りつけて仕上げにふりかけます。
目先が変わって香ばしく、カリカリと歯ざわりもよくなります。

- **フライドオニオン**……市販のもの
- **フライドガーリック**…薄切りにんにくをカラリと揚げて瓶に保存
- **揚げちりめんじゃこ**…瓶に入れて冷蔵保存

この他

●クルトン●ちりめん山椒●茗荷●青じそ●バジルなど

ハーブビネガー

料理で残ったハーブにワインビネガー(白)を注いで作るハーブビネガーは、サラダだけでなく各種の魚料理初め、いろいろな料理に使えて便利です。タイム、ローズマリー、ディル、タラゴンなど1種類ずつの香りを楽しんだり、粒胡椒、ベイリーフ、唐辛子、にんにくなどを混ぜることもあります。

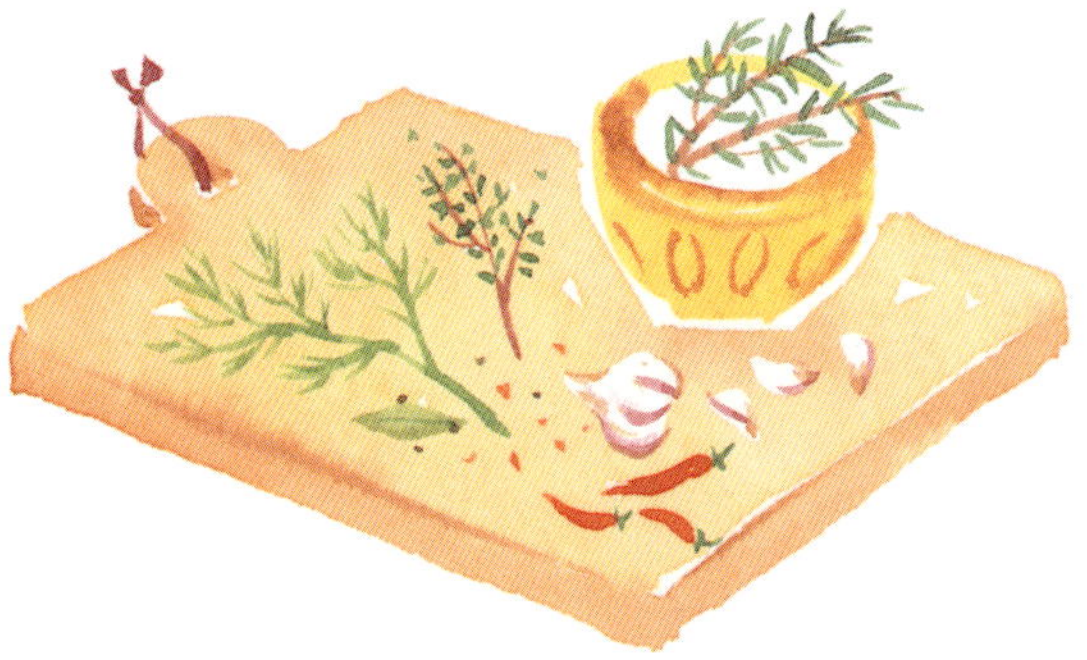

中華

中華ドレッシング

醤油……………………大匙6
酢………………………大匙4
胡麻油…………………大匙1
練り辛子または豆板醤
　………………………小匙1

梅酢

梅酢ドレッシング

梅酢……………………大匙6
かつおだし……………大匙1
醤油……………………大匙1
砂糖……………………大匙1　2/3
みりん…………………大匙1　1/3
ゆかり粉………………小匙2

和風

和風ドレッシング

市販和風だし
(水少々で割って)……1/2カップ
ポン酢醤油
(甘みのないもの)……1/4カップ
サラダ油………………大匙1
胡椒……………………少々

ドクターからのメッセージ 1

食欲のしくみ

新福尚武

食欲は胃の具合だけでなく、その他いろいろの因子によって左右されます。とくに、年をとると、その他のものが微妙に働きますので、それについて理解を深めておくことが大事になります。

脳の奥に視床下部というところがありますが、ここに食欲を生じ、食べる行動を引き起こす食欲中枢があります。動物実験で、ここのある部位を電気的に刺激したり、破壊したりしますと、むやみに食べたり、まったく食べなかったりする現象が生じますが、前者の部位を空腹（摂食）中枢、後者の部位を満腹中枢と呼びます。この二中枢の働きで食行動が支配されるわけですが、人間の場合も原則は同じです。しかし、人間の食事の場面となると、さまざまな人間的要素が関係し、それらが微妙に食欲に影響します。そのうちもっとも重要なものが感情の影響です。

"食欲"と"感情"

視床下部の上に視床という大きな神経核がありますが、実はここが感情の中枢と呼ばれるところで、その働きによって食欲が弱められたり、強められたりします。弱められると食べたいという欲求が弱まり、強められると食べたい気が強くなります。

つまり、視床下部の食欲中枢に送られてくるシグナルの感じ方を支配、調節するものが視床にある、ということになります。しかし、視床に生ずる感情の質を決めるものは、視床自体ではなく、人間であります。食卓についたその人が、どのような気分をもって食に臨み、そして、食べていくか、それが視床に反映し、さらに視床下部に反映して食欲を左右することになります。

食事は心おだやかな時間に

好ましい感情と好ましくない感情…穏やかな明るい楽しい感情は食欲を引き出し、高めますが、それだけでなく、胃腸の活動をよくしますので、いっそう食欲を高めることになります。逆に、怒り、怖れ、悲しみ、心配などは食欲の発動をおさえるだけでなく、胃腸の働きを乱すもとになります。

しかし、人間はいつも好ましい状態にあることなど望めませんから、一杯の酒で気分の転換をはかるとか、楽しい対話や楽しかったことの想い出で憂さを晴らすなどして、せめて食事のときだけでも安らかな心でいたいものです。

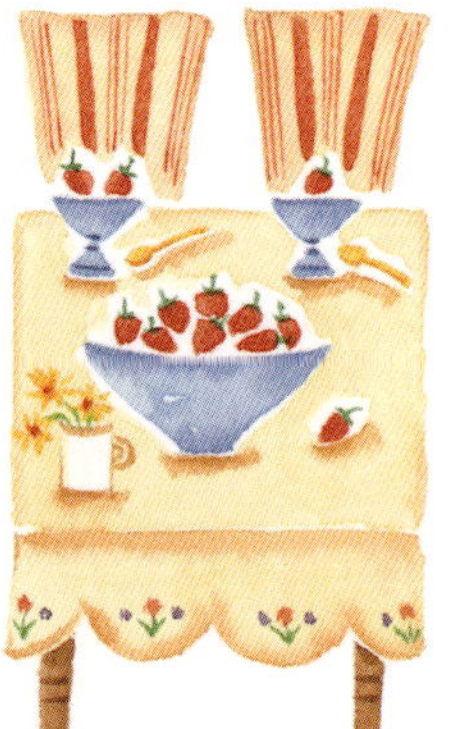

一般に、暗いところより明るいところ、一人のところより話し相手のいるところ、騒々しいところより落ちついた雰囲気のところが好まれますが、それは、視床下部や視床よりもっと上位の大脳皮質が関与するからだと考えられます。

このように考えますと、よく食べることは人間全体、生活全体の問題で、よく食べた結果健康になるのではなく、よく食べることに健康のあかしがあると考えた方がよいようです。

（精神医学者）

②

短時間で作るカルシウムを考えた料理

料理／松下眞紀ほか

カルシウム摂取と適度な運動は、
シニアに限らず誰でも心がけていたいこと

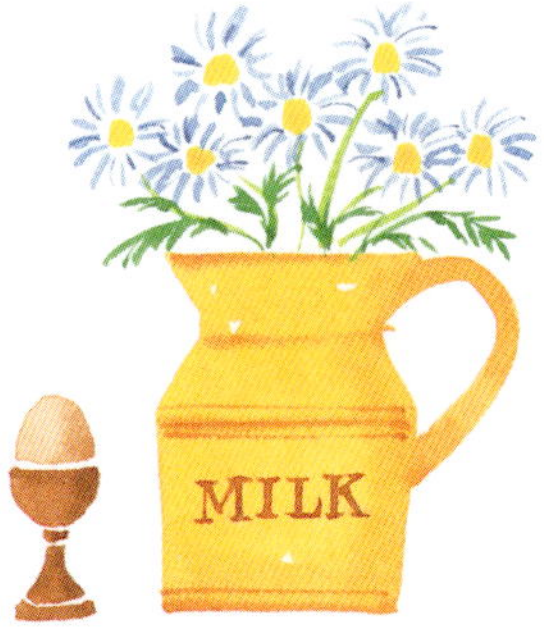

腰痛に苦労して

松下眞紀（70代・郡山）

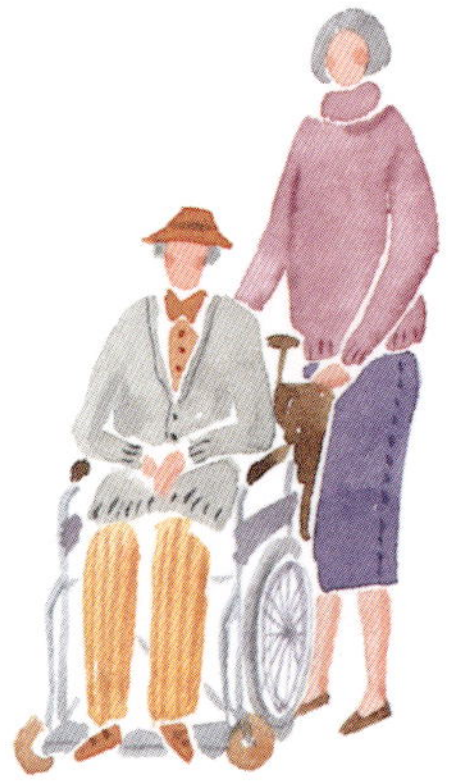

夫七十九歳、私七十一歳の二人暮らしです。

六年前の暮れに夫が突然脳梗塞で倒れ、十か月の入院後、自宅療養を続けております。夫は言語障害と右半身麻痺が残り、左手でスプーン、フォークを使っての食事です。嚥下にも多少支障がありますので、食事は食べやすいもの、飲みこみのよいものが基本です。

私の腰痛が始まったのは、夫が退院し一年ぐらいしてからでした。夫が家に帰ってこられたのがうれしくて、車椅子に乗った夫とともに往復1～2㎞のところを、毎日のように散歩する生活をしておりますうちに腰に痛みを感じるようになりました。何か所かの整形の病院へ通いましたが、初めは痛みをおさえることのできた注射、飲み薬、貼り薬、はり、リハビリなども次第に効かなくなり、朝起きて流しの前に10分立つのが限度となりました。

食事作りは腰痛がひどくなるにしたがって、早くできるもの、半調理のもの、既製品等の利用が増え、二人分の目安量だけを何とか食べる、ただそれだけという具合になりました。シチュー、カレー、メンチボール、さつま汁、肉じゃがなど煮こむものは二度分くらいまとめて作り、日をおいて食べました。これは現在も同じです。

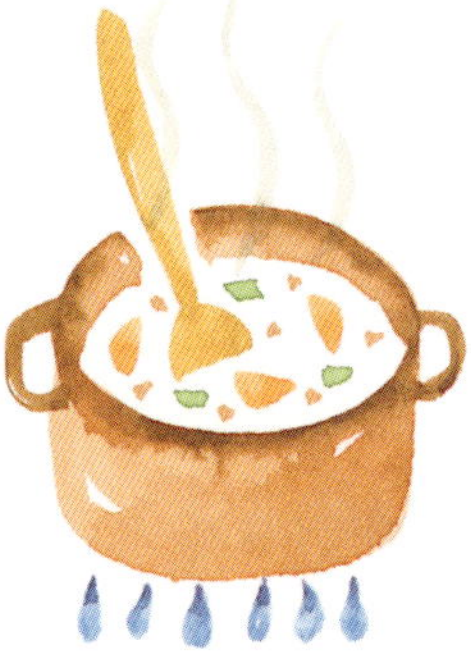

思いきって手術を受ける

腰部脊柱管狭窄症による腰の痛みをなんとかなだめながら三年ほど様子をみましたが、昨年の秋についに決心し（九九年十月）夫とともに入院、骨盤の骨をとって固定するという手術をいたしました。「骨がつくまで三か月」と言われた入院を二か月で退院しましたので、自宅での一か月は腫れものにさわるような思いの生活でした。

食事は他県にいる嫁が来て作り冷蔵、冷凍しておいてくれたものに加え、週一回、生協宅配の半調理品、既製品などをとり合わせて、ご飯と味噌汁だけ作って食べるという期間がしばらくありました。体調のわるいときは心も弱くなっております。そのようなとき、近くにいる友人の差し入れはほんとうにありがたく、体の栄養だけでなく心にも温かい栄養をいっぱいいただき、感謝いたしました。

腰痛も術後、日が経つにつれて薄紙を剥ぐようによくなってきて、十か月経った頃には、よほどの痛みが出なければ通院もしないでよろしいと言われ、ほんとうにうれしく肩の荷を下ろした思いでした。医師にはこれからも無理はできないと釘を刺され、痛みがなければつい動きすぎる自分に、忘れないようにと言い聞かせております。

台所仕事は短時間に

体のためにカルシウム摂取は大事なポイントですが、腰痛で苦しむようになると、大前提は〈腰が痛くても作れるもの〉でした。

私の場合、療養中の夫との暮らしを支える仕事もありましたので、10分と立っていられないときにでも作れるものに助けられました。くりまわしのきく蒸し鶏や電子レンジで作る簡単甘味噌なども便利でした。現在も〈調理時間をかけずに必要量の摂取〉と、夫に〈食べやすいもの〉とを頭においての食生活ですが、30分以上流しの前に立っても腰痛がおきないので、手術をしてほんとうによかったと何度も思います。

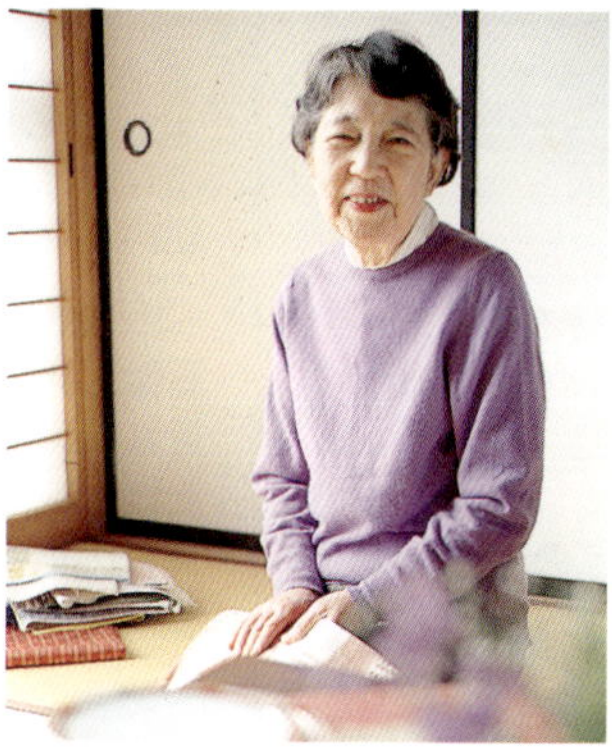

腰が痛いときはカルシウム摂取はさておき「10分で作れるもの」が必要でした…と松下さん。

食べ方はトータルで考えて

九月の骨密度検査では、私の年齢に対して90.8％でした。これまでも友の会で学んだ食べものの目安量を冷蔵庫に貼って、過不足なくと気をつけてはおりましたが、とくに骨のためにということではありませんでした。腰痛が出てからは、病院ではカルシウムの注射を受け、今も飲み薬の服用は続けています。これはカルシウムの吸収をよくする薬（ビタミンD）なので、食べものはこれからも気をつけて摂るようにしなければなりません。

私の入院とちょうど同じ頃、入院していた方の中には骨粗鬆症のため手術できない方がおられ、手術ができるということがどんなにありがたいか、それが食生活の大切なことにつながっていると実感しました。昭和一桁生まれは成長期に栄養不足だったと言われる医師もあります。若いときからのカルシウムを含めて、バランスのよい栄養摂取の大切なこと、適度な運動の必要なことを改めて学びました。

今後もこれらのこととあわせて、会話の少なくなった夫との食生活を楽しく、大切に心がけてゆきたいと思っております。

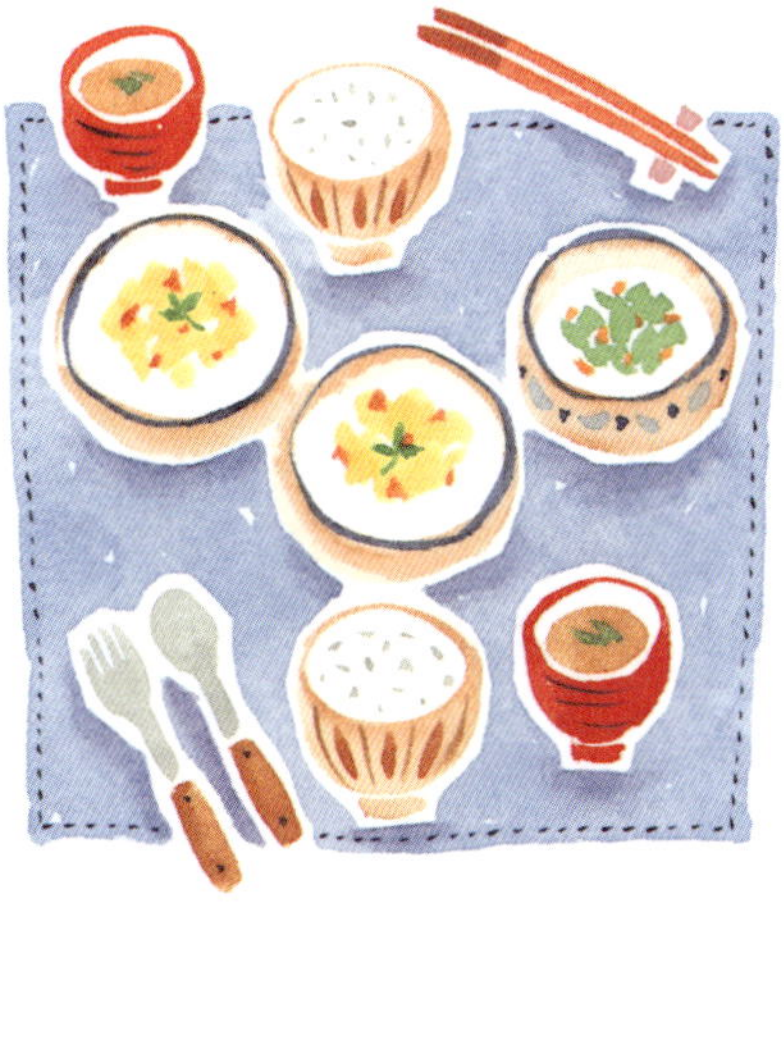

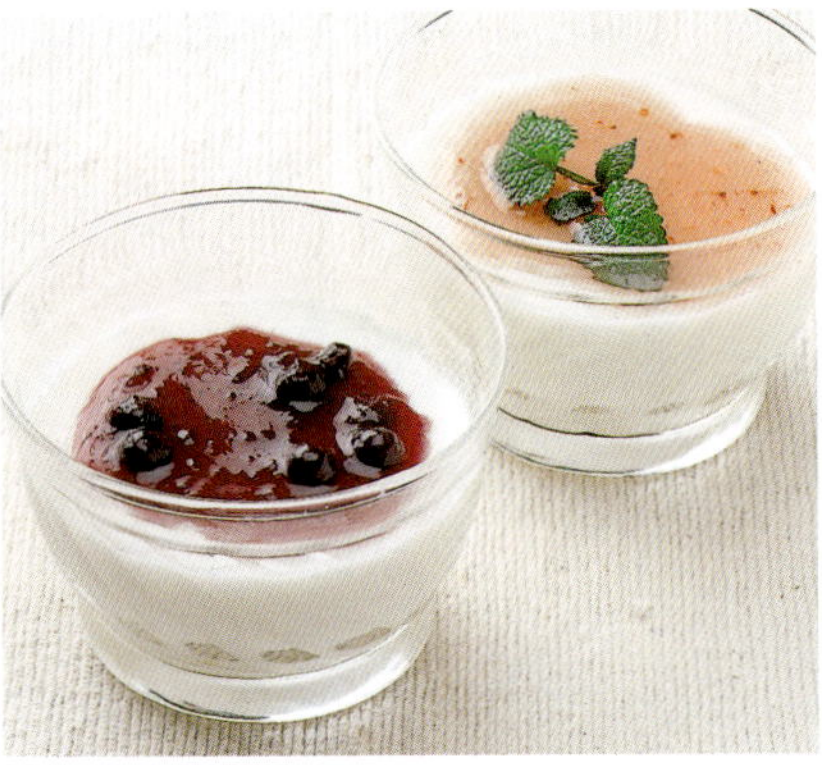

ヨーグルトゼリー●牛乳1 1/2カップを温め、ゼラチン大匙3（水120ccでふやかす）、砂糖大匙2強を入れて溶かす。粗熱をとってからヨーグルト1カップを少しずつ加えて混ぜ、型に入れて冷やす。ジャムに少々の水を加えてのばしたソースをかける（プリン型5個）。

乳製品の摂取を心がけて

カルシウムが効率よく摂取できるのは乳製品なので、昼食に牛乳、夕食にヨーグルトをいただくほか、お料理にも牛乳やチーズを使い、シチューやグラタンばかりでなく、キャベツ、レタス、トマトなどそのときある生野菜にチーズをのせてかるく電子レンジにかけたりもします。レンジ田作り（37頁）は夫も自分でつまんで食べられます。

松下さん3日間の献立記録

火曜日	水曜日	木曜日
朝食	**朝食**	**朝食**
ご飯（胚芽米と白米を半々） 豆腐、じゃが芋、しめじの味噌汁 ししゃもの素焼き すじこ 大根葉と油揚げの炒め煮◆ 白菜と胡瓜の浅漬け 柿	ご飯（胚芽米と白米を半々） 豆腐、じゃが芋、ほうれん草の味噌汁 温泉卵 すじこ 海苔の佃煮 糠漬け（胡瓜、茄子） りんご	ご飯（胚芽米と白米を半々） なめこ、豆腐、大根葉の味噌汁 レンジ卵（半熟） ひたし豆とわかめのたらこ和え 海苔の佃煮 糠漬け（胡瓜、茄子） 柿
昼食	**昼食**	**昼食**
肉まん トマトとわかめの中華風サラダ（ハム、レタス、チーズ） しそ巻き◆ 茹で小豆◆ 白菜と胡瓜の浅漬け 牛乳	ざるそば（海苔、葱） 焼ちくわ・チーズ・酢蓮◆・トマト ひたし豆 白菜の浅漬け 牛乳	お雑煮（鶏肉、里芋、大根、人参、葱、しめじ） あんこ餅（餅、小豆） 大根葉と油揚げの炒め煮◆ しそ巻き◆ 牛乳
夕食	**夕食**	**夕食**
ご飯（胚芽米と白米を半々） さつま汁（前々日と同じ・45頁） オイルサーディンのプチオムレツ（46頁） ほうれん草のソテー 白菜と胡瓜の浅漬け いかの塩辛 ヨーグルト	ご飯（胚芽米と白米を半々） 蒸し鶏と茄子、オクラの胡麻酢和え（40頁） 南瓜のポタージュ（前々日と同じ・45頁） 春菊のおひたし 糠漬け（胡瓜、茄子） ヨーグルトゼリー	ご飯（胚芽米と白米を半々） 鱈のバター焼き（大根おろし） クリームシチュー（豚、人参、じゃが芋、玉葱、ブロッコリー） 高野豆腐の牛乳煮（33頁） レンジ田作り（37頁） 春菊とわかめの和風サラダ ヨーグルト

◆常備菜

乳製品を使って

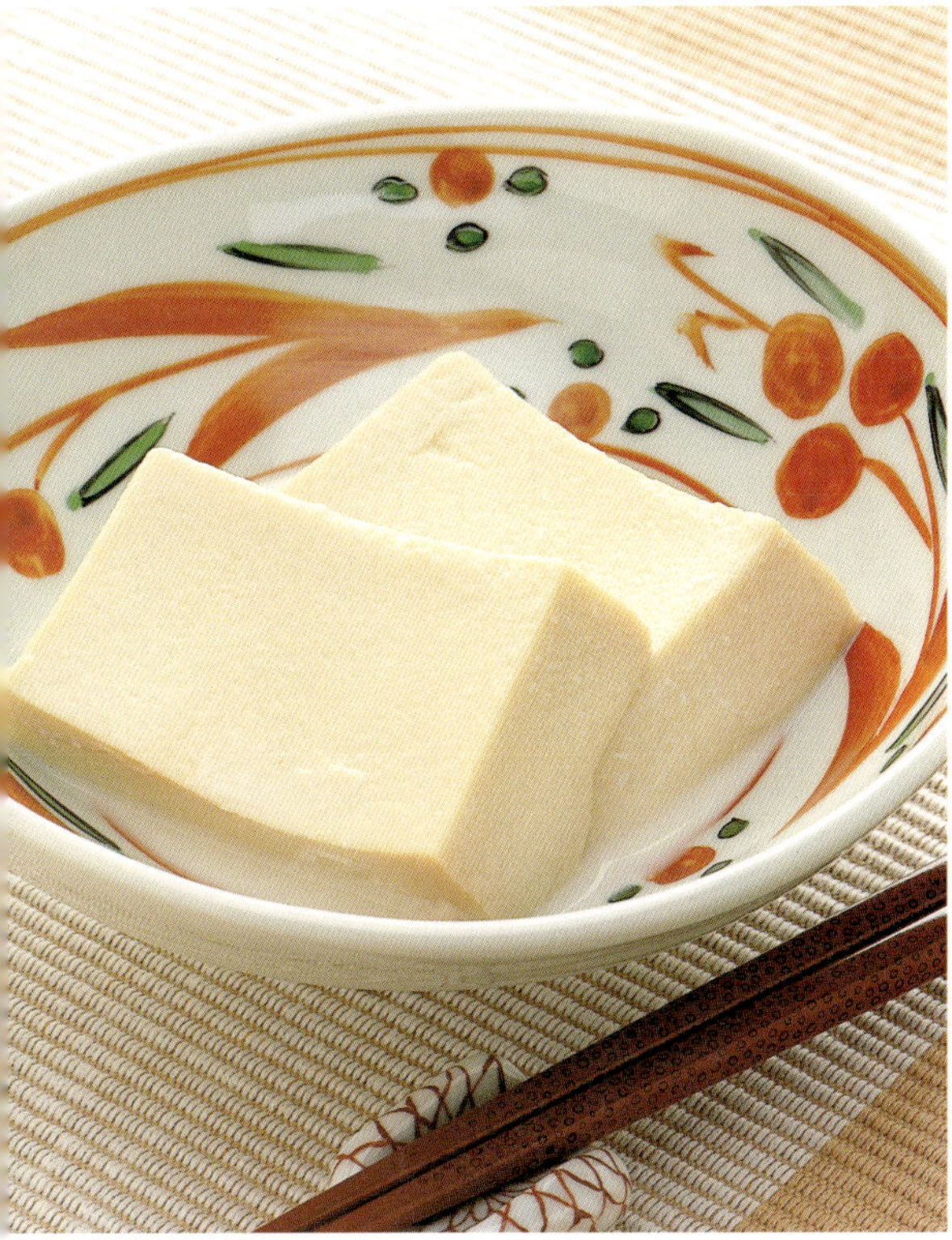

高野豆腐の牛乳煮

高野豆腐の牛乳煮

カルシウムがたっぷり摂れる簡単料理。

●高野豆腐は水に浸し、柔らかくなったら水を絞って1枚を半分に切ります。牛乳と調味料を鍋に入れ、高野豆腐を浸して火にかけ、10分くらい煮てでき上がり。

［材料2～3人分］

高野豆腐……………3枚（50g）
牛乳…………………2カップ
砂糖、みりん、醤油…各大匙1
塩……………………少々

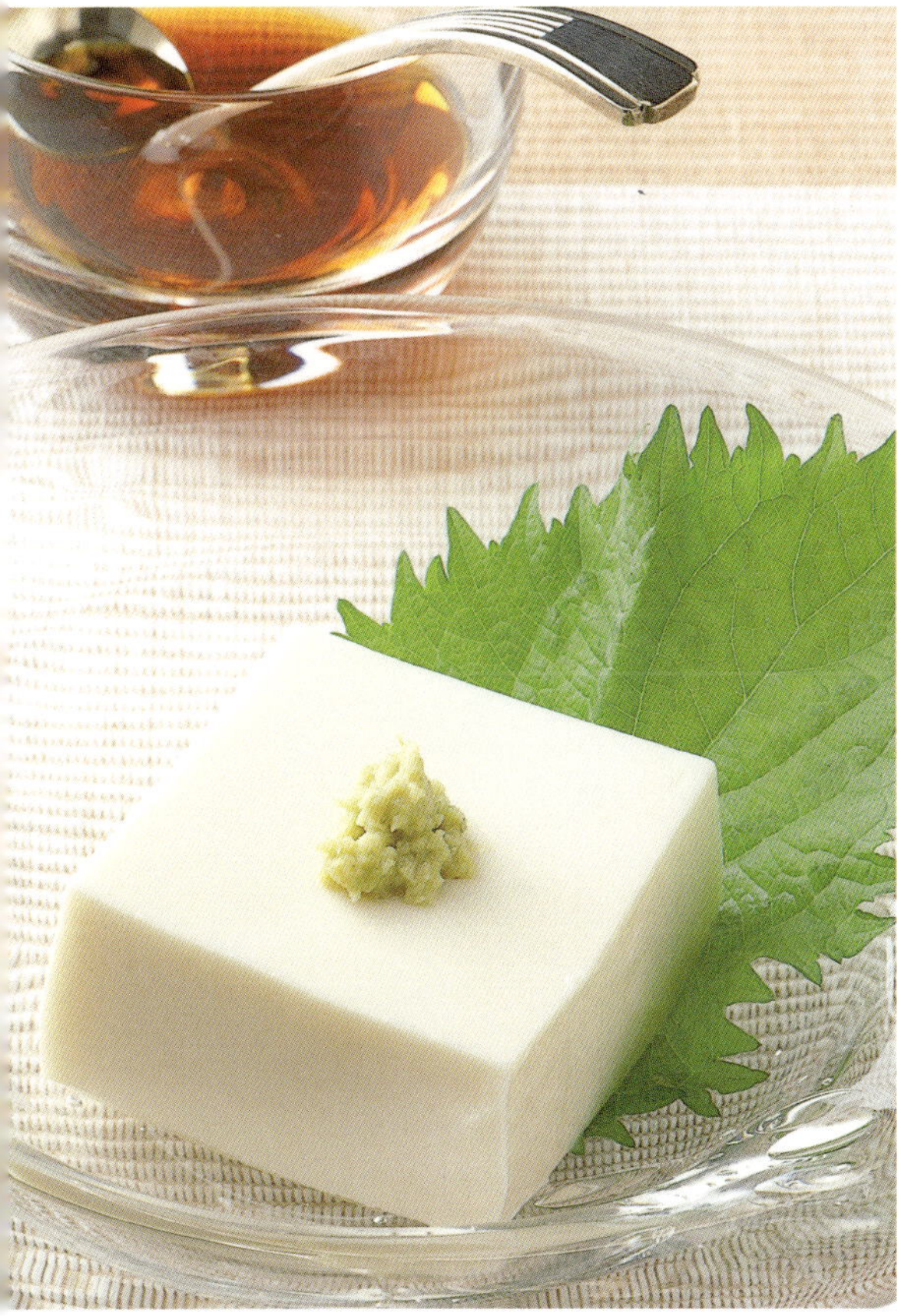

胡麻豆腐

胡麻豆腐

牛乳を入れ、寒天とゼラチンで固めます。

●水に寒天を入れて煮溶かし、ゼラチンを合わせて火を止めます。ゼラチンが溶けたら牛乳を加え、ボウルにとった練り胡麻の中に少しずつ注ぎ入れてかき混ぜ（だまにならないように注意）、型に流し、冷やし固めます。切り分けて薬味、醤油でいただきます。

［材料　20×10cmの型１個分］

練り胡麻（瓶詰）…大匙2
牛乳………………1カップ
┌粉寒天…小1/2袋（1.5g）
└水………1カップ
┌ゼラチン（水でふやかす）…大匙1
└水…………………………大匙2
薬味（わさび、青じそ、葱など）…適宜
醤油（またはめんつゆ）………適宜

アンケートから 1

カルシウムをとる工夫

充分なカルシウムの摂取で、骨量の減少カーブを緩やかに…。

◇おいしい「味噌＋牛乳」

牛乳を飲めない人は、いろいろ努力してもやはりカルシウムが不足するようです。あるきっかけで味噌汁と牛乳を合わせて飲んだところ、牛乳臭さが感じられず、おいしいスープでした。味噌入り牛乳鍋も、牡蠣、白菜などと合うようです。

私は一人暮らしの老人の方へのお弁当作りを月に二、三回していますが、お弁当という制約の中で牛乳は使いにくいのが残念です。じゃが芋と人参を牛乳と少量の塩でこっくり煮たら、お弁当に入れられるおいしい一品になりました。

（高 美代子・70代・東京都）

◇乳製品を料理に

わが家では夫婦二人ともパンが好き、またオートミールやパスタなどを主食にすることも多いので、目安量ほどの牛乳をいただくことは割合簡単にできています。

30gで牛乳一杯分のカルシウムがあるチーズは、調味料としてスープ、サラダなどに加え、スキムミルクをクリームスープやハンバーグ、コロッケなどに、またソース類にも使います。

ちりめんじゃことわかめを朝食のサラダに必ず利用。干し小海老はかき揚げやスープに。小松菜、バイアムの自家産は収穫期に茹でて冷凍しておきます。煮干し粉、椎茸粉、青海苔、胡麻、昆布茶でふりかけを作ります。不足しがちな栄養素は常時摂取できるように、保存食的食べ方が大切と思います。

（村川協子・60代・岡山市）

◇煮干しや胡麻のふりかけを常備

60代になったある日、椅子の背に胸をあてて、向こう側に落ちたものをとろうと力をいれた瞬間、ペッキーと肋骨を骨折、老化現象を現実として知りました。「カルシウム、鉄など吸収の弱い年代と知ることです」と歯科医の息子に言われました。

煮干し、海苔、胡麻、おかかを乾煎りしてミキサーにかけ、ふりかけを作っています。

（岡崎典子・60代・名古屋市）

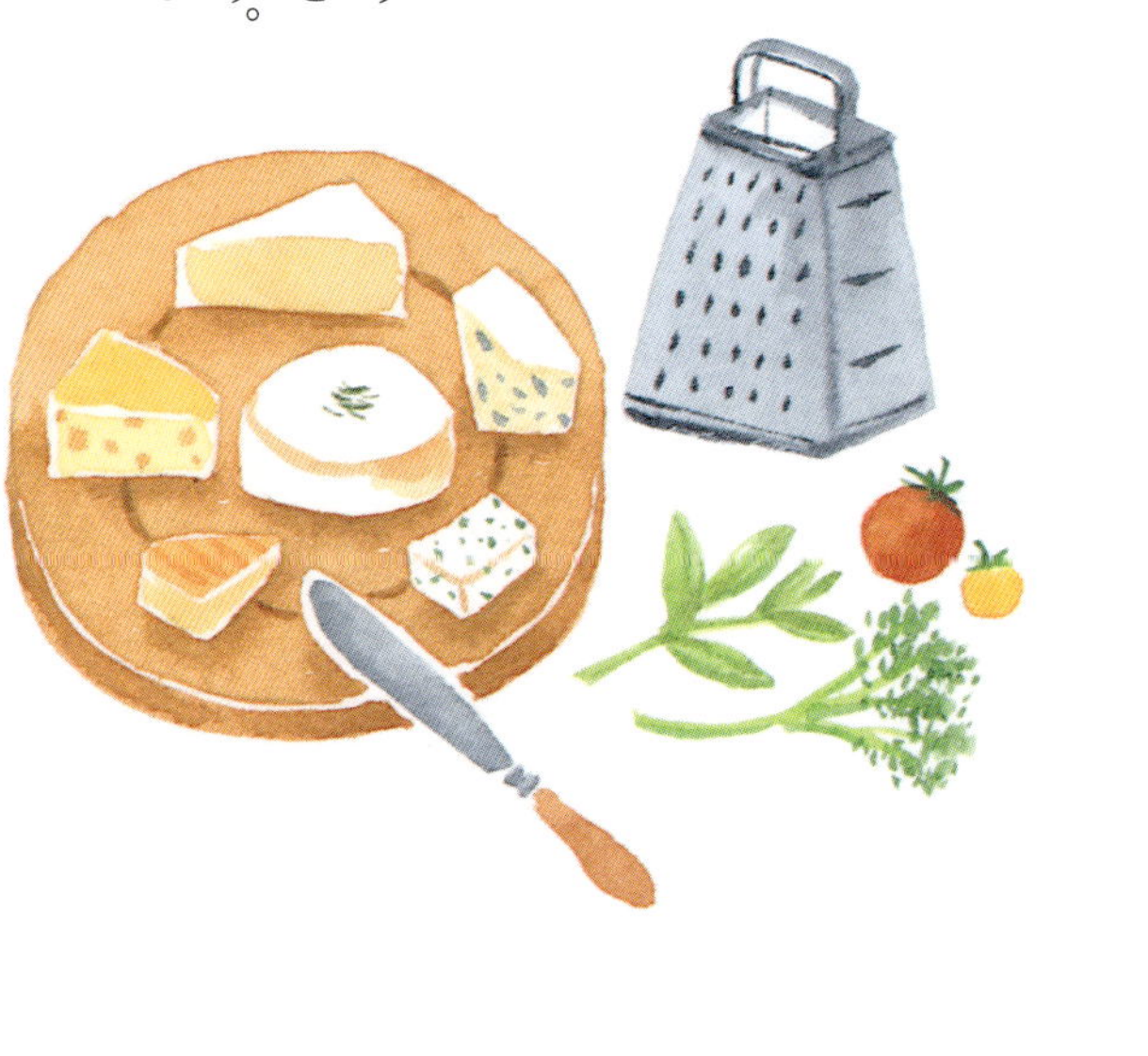

◇味噌汁のだしは手製の"煮干し粉"で

ときどき食べたものの栄養計算をしてみると、カルシウムが不足がちになるので、ここ数年来、味噌汁の煮干しを粉末にして使っています。頭と腸を除き、さっと電子レンジで加熱し、ミキサーにかけておきます。これを"だし"として使っています。少量でも貴重に思えるので、残さないように全部いただきます。

（井上喜美子・70代・国分寺市）

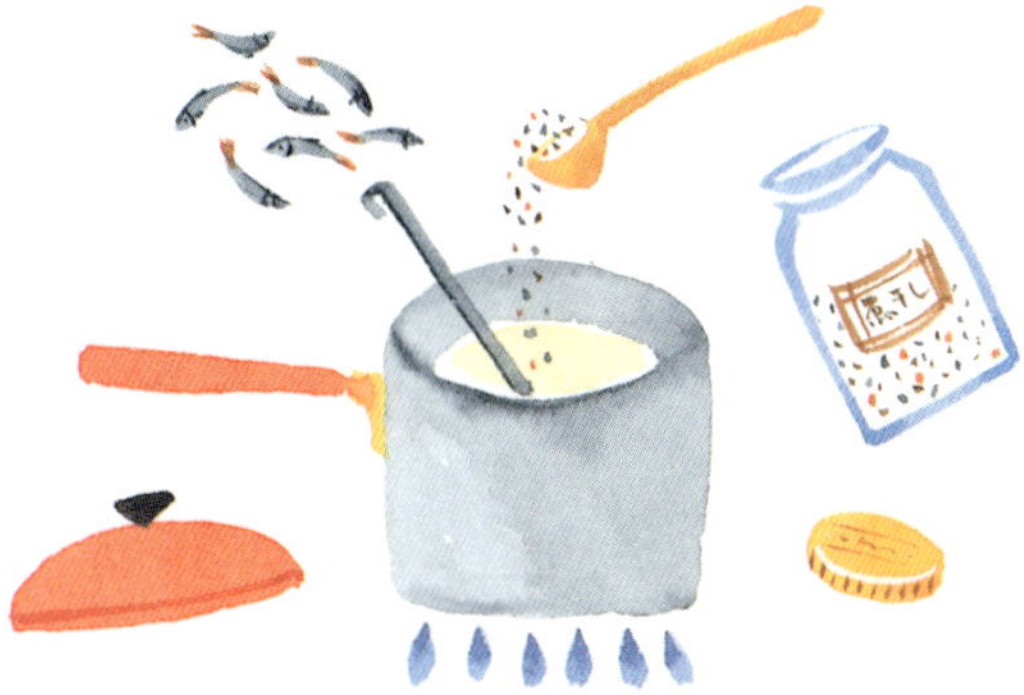

◇買いおき素材で作るはりはり漬け

切り干し大根をはじめ、材料は乾物、根菜といつも台所にあるようなものばかり、とても気軽に作れます。カルシウムたっぷり、食物繊維も豊富です。

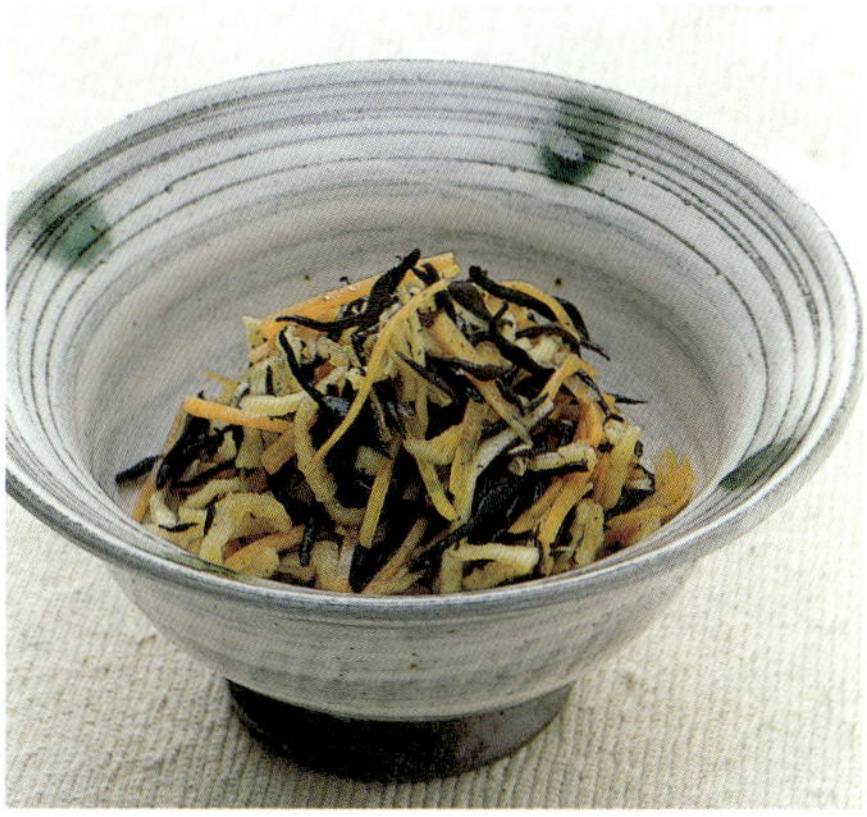

切り干し大根50gを熱湯に戻して水をきり、ひじき20gは水に戻して熱湯でさっと茹でて食べやすい長さに。人参100gと生姜1片はせん切りに。調味料（醤油・酢・砂糖・ぬるま湯各大匙3 1/2～4、胡麻油大匙1）と材料を合わせて冷蔵庫へ。一～二日おくと味がなじんでさらにおいしくなります。

（静岡友の会）

◇お好み焼きで

カルシウムが足りないと思うとき、お昼によくお好み焼きをします。いろいろな野菜、肉のほか、桜海老、脱脂粉乳、彩りにほうれん草、小松菜を入れ、焼き上がったら青海苔をたっぷりふります。

（宮田周子・70代・横浜市）

◇豆製品のおかずを冷凍

カルシウムは乳製品ばかりに頼らず、魚、豆、海藻、青菜類、日本茶などからとり入れるようにしています。豆製品を使った料理は二～三回分作って冷凍保存。鰯入りおから、高野豆腐の印籠煮、信田巻きなど、自然解凍でおいしくいただけます。

（後藤幸子・70代・青森市）

●カルシウムが手軽に摂れる食品、牛乳・チーズ・小魚・豆腐・ひじき・青菜などを使った料理は他にも掲載してあります。材料別目次（4頁）をご活用ください。

きびなごの生姜炊き

お粥、柔らかいご飯に添えて、ゆっくりと味わいます。

●煮汁を煮立たせ、きびなごを平らに入れます。落とし蓋をして弱火で煮、煮汁が半量になった頃、蜂蜜を加えます。煮汁がほとんどなくなるまで、30～40分で炊き上がります。

＊生干しの場合は、酒少々を加えた水に浸し、戻してから使います。

（神原）

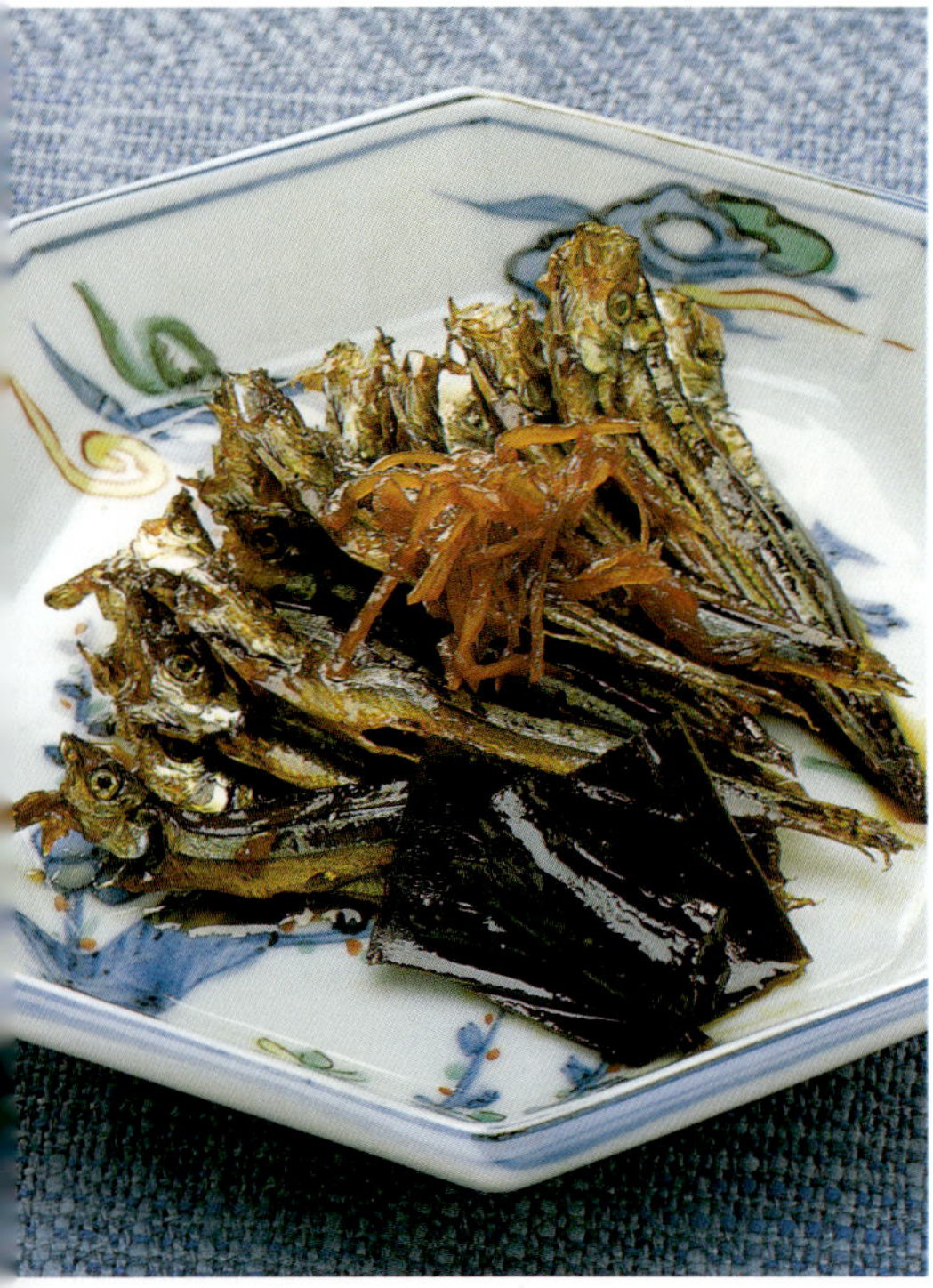

きびなごの生姜炊き

［材料1単位］

きびなご（鰯、小鯵でも）…250g

〈煮汁〉

- 醤油……………………1/3カップ
- 酒………………………1/3カップ
- 砂糖……………………大匙5 1/2（50g）
- みりん…………………大匙3
- 昆布だし（水＋昆布5cm角3枚）…2 1/2カップ
- 生姜（せん切り）…1片
- 梅干し…………………大1個（または酢大匙2）

蜂蜜………………………大匙2

小魚を使って・常備菜

秋刀魚の梅干し煮

骨まで柔らかくいただけます。

●秋刀魚は3～4cmに切り、圧力鍋に並べます。材料を全て加えて火にかけ、ノズルがまわり始めてから25分煮ます。10分くらい蒸らして蓋をとり、少し煮つめます。

（早川）

［材料１単位］

秋刀魚（薄い塩水で洗い水気をとる）10本

生姜（薄切り）…1片

酒、みりん……各大匙3 1/2

醤油……………大匙2 1/2

砂糖……………大匙2

梅干し…………大3個

水………………2カップ

秋刀魚の梅干し煮

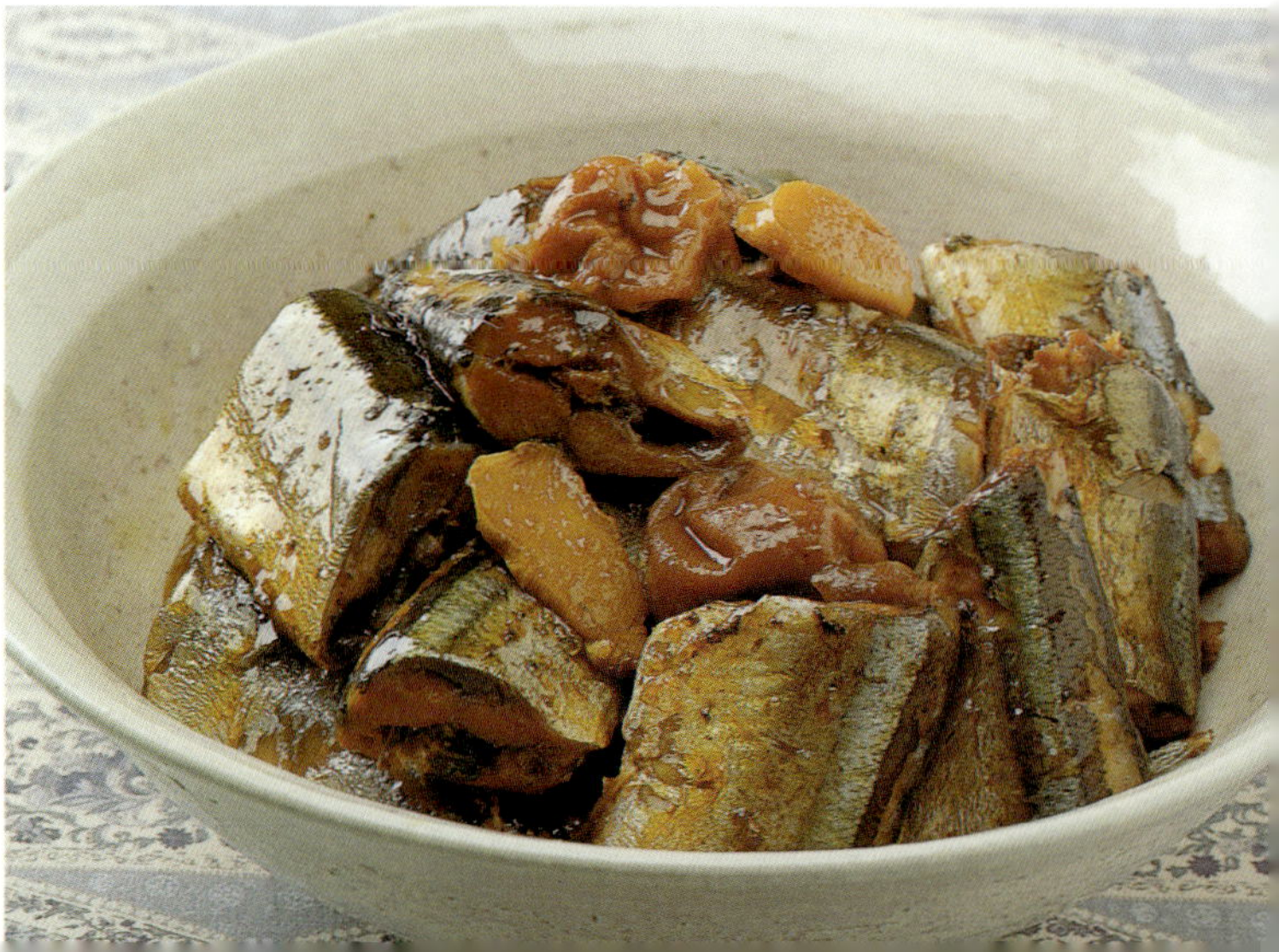

鯖のふりかけ

よい鯖が安く手に入ったときに、炒り胡麻をたっぷり入れて作ります。

●鯖は生姜を入れた熱湯で茹で、皮、骨、血合いを除きます。鍋に調味料、水、鯖を合わせ、お箸でほぐすようにかき混ぜながら汁気がなくなるまで煮ます。冷めてから胡麻と青海苔を混ぜ合わせます。（早川）

［材料1単位］
鯖…（内臓、頭をとって）中2本（550g）
　生姜の皮…少々
砂糖…………大匙10（90g）
醤油…………150cc
みりん………120cc
酒……………75cc
水……………125cc
白炒り胡麻…1/2カップ
青海苔………約10g

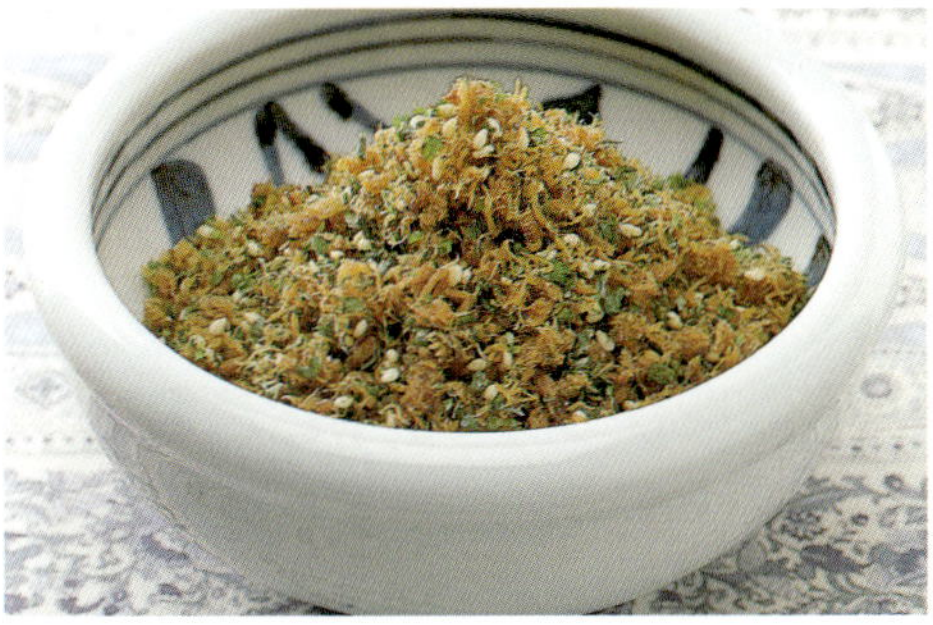
鯖のふりかけ

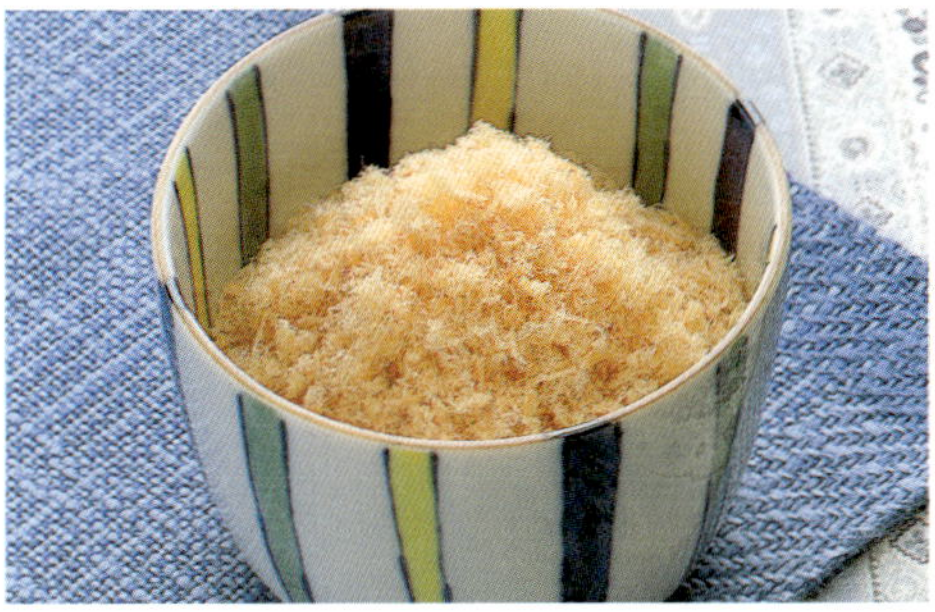
鮭のでんぶ

鮭のでんぶ

切り身より食べやすく、ご飯にかけたり、おすしの具など、重宝します。

●鮭は生姜を入れて茹で、皮と骨を除いて布巾で包み、冷水にさらし揉みほぐします。鍋に材料を全部合わせて弱火にかけ、箸5、6本で細かくなるまで炒りつけます。

［材料1単位］
塩鮭………………正味200g
　生姜（薄切り）…1片
砂糖…大匙2〜3
塩……小匙1/2（鮭の塩分で加減）
酒……大匙3
牛乳…大匙2

レンジ田作り

カルシウムが摂れ、手軽にできるので常備しています。

●紙を敷いた皿にいりこをのせ、電子レンジで約1分半加熱。浅い丼に砂糖、醤油、酒を入れて1分強加熱し、少し糸を引くようになったらとり出して生姜汁を加え、いりこを混ぜ合わせて、白胡麻をふり入れます。

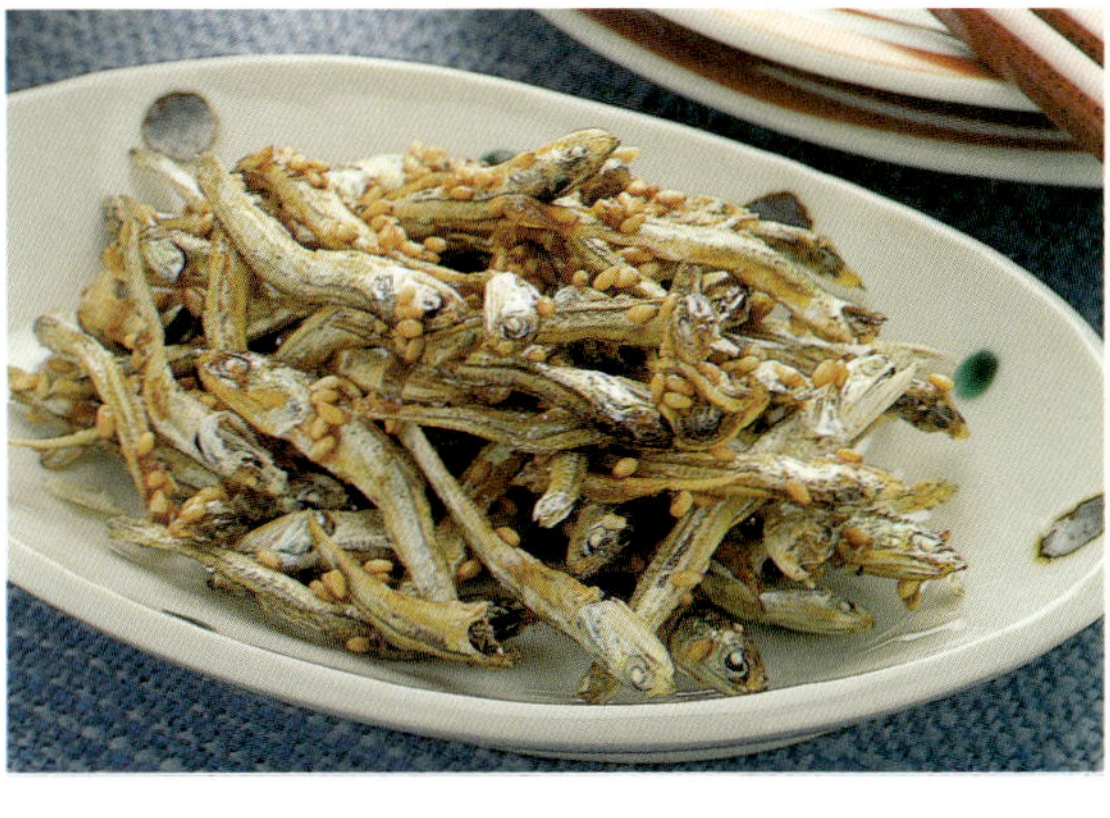
レンジ田作り

［材料１単位］
いりこ（銀色で5〜6cmのもの）…50g
砂糖……………大匙2 1/2
醤油……………大匙1
酒………………小匙1
生姜汁…………小匙1
白胡麻（炒る）…大匙1

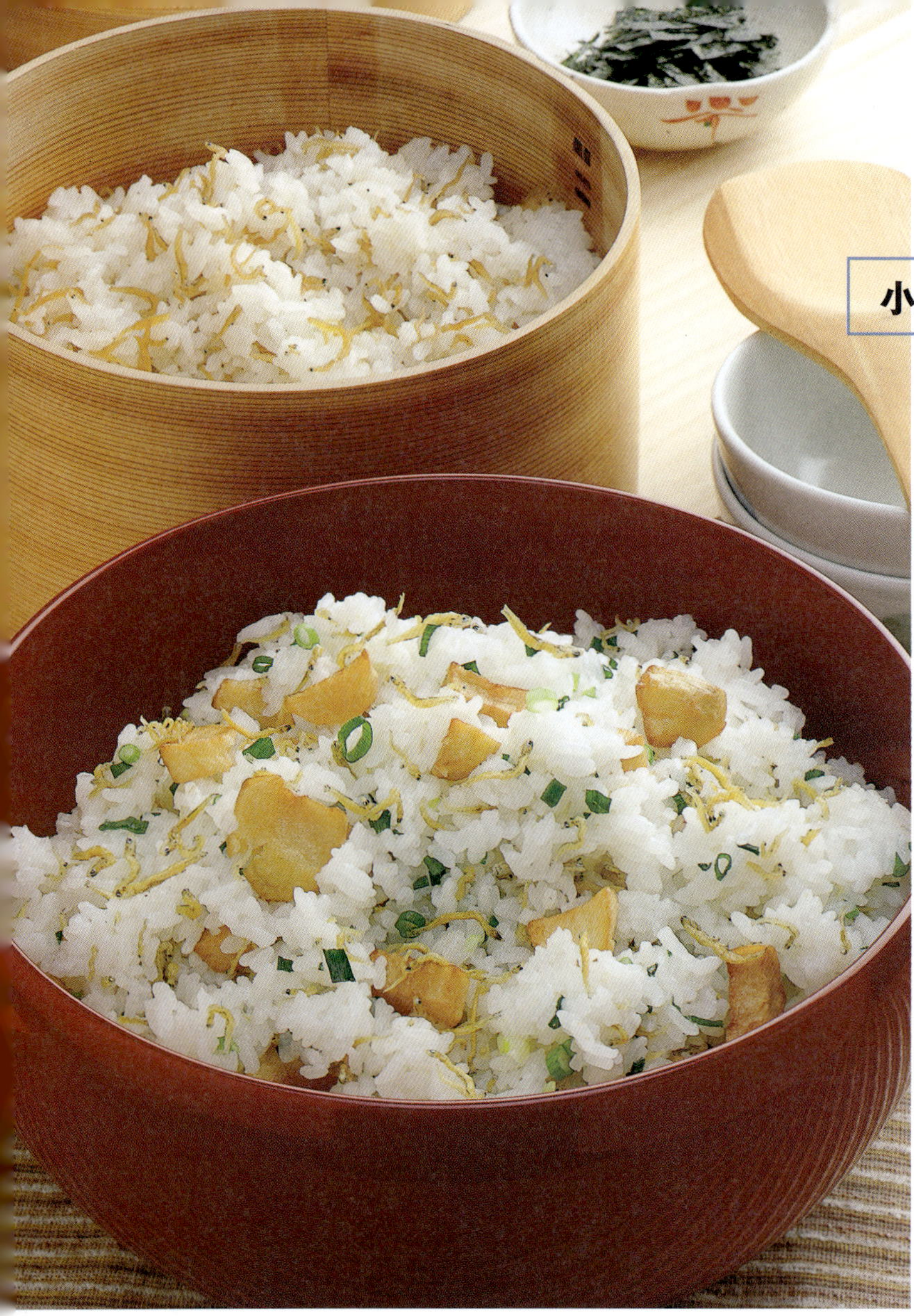

しぐれご飯　じゃこじゃがご飯

小魚を使って・じゃこご飯

三食とも主食がご飯なら、
必要な分だけさっと用意できるまぜご飯は、
食卓に変化がつき栄養もとれて重宝です。

じゃこじゃがご飯

揚げたじゃことお芋を混ぜた香ばしいご飯。

●じゃが芋は7～8㎜厚さのいちょう切り、160℃の油できつね色に揚げ、塩をふります。同じ油でじゃこを焦がさないようにカリッと揚げて、ペーパータオルにとります。昆布、調味料を入れて炊いたご飯にじゃこ、じゃが芋、葱を合わせます。

（山田）

［材料１単位　米300g分］

- 米………300g（2合）
- 昆布……5cm角
- 水………2カップ
- 塩………小匙2/3
- 酒………大匙1

じゃが芋…2個（200g）
　塩………小匙1/4
ちりめんじゃこ………30g
万能葱（小口切り）…3本
揚げ油

トマトのまぜご飯

醤油味のトマトとじゃこを、炊きたてのご飯と合わせます。

●鍋でトマト、じゃこ、醤油を合わせて炒りつけ、汁がいくぶん残っているところで火を止め、ご飯にさっくり混ぜこみます。

*茹でた大根葉やよめな、三つ葉などを刻んで散らしても楽しい。

（山田）

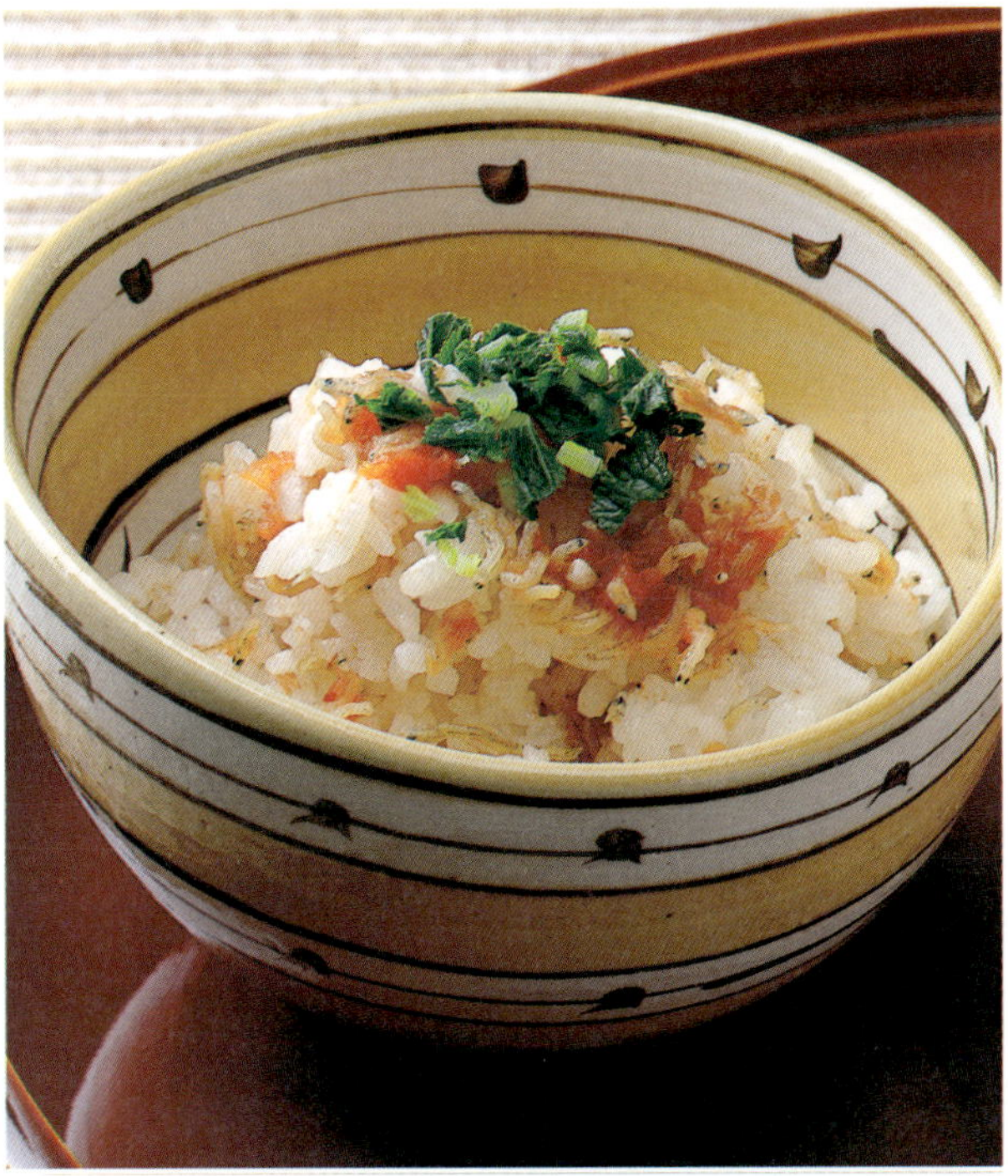

トマトのまぜご飯

[材料１単位　米3カップ分]

- 米……………………3カップ（分量の水で炊く）
- 水（酒大匙1 1/2を加えて）…3 1/2カップ

トマト（皮と種をとり、一口大に）…2個（400g）

ちりめんじゃこ（熱湯を通す）…60g

醤油……………………………………大匙1～2

しぐれご飯

佃煮風のじゃこを混ぜ、焼き海苔を散らしていただきます。

●酒、醤油を火にかけ、じゃこを入れて煮立ったら生姜を加えます。弱火で汁気がなくなるまで炒りつけて、温かいご飯と合わせます。

*大豆入りしぐれご飯　大豆30～40gを一晩水に浸し、水気をきってご飯に炊きこみ、具を混ぜるのもおいしい。

（山田）

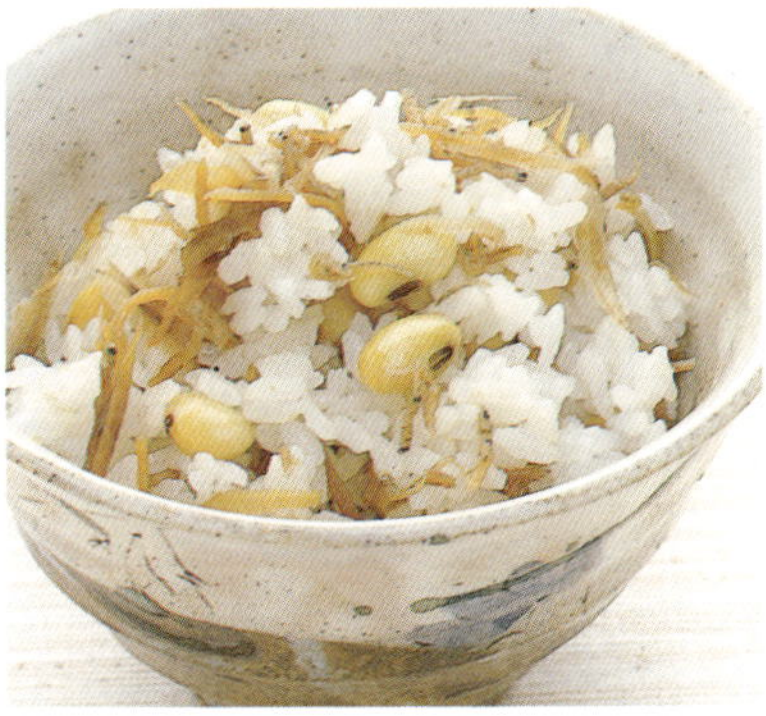

大豆入りしぐれご飯

[材料１単位　米3カップ分]

米……3カップ（ふつうの水加減で炊く）

〈具〉

- ちりめんじゃこ（水につけて塩抜き）…50g
- 酒…………………大匙5
- 醤油………………大匙2
- 生姜（せん切り）…1片

焼き海苔…………適宜

便利な“蒸し鶏”

電子レンジで簡単に作れる蒸し鶏は、いろいろなおかずに利用しておいしく、冷凍もできます。

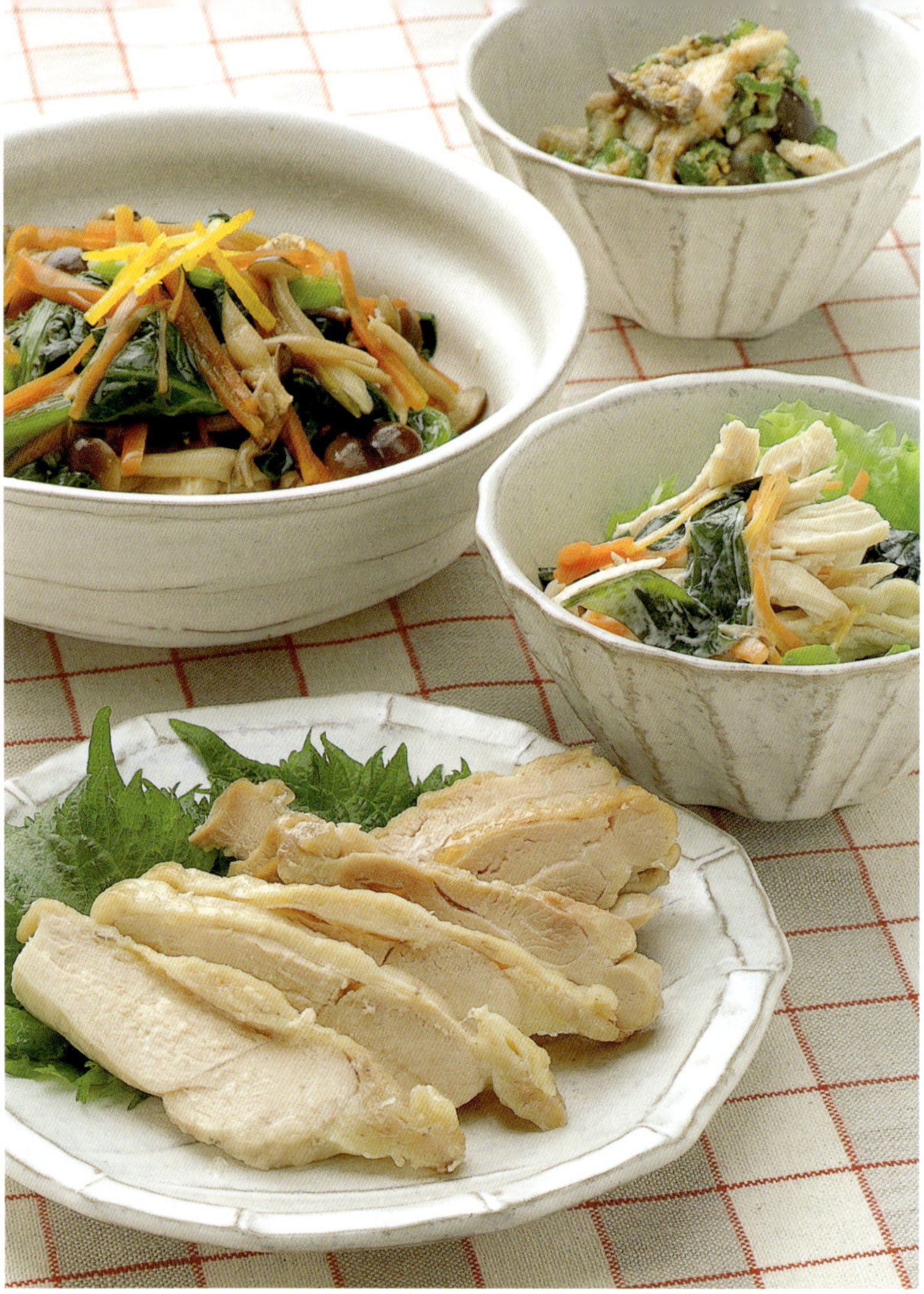

蒸し鶏　野菜あんかけ　わかめ和え（小鉢手前）
胡麻酢和え（小鉢奥）

蒸し鶏

●鶏肉に火が通りやすいように縦に三筋くらい包丁を入れ、器に入れて酒、塩をふり、蓋をして電子レンジで約5分加熱。冷めたら皮を上にして汁に浸しておきます。
＊作りたてはこのまま辛子やわさび醤油をつけていただきます。

［材料1単位］
鶏もも肉…200g
（または胸肉）
酒…………大匙1
塩…………少々

胡麻酢和え（蒸し鶏を使って）

蒸し鶏とさっと加熱したオクラと茄子の胡麻酢和え。
●蒸し鶏100g（細く裂く）、茄子小2本（細長く切り、あくを抜き電子レンジで2分加熱）、オクラ2本（塩揉み、電子レンジで30秒加熱して小口切り）。胡麻酢（白すり胡麻大匙3、酢大匙2、砂糖大匙1、塩少々）で和えます。

便利な“甘味噌”

ふろふき大根はじめ、茄子やピーマンの素揚げに、焼き豆腐にと利用範囲が広い甘味噌は、電子レンジで作ると簡単です。忙しいとき、元気のないときに助かります。

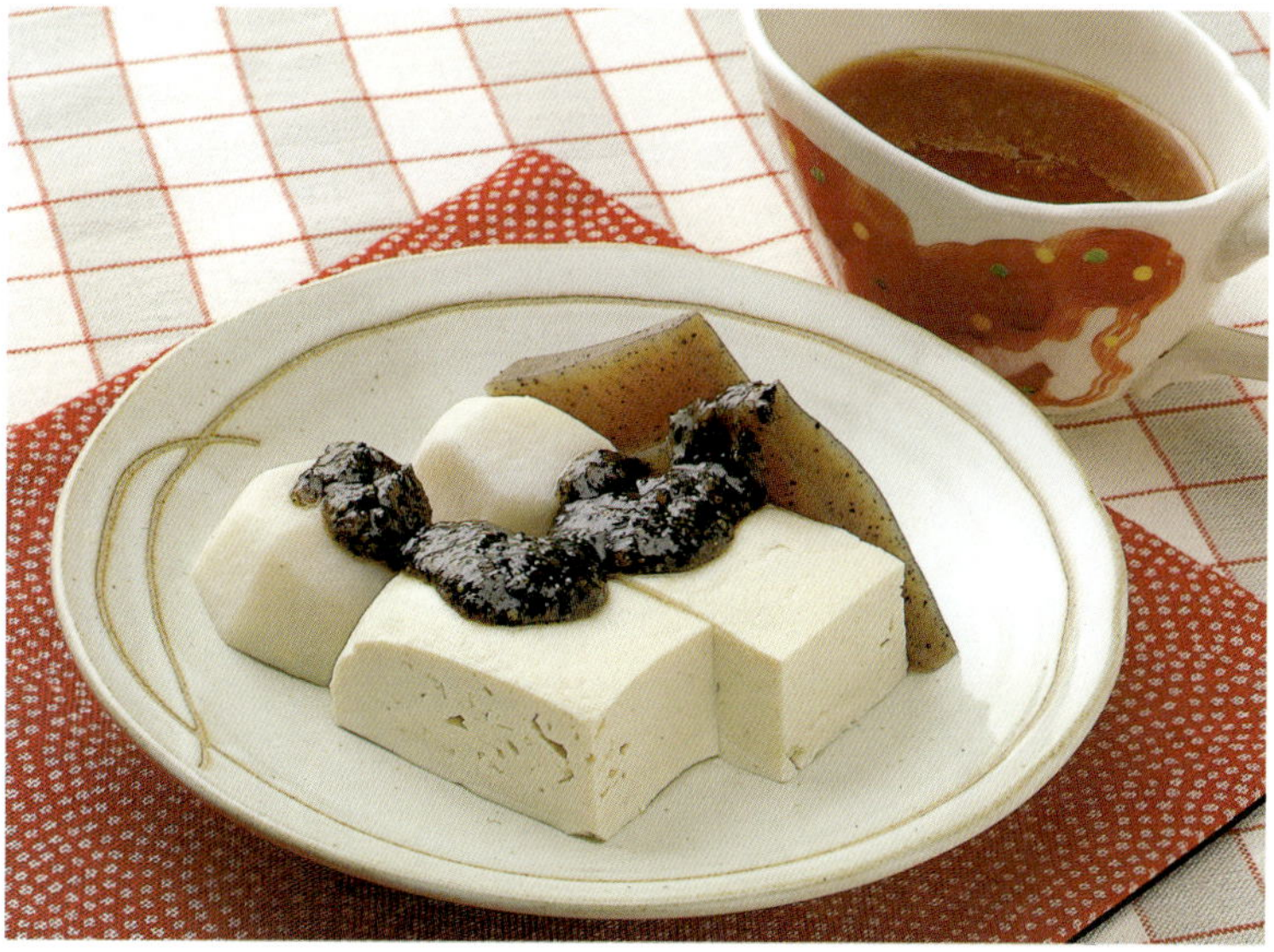

豆腐の胡麻味噌かけ（茹でた里芋とこんにゃくを盛り合わせて）　右奥は甘味噌

甘味噌

●材料を合わせて混ぜ、蓋はしないで電子レンジで2分加熱。さっと混ぜます。

［材料1単位］
味噌、砂糖…各100g
みりん、水…各大匙2

豆腐の胡麻味噌かけ

●甘味噌大匙3にすり胡麻大匙1を混ぜて温め、豆腐にかけます。豆腐は1丁（四人分）を四つに切り、一人分ずつ器に盛って電子レンジで1分加熱し、水をきります。

野菜あんかけ（蒸し鶏を使って）

蒸し鶏に野菜たっぷりのあんをかけて。

●せん切り人参60g、きのこ50g、油で炒めた小松菜80gをだし120ccと調味料（酒、醤油各大匙1、砂糖小匙1）でさっと煮て、水溶き片栗粉（小匙1杯）でとろみをつけ、食べやすく切った蒸し鶏にかけます。

わかめ和え（蒸し鶏を使って）

●蒸し鶏と湯通ししたわかめをマヨネーズで。さっと茹でたひじきや人参などともよく合います。

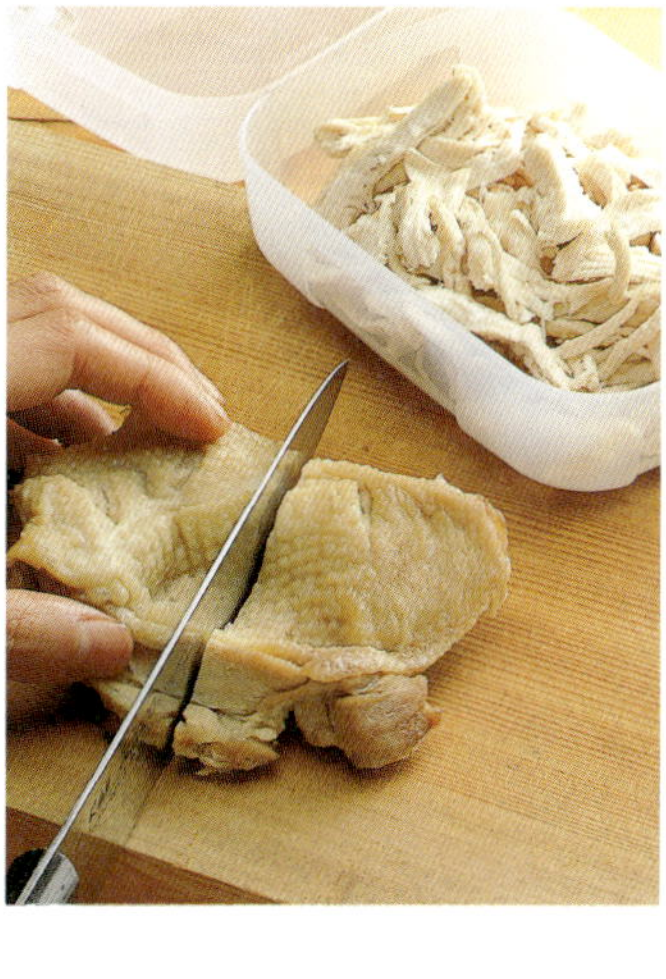

冷凍保存はスライス、または細く裂いて。

便利な“茹で大豆”

薄く下味をつけて茹でます。大豆の甘みが生き、展開料理もおいしくできます。

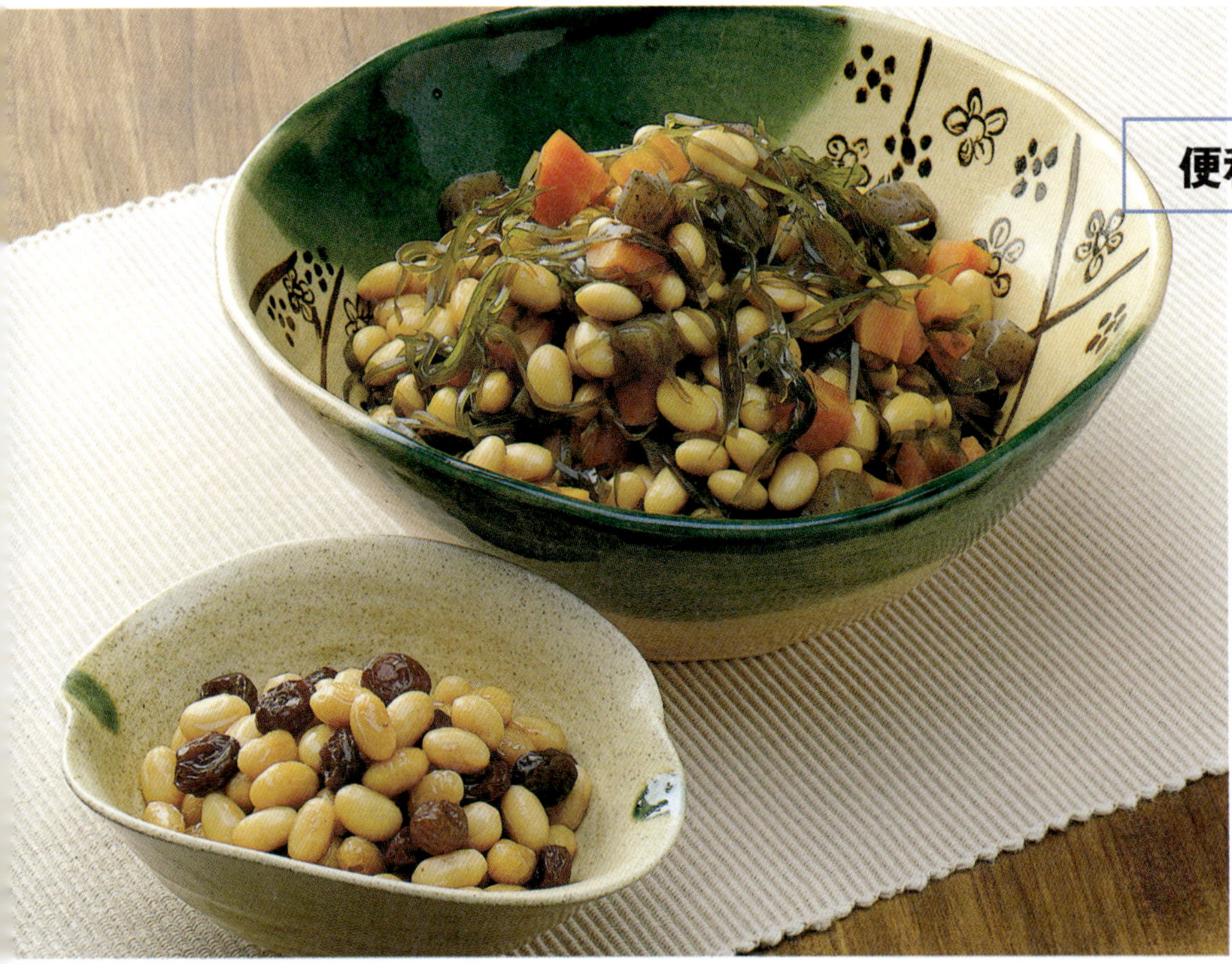

レーズン豆　五目豆

茹で大豆

●大豆は3時間以上(できれば一晩)水につけておきます。つけ汁を捨てて大豆にかぶるくらいの水を入れ、砂糖、醤油を加えて、あくをとりながら煮ます。新豆の場合は、20分くらい煮ると歯ごたえのある茹で大豆になりますが、梅雨を越した豆だともう少し時間がかかります。20分が目安ですが、固さは好みで。火を止めたら蓋をして蒸らしておきます。

茹で汁ごと冷蔵庫で保存します。

(山田)

[材料1単位]

大豆………1カップ

砂糖………小匙1/2

醤油………小匙1

五目豆

茹で大豆にすき昆布やこんにゃくを入れてあっさりと煮上げます。

●茹で大豆の鍋に材料を全部加えて中火にかけ、煮汁が少々残ってつけておけるくらいで火を止めます。

＊大豆の風味を引き立てたいので、私はごぼうを入れずに作ります。

[材料１単位]

茹で大豆…2 1/2カップ(乾豆1カップ分)

すき昆布(さっと戻してざく切り)…(乾)1/4枚

人参(1cm角に切り水にさらす)1本(150g)

こんにゃく(茹でて1cm角に切る)1枚

砂糖………小匙1/2

みりん……1/2カップ

醤油………大匙2

レーズン豆

簡単にできる箸休めです。

●茹で大豆（水ひたひた）を火にかけ、温まってきたら砂糖を3回に分けて入れます。続いてレーズン、醤油を加えてレーズンに火を通します。15分ほどででき上がり。

［材料4人分］
茹で大豆……1カップ（乾豆約50g分）
　水…………ひたひた
レーズン（ぬるま湯で洗う）1/4カップ
砂糖……大匙1
醤油……小匙1

変わり鉄火味噌

ご飯にも、お粥にも合う味つけです。

●ごぼうと茹で大豆をよく炒め、調味料を加えて練り上げます。

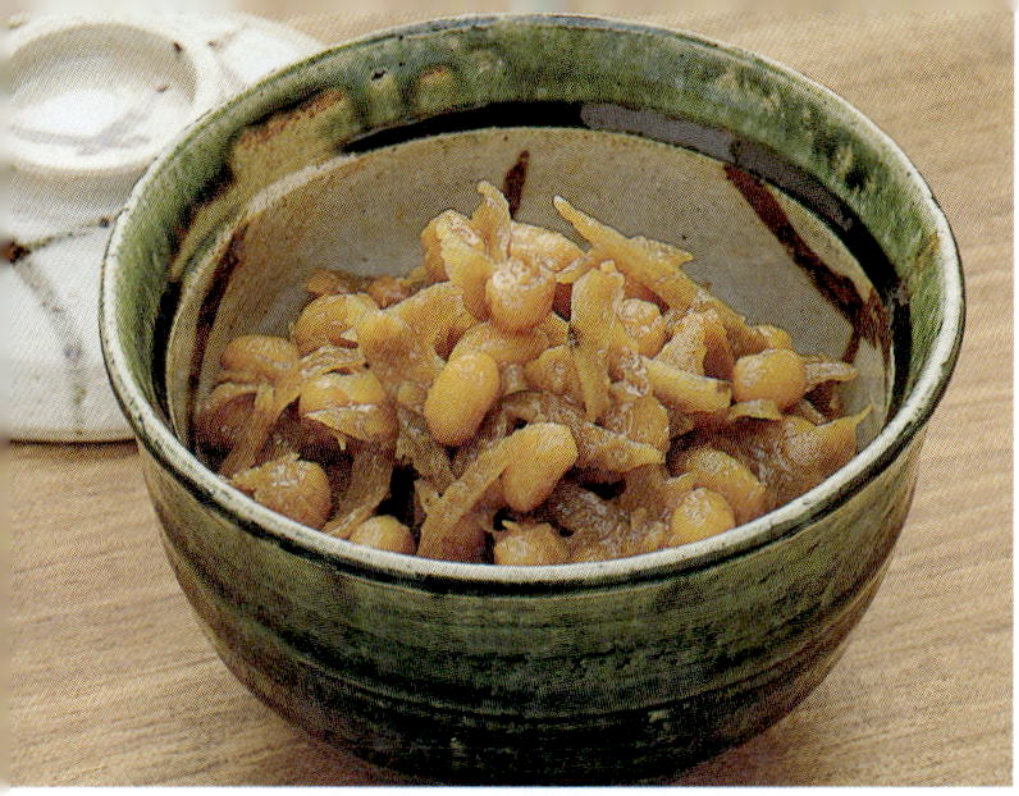

変わり鉄火味噌

［材料１単位］
茹で大豆…1　1/2カップ（乾豆約90g分）
ごぼう（ささがき、水にさらす）1/2本（100g）
味噌……100g
砂糖……50g
みりん…大匙2〜3
サラダ油（炒め用）…適宜

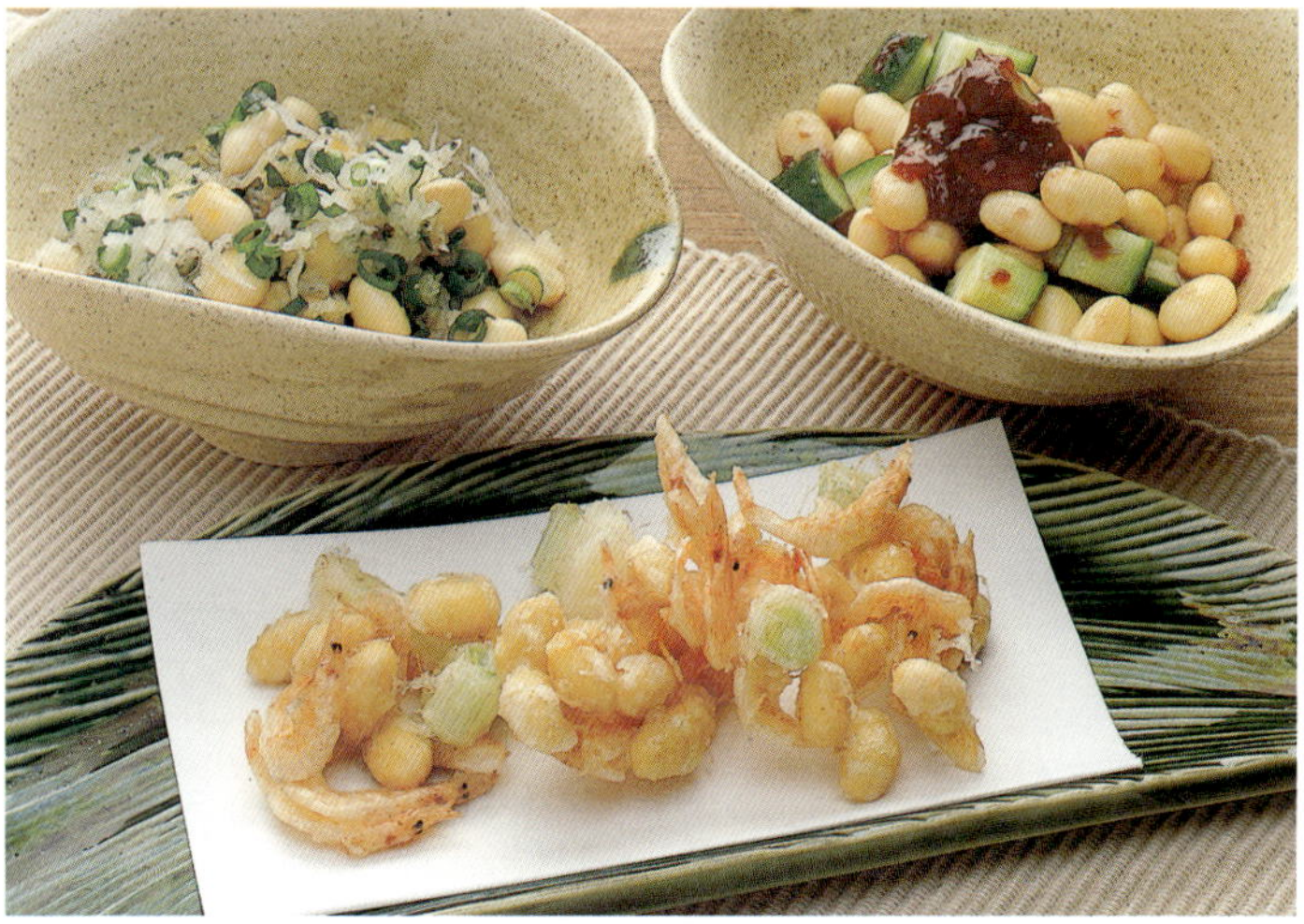

大豆と胡瓜の梅肉和え
大豆のおろし和え
大豆と桜海老と葱のかき揚げ

大豆と胡瓜の梅肉和え

●梅干しを包丁でたたき、砂糖と混ぜて、茹で大豆、胡瓜（大豆大に刻む）を和えます。蕪、大根、セロリなどを和えるのもおいしい。

＊砂糖の量は梅干しの大きさと同量〜倍量。

大豆のおろし和え

●茹で大豆、刻み葱、ちりめんじゃこを大根おろしで和え、醤油で味をととのえます。

大豆と桜海老と葱のかき揚げ

●茹で大豆、桜海老、長葱を合わせて粉をふり、少量の水（または溶き卵）を加えて混ぜ、中温の油に落として揚げます。

＊葱は三つ葉でも。

＊粉は片栗粉、上新粉を使うと、揚げたてでなくてもカリッとしています。

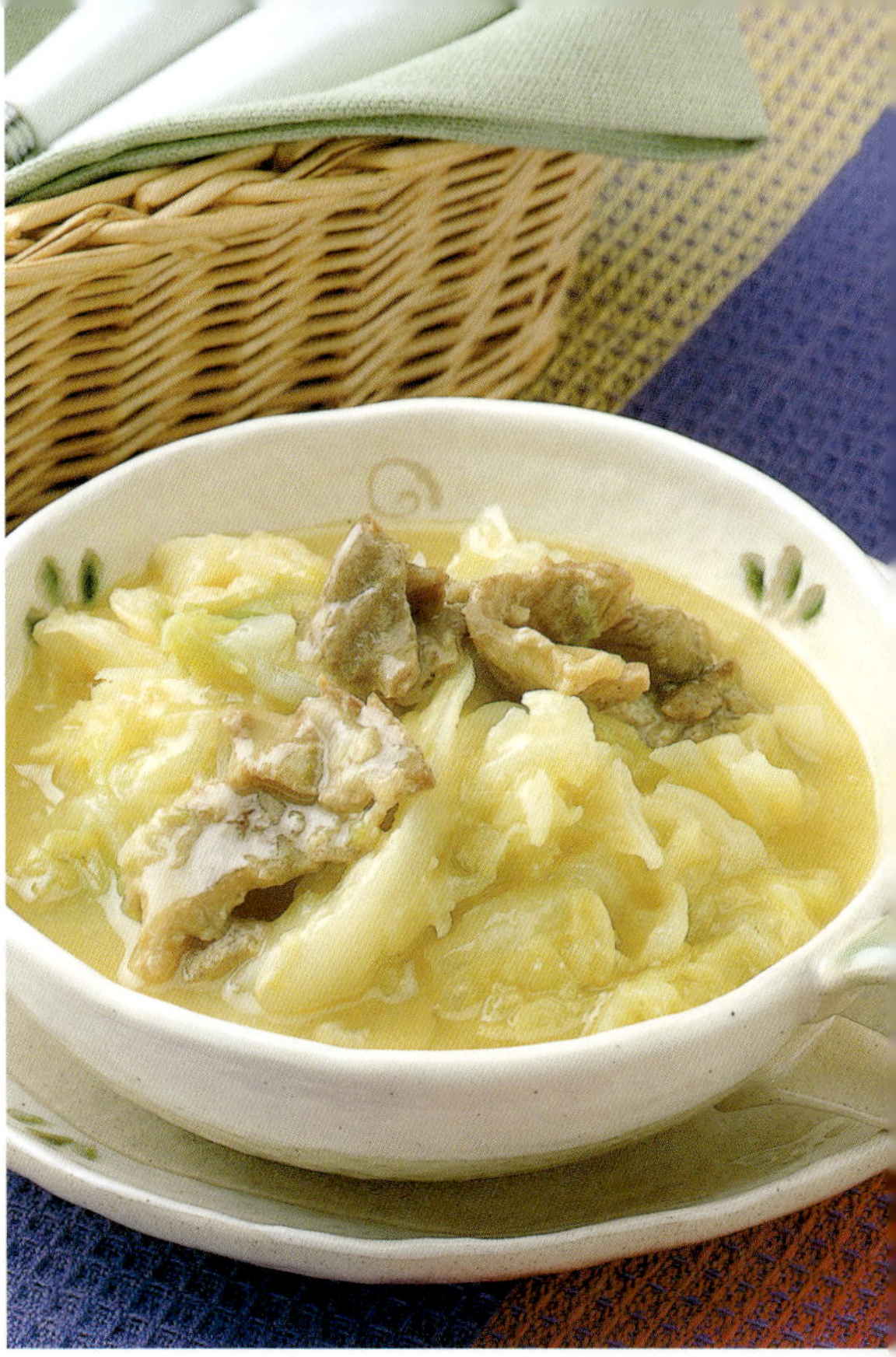

キャベツのクリーム煮

キャベツのクリーム煮

キャベツがたくさんいただけます。

●圧力鍋で豚肉をかるく炒め、キャベツ、スープ、塩、胡椒を加えて蓋をし、圧をかけて弱火で1～2分煮ます。牛乳を加えて一煮し、キャベツと肉をとり出して器に盛りつけます。残った汁にインスタントクリームスープの素を入れ、火にかけてソースを作り、味を確かめてキャベツにかけます。

＊冷凍のコーンやグリンピースなどを加えてもおいしい。

［材料2人分］
キャベツ（四つに切る）…小1/2個（400g）
豚薄切り肉（2～3cmに切る）…150g
スープ（水＋スープの素1個）…1カップ
牛乳……………………1/2カップ
塩、胡椒……………各適宜
サラダ油（炒め用）…大匙1
インスタントクリームスープの素…適宜

ポテトサラダ

じゃが芋と一緒に卵も圧力鍋で蒸してしまいます。

●圧力鍋のさなの上にじゃが芋、人参、卵をのせて火にかけ、圧力がかかったら弱火にして5分蒸します。じゃが芋の皮をとってつぶし、玉葱、塩、酢を合わせてから小さく切った人参、卵の白身、胡瓜を加え、マヨネーズで和えます。黄身はつぶして上に飾ります。

［材料4人分］
じゃが芋（皮つき、四つに切る）…2個（250g）
人参（皮つき、四つに切る）……小1本（70g）
胡瓜（小口切り）…………1本
（または冷凍グリンピース…適宜）
玉葱（みじん切り）…………1/6個（30g）
卵……………1個
塩……………小匙1/2
酢……………大匙1
マヨネーズ…大匙4強（50g）

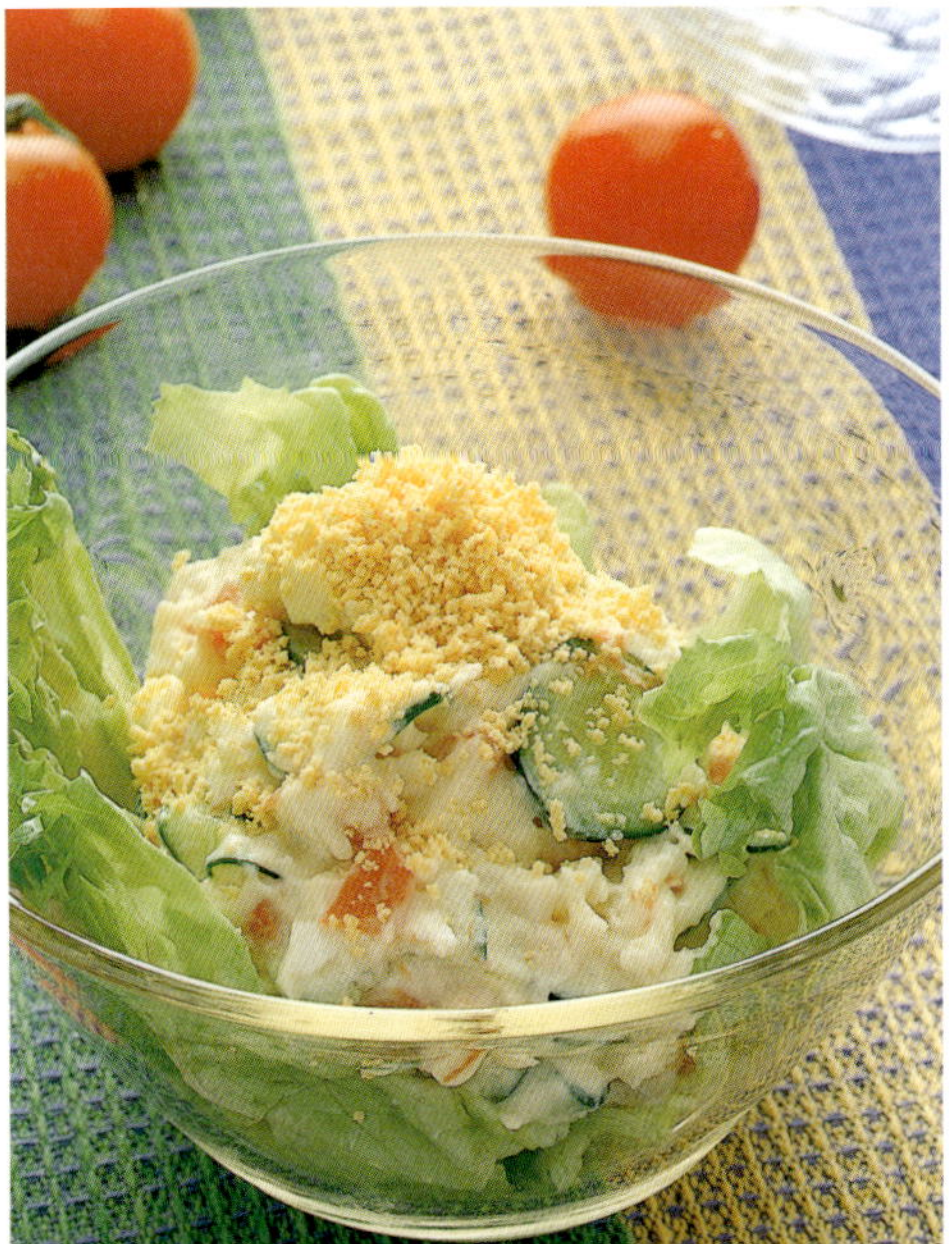

ポテトサラダ

まとめてつくって

南瓜のポタージュ

圧力鍋を使えば南瓜もつぶすだけでポタージュに。

●圧力鍋にバター、オリーブ油を熱して玉葱をよく炒め、南瓜を加えてさっと炒め、スープを入れ、圧力をかけて5分煮ます。よくつぶしてとろりとさせ、牛乳、生クリームを加えて温め、味をととのえます。器に盛ってパセリを散らします。

［材料2〜3人分］
南瓜（乱切り）…（皮をむいて正味）250g
玉葱（薄切り）…大1/2個（120g）
バター…………5g（小匙1強）
オリーブ油……大匙1/2
スープ（水＋スープの素1個）…1/2カップ
牛乳……………1カップ
生クリーム……50cc
塩、胡椒………少々
パセリ（みじん切り）…少々

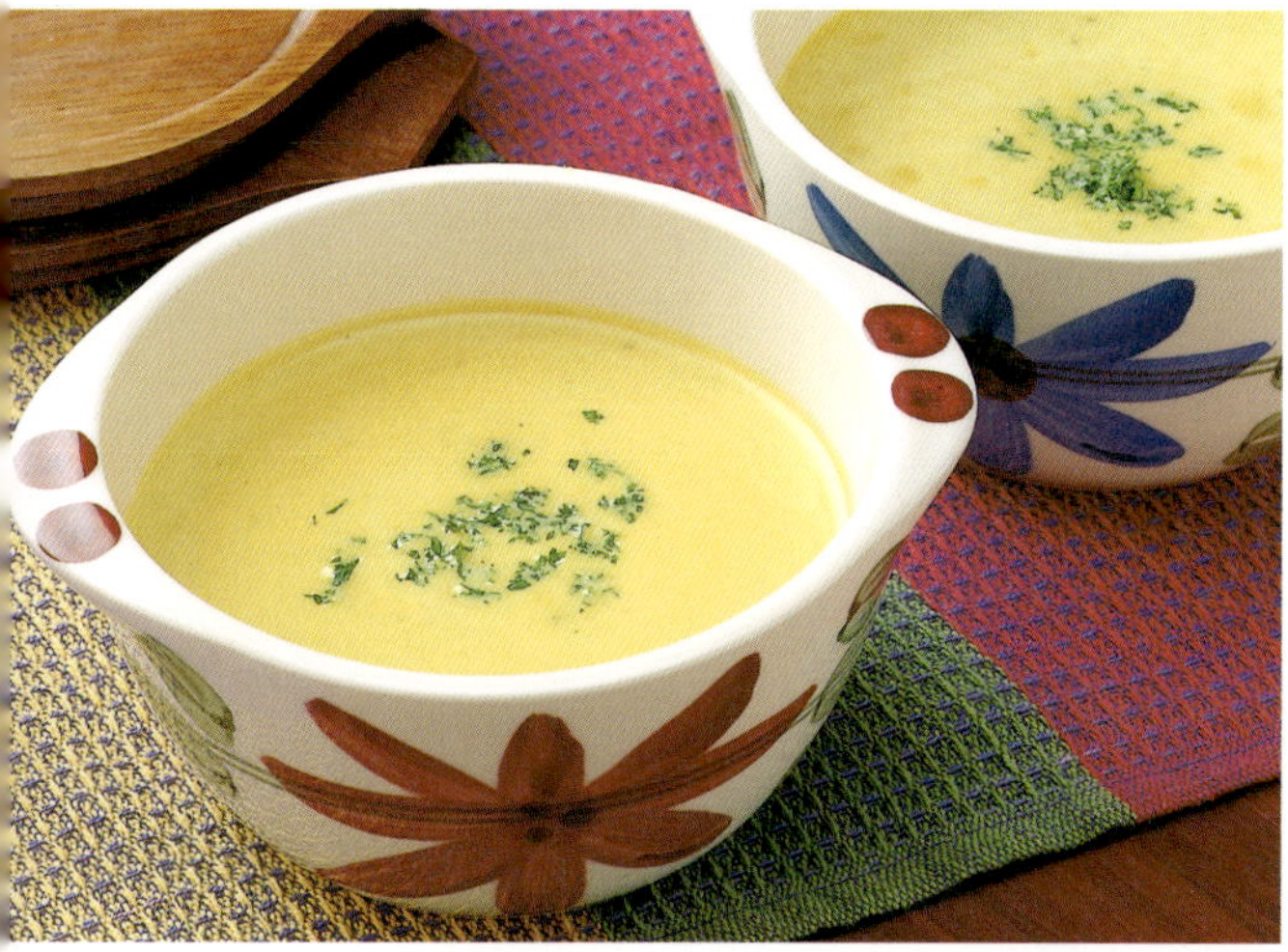

南瓜のポタージュ

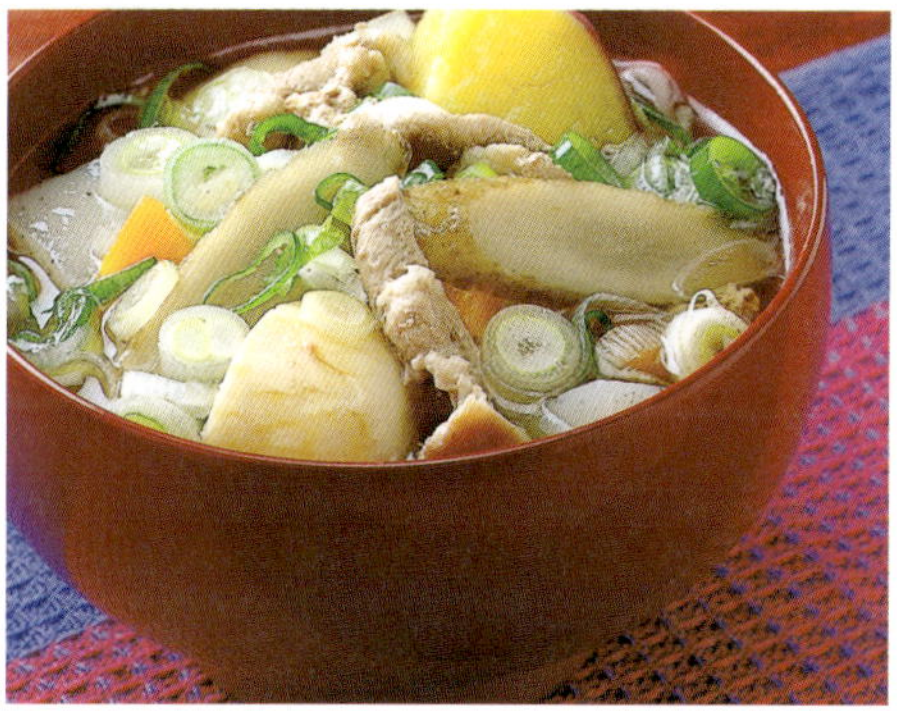

さつま汁

さつま汁

野菜の大きさを加減して、全部を一度に煮上げます。

●材料はいずれも食べやすい大きさに切ります（ごぼうはやや小さめ、さつま芋はやや大きめに）。圧力鍋に葱以外の材料を全部入れて火にかけ、圧がかかったら弱火にして3分煮、2分蒸らします。最後に葱を入れ、醤油で味をととのえます。

［材料4人分］
豚薄切り肉…150g
人参………1/2本（100g）
大根………60g
里芋………3個（150g）
ごぼう……1/4本（50g）
さつま芋…1/2本（100g）
こんにゃく…2/5枚（100g）
水…………3カップ
みりん……大匙1/2
酒、醤油…各大匙2
塩…………少々
長葱（小口切り）…1本

缶詰を使って

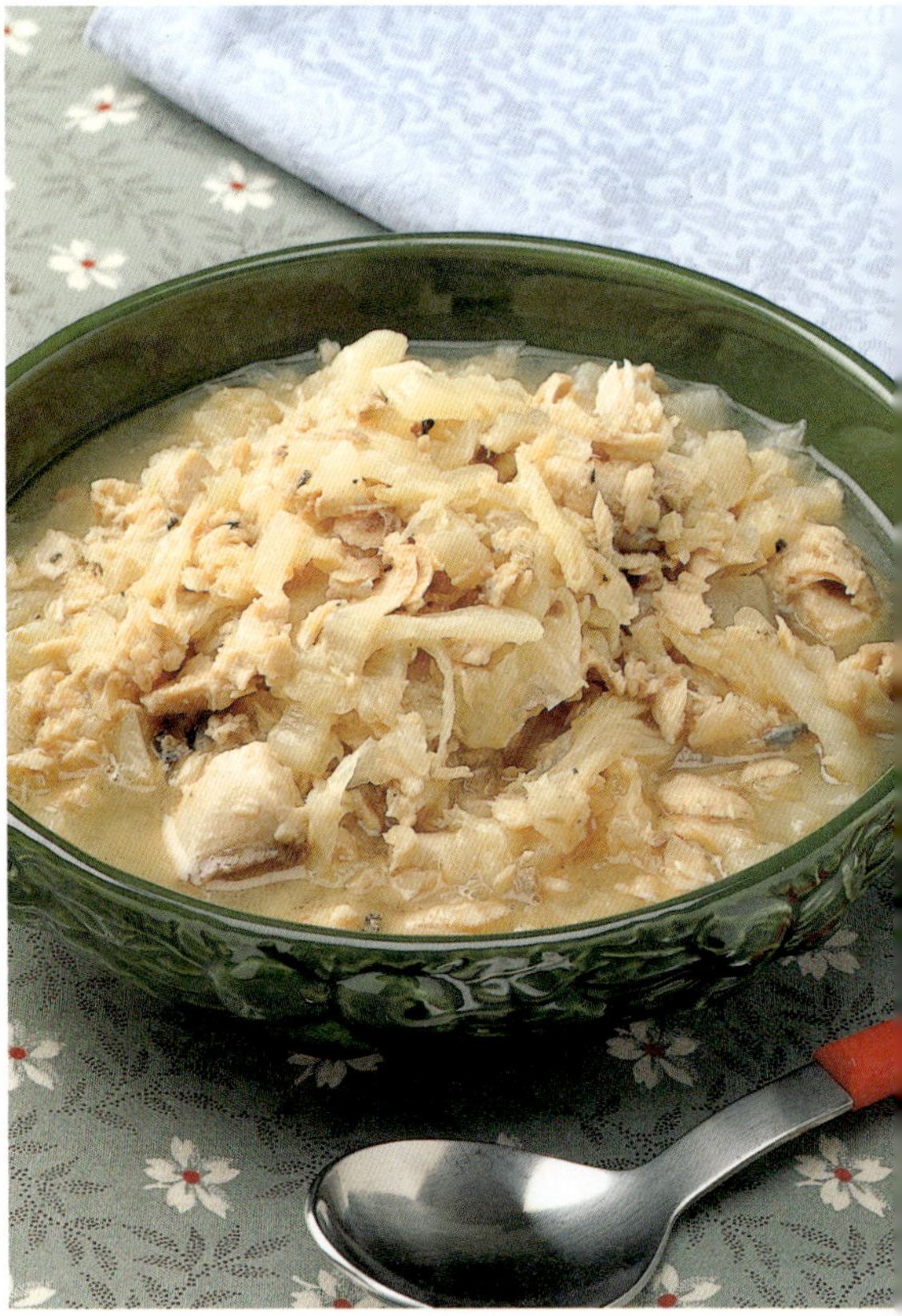

鮭缶の白菜煮

鮭缶の白菜煮

缶詰素材は柔らかくて味がしみやすく、のどごしもよくて、大助かりです。

●鍋に白菜と鮭缶を汁ごと入れて弱火にかけ、そのまま白菜が柔らかくなるまで煮、醤油で味をととのえます。トロトロになるまで煮てもおいしい。

＊鯖缶、シーチキンなども使っています。

［材料2人分］

鮭缶……………1缶（180g）
白菜（ざく切り）…3枚（300g）
醤油……………少々

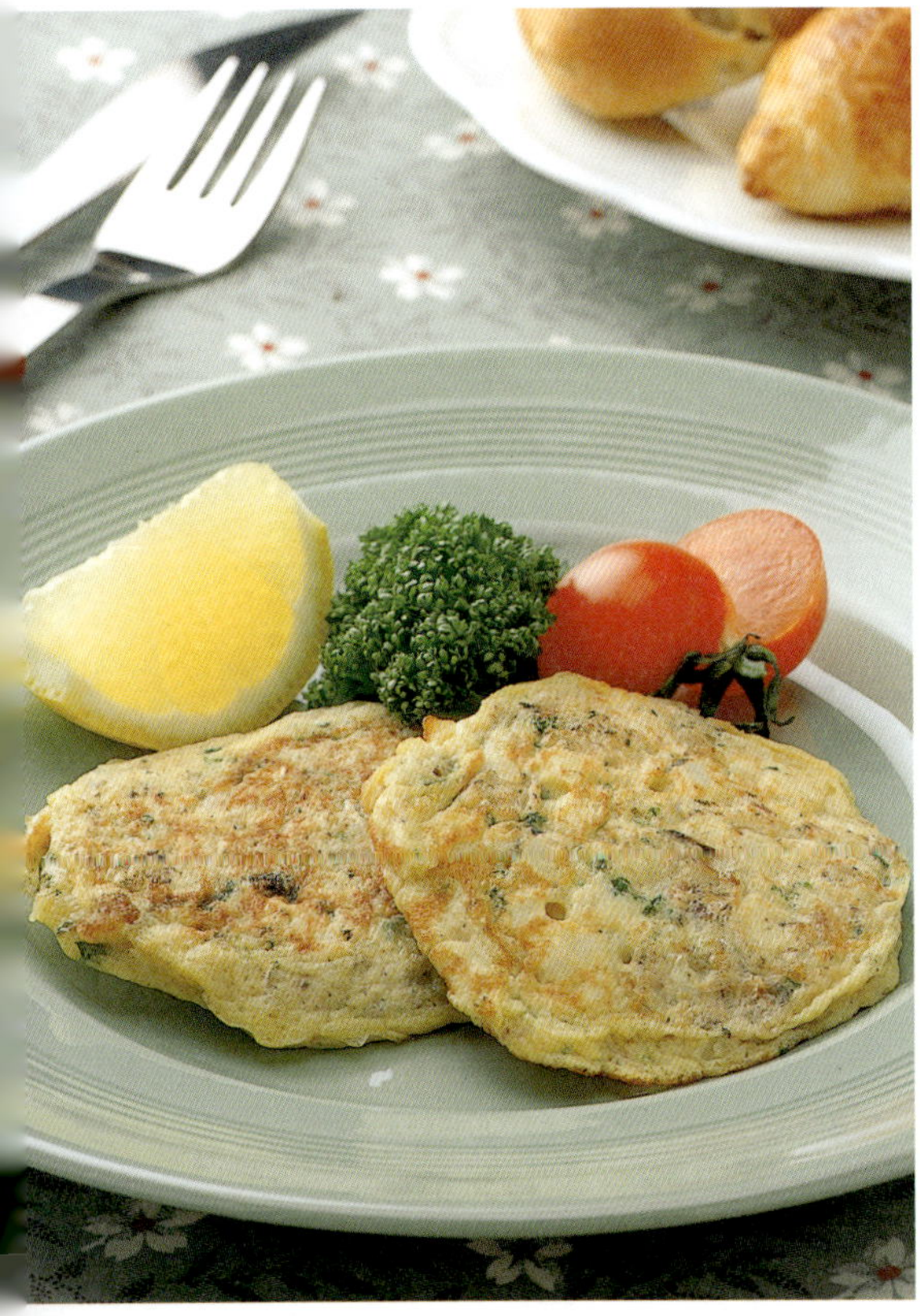

オイルサーディンのプチオムレツ

オイルサーディンのプチオムレツ

体調がわるいと鰯の調理もたいへんに思えます。缶詰を使うと、手軽に栄養豊富な鰯が摂れます。

●じゃが芋は電子レンジで約2分加熱。皮を除き、よくつぶして卵と混ぜ、ちぎったオイルサーディン、牛乳、パセリ、胡椒を加えて混ぜます。フライパンに油をとり、四枚に焼き、レモン汁をかけていただきます。

［材料2人分］

オイルサーディン…1缶（100g）
卵（溶きほぐす）……2個
じゃが芋…………1個（100g）
牛乳………………大匙1
パセリ（みじん切り）、胡椒…各少々
サラダ油…………大匙1

ドクターからのメッセージ 2

骨を丈夫に

山田善美

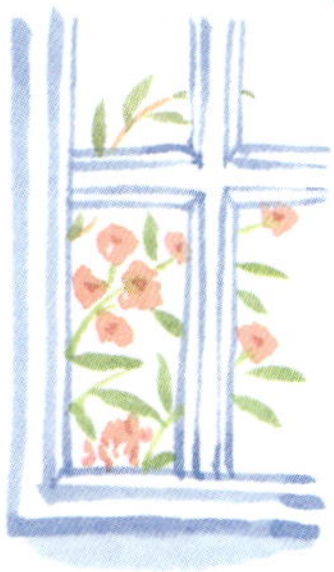

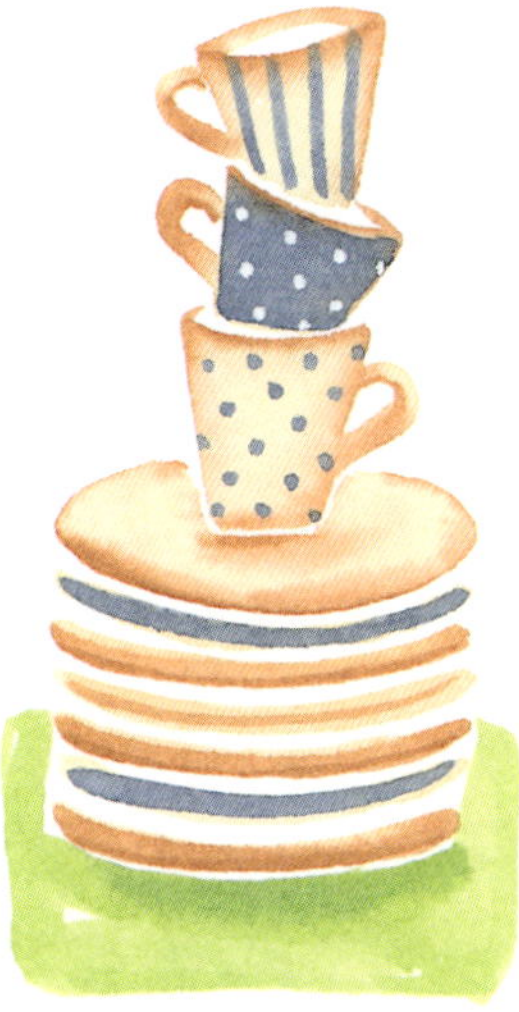

中高年の方々が不安に思っていることの一つに、将来寝たきりになるのではということがあります。寝たきりになる原因で最も多いのが脳血管障害ですが、腰椎の圧迫骨折や大腿骨の骨折なども比較的多く、ちょっとつまずいて転倒し、そのまま寝たきりになってしまった方も多いと思います。その誘因の一つに骨粗鬆症があげられます。骨粗鬆症という言葉は、今では高血圧や高脂血症などと同じようにいろいろなところで聞かれるようになりましたが、骨がもろくなり痛みや骨折を起こしやすくなる状態をいいます。その予防のため骨の成分であるカルシウムを充分摂取し、運動することがすすめられてきました。最近では多くの医療機関で比較的簡単に骨密度を測定できるようになり、骨粗鬆症の診断が容易になりました。松下さんの場合、骨密度は同年代で比較しますと90%以上ありますが、一番骨密度の高い年代と比較しますと60%前後にまで減少しています。

骨量の減少は閉経後に大きく

骨の重量は30歳くらいまでにピークを迎え、その後徐々に減少していきます。とくに女性の場合、閉経期を過ぎますとホルモンの影響で減少率は極端に大きくなります。戦争により成長期に充分な栄養を摂れなかった方々の20歳当時の骨量は、今となっては知ることもできませんが、かなり少なかったのではないかと想像します。少ない状態から出産、閉経期

[加齢による骨量の変化]

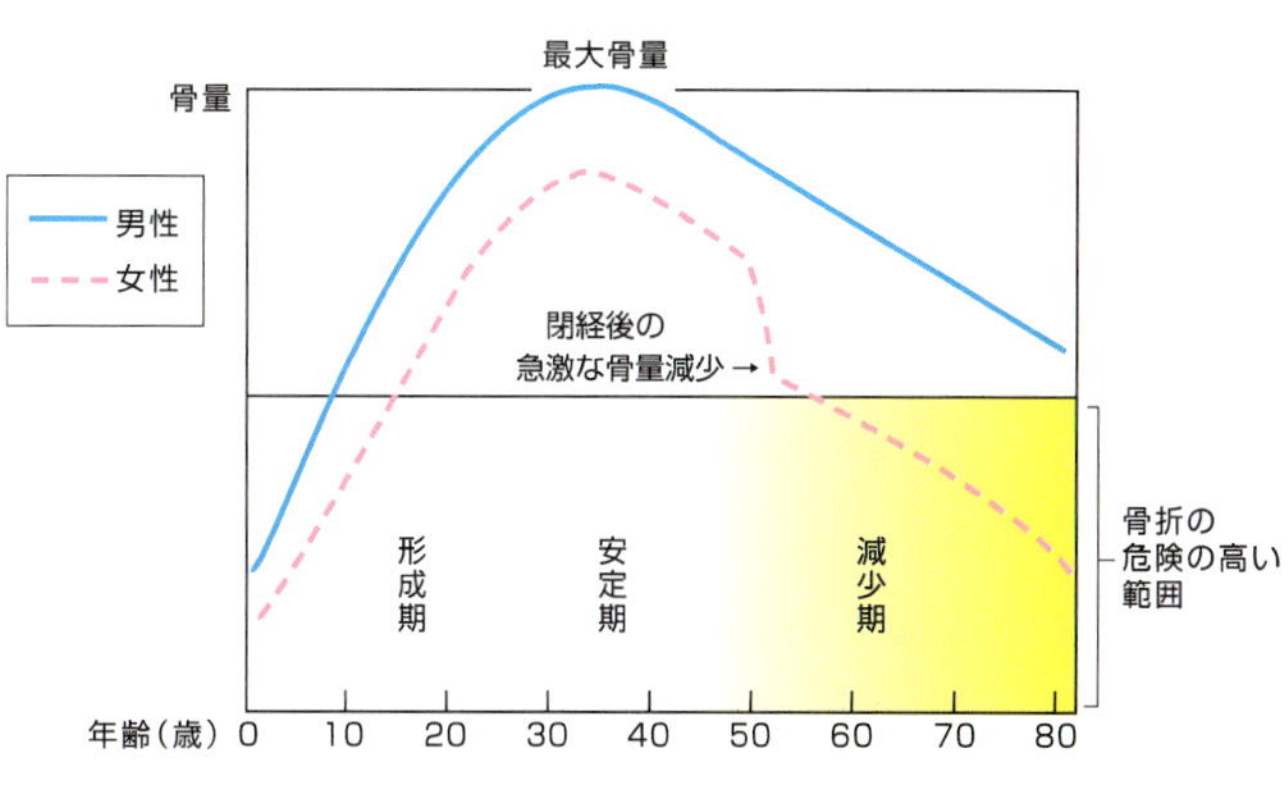

を経ますとかなり骨が薄くなり、腰痛や膝関節痛を訴えるようになります。さらに平均寿命が飛躍的に延びた現代においては、閉経後三十年間骨量が減少し続けることになります。咳をしただけで肋骨を折ってしまうこともあります。松下さんは昭和四年生まれですから成長期が戦中戦後にあたります。やはり腰椎の変形により長い間腰痛に苦しんできました。

　私と松下さんの出会いは、今から六年前にさかのぼります。ご主人が脳梗塞で倒れ、右半身完全麻痺、言語障害の状態となり、リハビリテーションの目的で当時私が勤務していた病院に転院してこられたときに始まります。約十か月のリハビリの甲斐あり、何とか自力歩行が可能となり退院となりましたが、太り気味のご主人を自宅で介護するうち以前からの持病の腰痛が悪化し、台所に立つことも困難になりました。この時期は栄養バランスを考えるよりも短時間でできる料理が優先されたようです。一昨年思いきって腰椎の手術を受け、幸いなことに現在は腰痛も軽くなり台所仕事も充分に可能となりました。

バランスよく食べ、心して運動を

　骨粗鬆症といえばカルシウム不足とすぐに結びつきますが、骨密度を増やす、または維持するためには充分なカルシウムのほかにたんぱく質やビタミンDも必要とします。高齢になるに従い食事量は減少し、とくに肉類などのたんぱく質はほとんど摂取しない方が増えてきます。動脈硬化や糖尿病などの生活習慣病がさらに拍車をかけ、カロリー（エネルギー）を気にするあまり多くの方が「肉は食べない」から、「歯が弱って食べられない」ようになっていくようです。乳製品や小魚のほか、適量の肉も必要です。

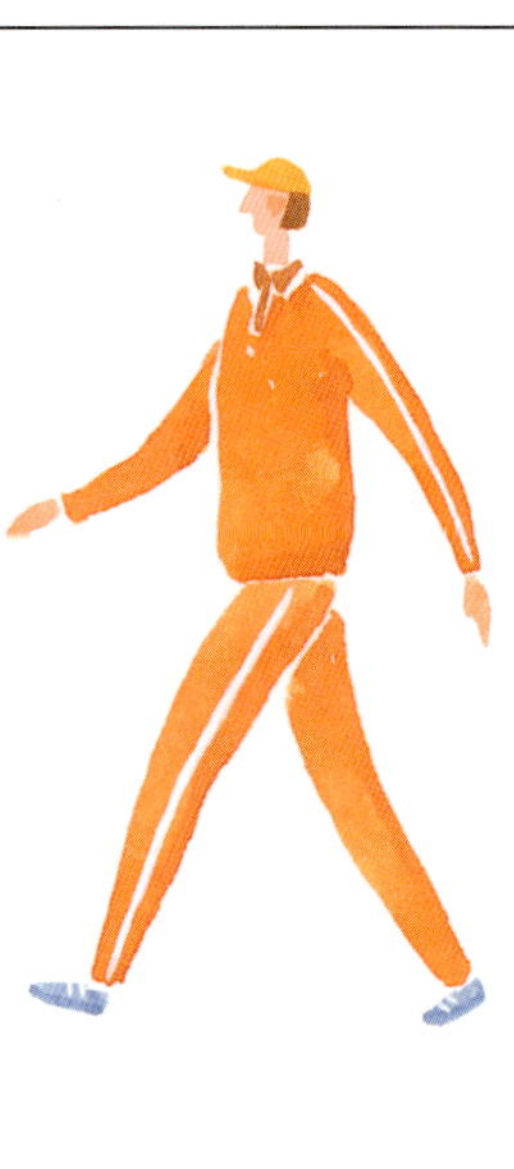

　運動も骨密度を維持するために必要です。腰痛や膝関節痛のため充分な運動ができない方もいますが、がんばって歩いてください。腕を大きく振って、足を高く上げて歩けば同じ距離でも運動量はかなり増加します。

　自分の骨がどの程度弱っているのか、一度医療機関で骨密度を測定してもらうとよいでしょう。そこから今後の生活をどのように変えていくか考えるのも重要なことかと思います。

（山田内科クリニック）

③

エネルギーダウンを考えたお惣菜

料理／早川珠子ほか

“エネルギーダウン”でも

豊かにいただくその知恵を…

糖尿病との長いつき合い

早川珠子（70代・水戸）

　私の糖尿病とのつき合いの始まりは、四十代の初め、子どもが小学校低学年の頃です。その頃、いくら気をつけていても、年に二度ぐらい膀胱炎をおこし、いやな思いをしておりました。あるとき、尿の検査の際、糖を調べていただいたところ、糖が出ているのがわかり、ブドウ糖負荷試験もして糖尿病の宣告を受けました。当時体重は60kg近くあり（身長158cm）、まず減量をすすめられました。

　一日の食事の内容を細かに書いた表をいただき、一日1600kcalに真剣にとり組みました。ご飯もお代わりしておりましたから、最初のうちは、私の分だけお粥や雑炊にしたり、こんにゃくを常備していただいたり、好きだった間食も一切とらず、四か月で8kg近く減量、もう一度血糖値を調べてみましたが、やはり糖が出ているということで、以来、経口剤（血糖値降下剤）を服用、二週間おきに医者通い、最近は診察の都度、食前、食後二時間の血糖値を交互に調べています。

家族と同じ献立で食べ方を工夫して

　わが家は、三十代の社会人の息子二人と、夫七十八歳、私七十歳の夫婦四人家族です。二世代によい献立作りはむずかしく、あっさりした老人食が続くと若い者から文句がでますし、かといって二種類作るのはたいへんですので、夫婦二人の昼食時にあっさりしたものをとるようにし、その他のときは、いただく量で加減することにしております。

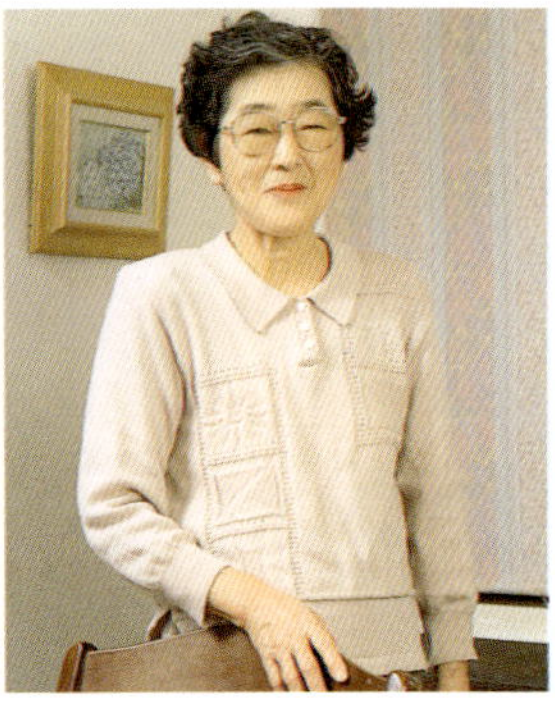

適切な食生活と運動で、健康を上手にコントロールしておられる早川さん。背筋がすっと伸びて若々しく…

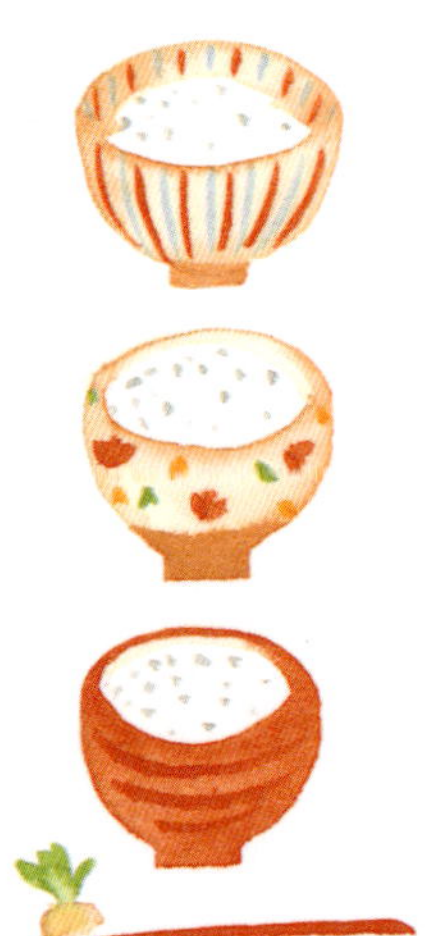

　食事で心がけていることは、

三食ともご飯食で

朝のパン食はやめました。原則として主食はいつもご飯、　食110g見当です。これは血糖値の上昇が粉食より粒食の方が緩やかであるためです。

牛乳は間食で

パン食がないので牛乳は食事では摂るのがむずかしく、間食にいただいております。そのままか、ときにはコーヒー牛乳にしたり、また、料理の材料として使うようにも心がけています。チーズは主人の晩酌のおつまみとしてつけ、私も一緒にいただきます。

肉類は油抜きして

ことにスライス肉などは、さっと熱湯を通してから調理します。いくらかでも脂肪が抜けますし、調理の際のあくが少ないように思います。

揚げものの衣は半分に

揚げものは月に一〜二度です。揚げたあとで私の分だけ衣を半分ほど落としてからいただきます。

炒めものはテフロンのフライパンを使って、油を極力減らします。

塩分は控えめに

ほうれん草などのおひたしは割り醤油をかけず、そのままか献立の中の煮ものや、汁ものにちょっと浸していただきます。

そのほか

海藻類、きのこ類をつとめて摂り、砂糖の代わりに甘味料を使います。

低カロリーで薄味、〝健康食〟と言っても過言ではないような糖尿病食ですが、三十年の間には、ついくだものや甘いもの、食事など摂りすぎることもあり、そのたびに意志の弱さを反省いたしました。

運動を毎日欠かさずに

血糖値の管理については、食事だけでなく運動も大切だといわれますが、医師からは〝一日一万歩〟をすすめられています。これは一時間半くらい歩かないと達成できません。忙しいと日中歩けないことが多く、朝、早起きして近くの中学校の校庭を一時間歩いたり、雨の日は屋根のついた市立図書館の遊歩道を歩いたり、リュックを背負って、わざわざ遠くのマーケットまで買いものに行ったり、夕食後八〜九時頃にかけて車の通る明るい道の歩道を歩いたり…と、いろいろな時期を経て、今はスポーツ倶楽部の会員となり、プールの中で大きい歩幅で歩いたり、横歩き、つま先立ち歩き、後歩きなど約一時間休みなく運動するのが定着しています。理想的には、週三〜四回通い、あとは日常生活の中で歩くことを心がければ…と思っていますが、忙しいことが続くとなかなか思うようにいかないのが現状です。

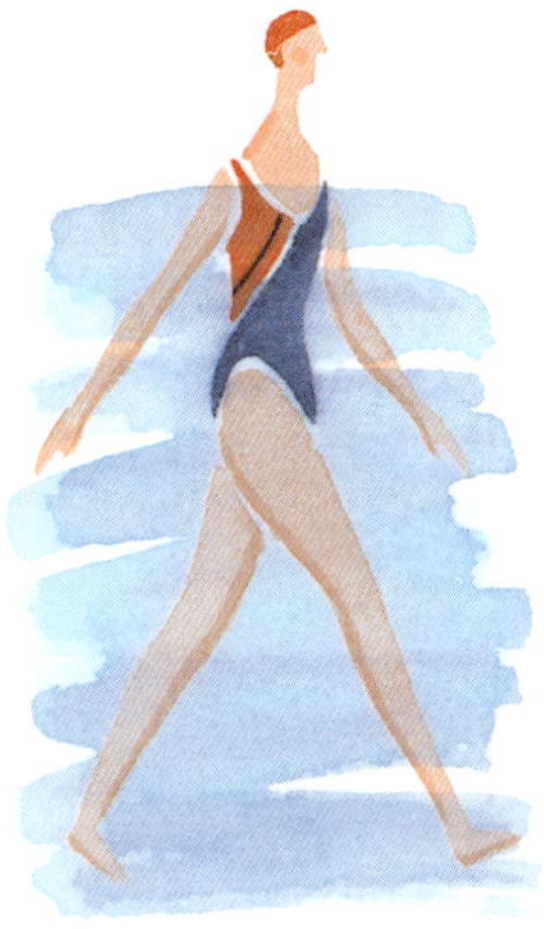

あまりくよくよしない、神経質になりすぎないようにと注意しながら、ときどきに対応してまいりました。

友の会では、最寄り、友情部、生産食、食グループなどに連なって働き、年に二〜三回は女学校、小学校の集まりに出席したり、旅行を楽しんだりしています。また、近くの公民館で若い方たちと夜、月に二回料理を楽しみます。教えることは勉強にもなります。子どもの幼稚園のときからのPTA友だちと、どちらからともなく声をかけ合ってはウィンドウショッピングやお茶を飲むひとときも、ストレス解消に役立っているようです。

柚子羹

柚子の香りがさわやかです。ふだん砂糖を控えた食生活をしていますので、甘くおいしく感じます。

●柚子3個（1/2個分の皮を細かくすりおろしておく）は横半分に切り、中身を布巾で絞り、果汁30～40ccを用意する。水2 1/2カップで寒天小匙2を煮溶かし、甘味料50gを入れてかるく煮つめ、粗熱をとってから柚子の絞り汁と皮のすりおろしを加える。冷やし固めて1cm角のあられ切りに。

砂糖は使わず甘味料で

調理には甘味料のシュガーカットを、コーヒーや紅茶にはパルスイートを使っています。砂糖の分量の1/2量見当で甘さがほどよく、エネルギー量は1/10に抑えられます。

早川さん 3日間の 献立記録

木曜日	金曜日	土曜日
朝食	**朝食**	**朝食**
ご飯 わかめと油揚げの味噌汁（葱） 秋刀魚とごぼうの重ね煮◆ つらら納豆（長芋、削り節、海苔） 大根、胡瓜のもみ漬け◆ みかん	ご飯 南瓜と茗荷の味噌汁 だし巻き卵（大根おろし） ピーマンと白す干しの炒めもの 梨	ご飯 里芋と葱の味噌汁 秋刀魚とごぼうの重ね煮◆ ほうれん草のおひたし みかん
昼食	**昼食**	**昼食**
ご飯 生揚げのとじ煮（101頁） 大根、胡瓜のもみ漬け◆	ご飯 炒め野菜の胡麻和え （小松菜、茗荷、人参、玉葱、牛肉） 大豆五目煮◆	とろろそば 大豆五目煮◆ 蒸し茄子（ポン酢）
お茶	**お茶**	**お茶**
コーヒー牛乳 クッキー	牛乳 アーモンドココアケーキ	ミルク紅茶 大豆ボーロ
夕食	**夕食**	**夕食**
蓮根の蒲焼き丼（56頁） 豚汁 たこ、胡瓜の酢のもの ほうれん草のおひたし	ご飯 清汁（しめじ、豆腐、茄子） 刺身サラダ中華風かけ汁 （鮪、海藻、胡瓜、大根、人参、セロリ、長葱、青じそ、白炒り胡麻） 南瓜の甘煮	ご飯 あさりのスープ 豚肉のピカタ じゃが芋、人参、グリンピースのミルク煮 トマト、いんげん、玉葱のサラダ 梨

◆常備菜

野菜と豆腐でボリュームアップ

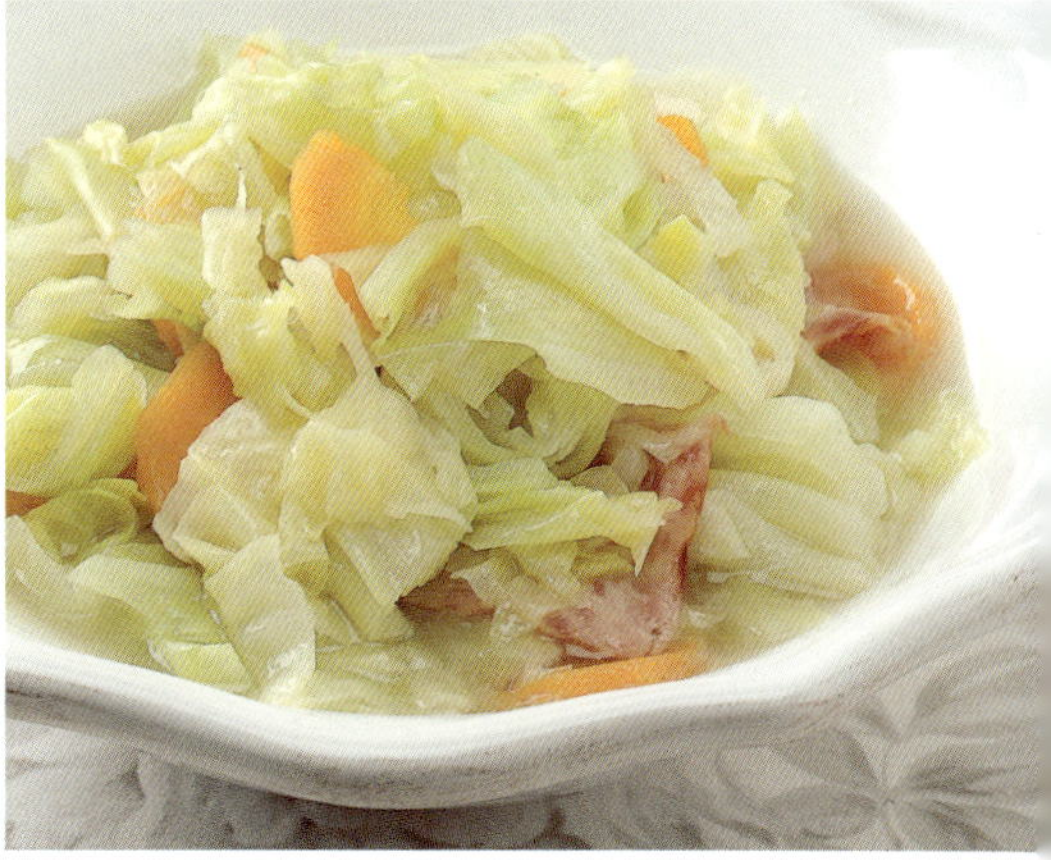

キャベツの蒸し煮

キャベツの蒸し煮

大切りキャベツの煮こみ。手早く準備できるので、忙しいときに助かります。

●玉葱、人参を焦がさないように3〜4分炒め、いったん火を止めて上にキャベツを並べ、ベーコンをのせ、湯、スープの素、ワイン、塩を入れます。蓋をして再び火にかけ、煮立ったら弱火にして30〜40分煮、味をととのえます。

＊煮汁を増やせば実だくさんのスープです。

［材料2人分］
キャベツ（3〜4cmのざく切り）約300g
玉葱（縦に薄切り）……1/4個（50g）
人参（3〜4mmの輪切り）…小1/3本（20g）
バター（炒め用）………大匙1強（15g）
ベーコン（二つに切る）…小1枚（10g）
湯……………1 2/3カップ
スープの素…1/3個
白ワイン……大匙2/3
塩……………小匙1/3
胡椒…………少々

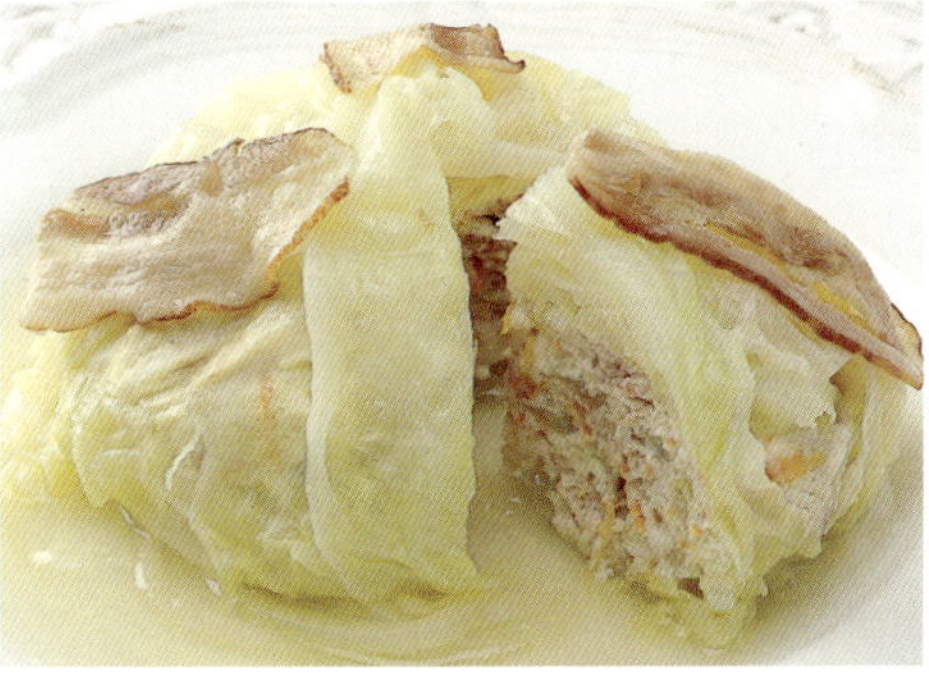

シューファルシー

シューファルシー

キャベツと挽き肉の重ね煮です。

●キャベツは2〜3分茹でて芯をへぎ、両面に塩、胡椒します。肉だねは材料を合わせ、ホワイトソースを練り混ぜて四等分しておきます。

キャベツの上に肉だねを薄く広げ、その上にまたキャベツの葉を重ね…をくり返して五段重ねにし、縁を下に折りこんで丸く形をととのえます。鍋にバターをぬって輪切りの玉葱を敷き、キャベツをおいてベーコンをのせ、水を注いで弱火で30分ほど煮こみます。

大皿にとって切り分け、残ったスープをかけます。

＊電子レンジで作るホワイトソース　耐熱容器に材料を合わせて混ぜ、約2分加熱（途中でかき混ぜる）。

［材料2〜3人分］
キャベツの葉………5枚（250g）
　塩、胡椒…………各少々
ベーコン（二〜三つに切る）…25〜30g
玉葱（薄い輪切り）…50〜100g
バター………………大匙1/2〜1
水……………………1/2カップ
〈肉だね〉
鶏挽き肉……………75g
人参（短いせん切り）…15g
玉葱（みじん切り）…25g
卵白………1/2個
塩…………小匙1/4
胡椒………少々
ホワイトソース
サラダ油…大匙1/2
薄力粉……大匙1
牛乳………50cc

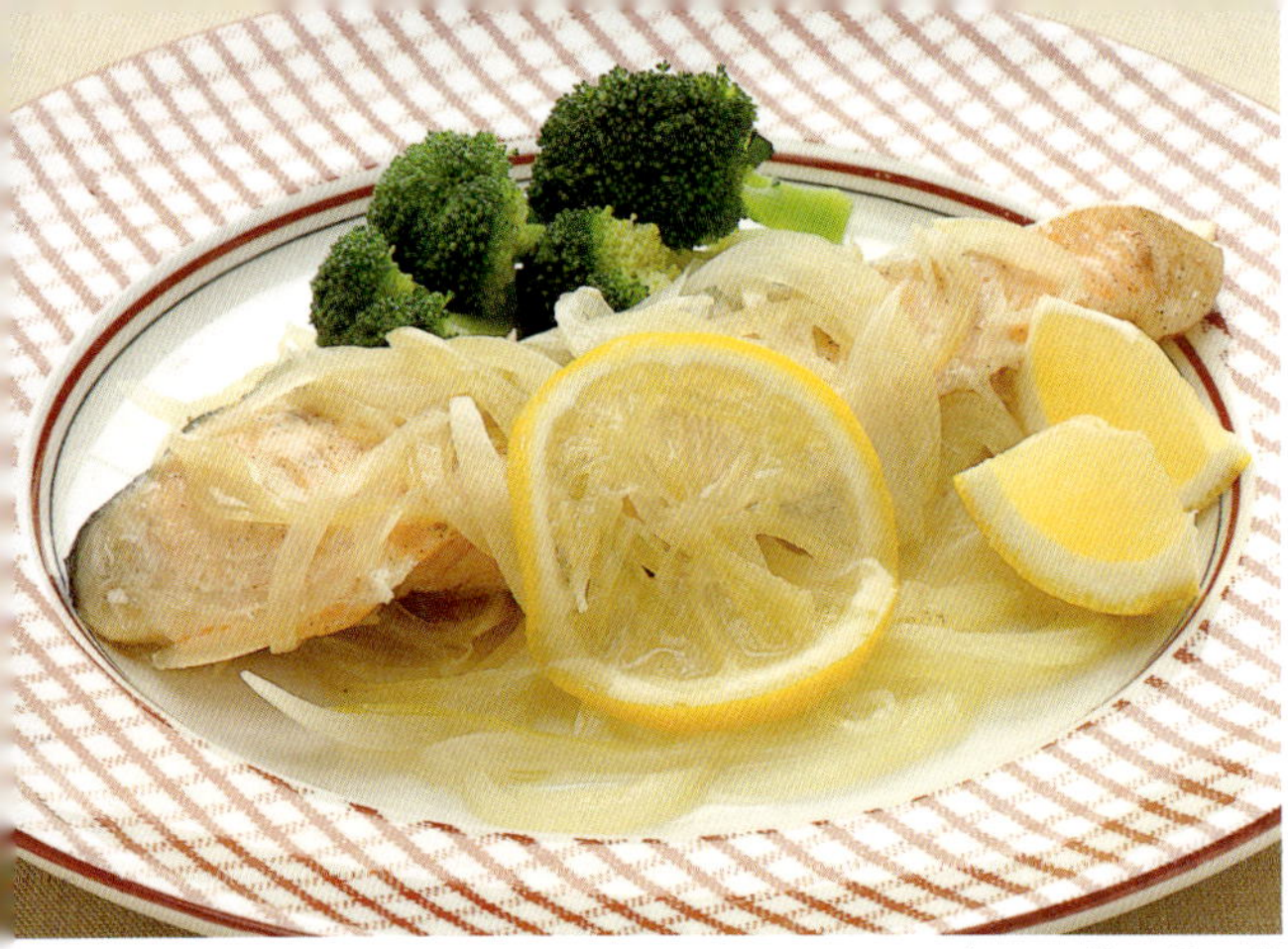

鮭と玉葱の蒸し煮

鮭と玉葱の蒸し煮

さっぱりした油なし料理。レモンを絞りかけていただきます。

●お皿に玉葱の3/4量を敷き、塩、胡椒した鮭と残りの玉葱と重ね、レモンの輪切りをのせて、電子レンジで一人分約3分加熱(蒸し器なら一度に強火で8～10分)。塩茹でのブロッコリーを添えます。

*甘塩鮭なら、塩、胡椒をせずに、酒かワインを1切れに小匙1ふりかけて使います。

[材料2人分]

生鮭……………2切れ
　塩、胡椒……各少々
玉葱(薄いくし切り)…………1個(200g)
レモン(輪切り2枚、残りはくし形)…1/2個
ブロッコリー(小房に分ける)…1/4個(80g)

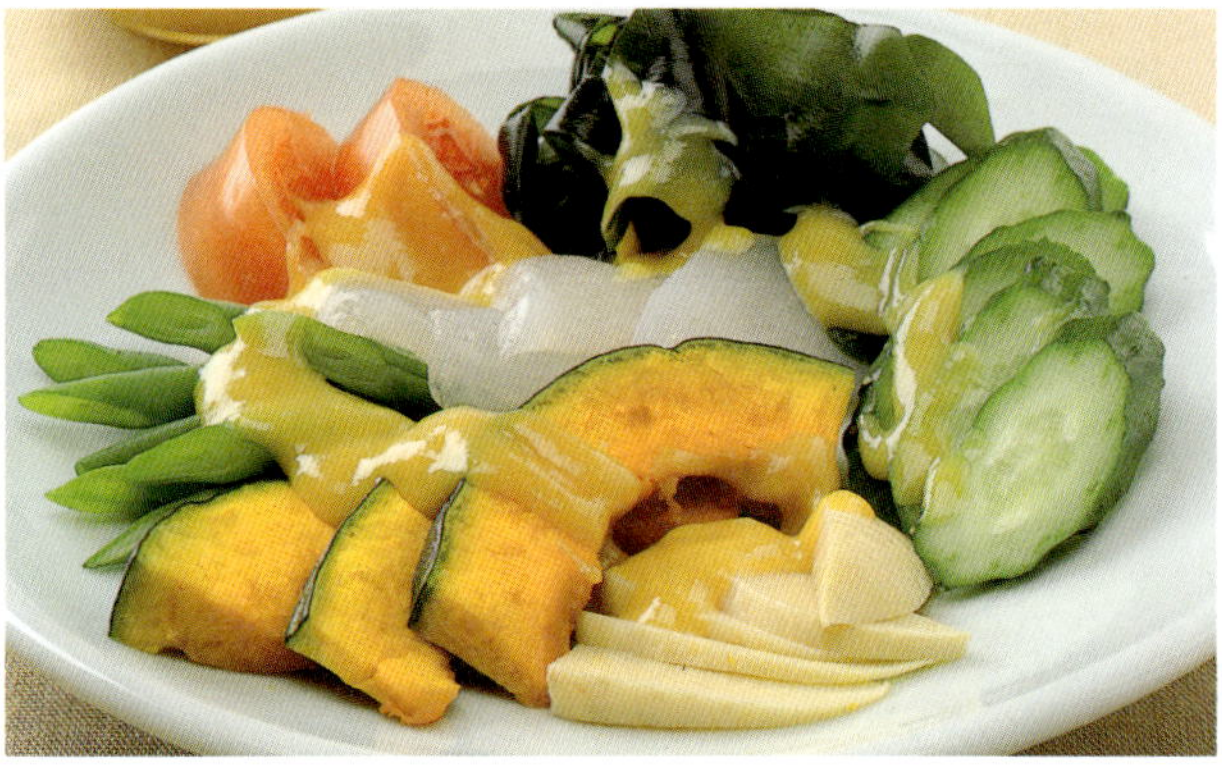

野菜の味噌ドレッシング添え

野菜の味噌ドレッシング添え

味噌ドレッシングのおいしさで野菜がたくさんいただけます。南瓜、わかめ、こんにゃくの三品は彩りがきれいでよく使います。

●味噌ドレッシングは、小鍋に味噌、砂糖、水を合わせて火にかけ、固めに練り上げ、粗熱をとります。残りの調味料を混ぜ入れ、最後に卵黄を加えます。

下ごしらえした野菜を盛り合わせ、味噌ドレッシングを添えます。

*しゃぶしゃぶ用のお肉、海老、いかなどを加えると主菜にもなります。

〈野菜〉

1人分150～200gを見当に、
3～4種類をとり合わせます。

- 南瓜……7～8mm厚さに切って蒸す（または電子レンジで加熱）
- わかめ…熱湯を通し、食べやすく切る
- こんにゃく…3mm厚さに切り茹でる
- トマト…くし形に切る
- 胡瓜…斜め薄切り(またはせん切り)
- さやいんげん…茹でて食べやすく切る
- 筍……茹でて柔らかい部分を薄切り

〈味噌ドレッシング〉

[1単位]

白味噌………90～100g
砂糖…………20～25g
水……………大匙2
溶き辛子……小匙1
酢……………大匙2
サラダ油……大匙3
卵黄…………1個分

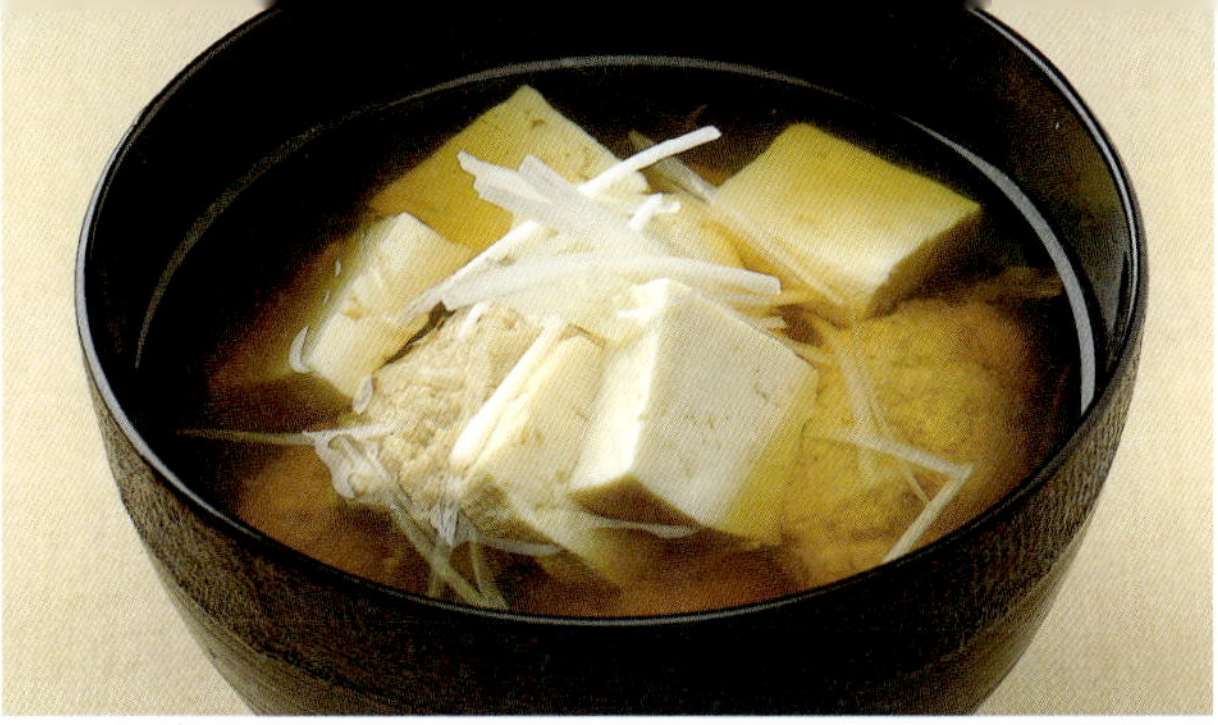
鰯のすり身団子汁

鰯のすり身団子汁

すり身に豆腐が入って柔らか。まな板の上だけで調理が済むので気が楽です。

●鰯は手開きにし、包丁で身をこそげとってよくたたきます。すり身団子の材料を加えて混ぜ、一口大に丸め、湯が煮立っているところに落とします。味をととのえてから葱、豆腐を入れ一煮立ちさせて火を止めます。お椀に盛って生姜汁を落とします。

[材料3人分]
〈すり身団子〉
- 鰯（または秋刀魚）…正味100g（大2尾）
- 味噌………………大匙1/2強（10g）
- 生姜（すりおろす）…小1/2片（5g）
- 片栗粉……………大匙1/2
- 木綿豆腐（布巾で絞る）…1/4丁（75g）

水……………………2 1/4カップ
塩……………………小匙1/4
醤油…………………大匙1
酢（魚臭さを消すため）…小匙1弱
葱（せん切り）………1/2本（50g）
木綿豆腐（薄切り）…1/4丁（75g）
生姜汁………………少々

豆腐ハンバーグと玉葱のスープ煮

一皿でお肉、豆腐、牛乳、野菜が摂れ、汁気が多くていただきやすい一品です。

●ハンバーグの材料をよくこねて二つに丸め、中火で両面にきれいな焼き色をつけます。玉葱も同様に焼いておきます。鍋にスープを煮立て、ハンバーグを4~5分静かに煮こみ、コーン、玉葱を加えて火を通し、最後に牛乳を注いで味をととのえ、火を止めます。盛りつけてパセリを散らします。

[材料2人分]
〈ハンバーグ〉
- 豚挽き肉………………120g
- 木綿豆腐（茹でて絞る）…1/3丁（100g）
- 塩………小匙1/3（肉＋豆腐の0.8%）
- 胡椒……少々

玉葱（1cmの輪切り）…1/2〜1個
サラダ油（焼き用）……大匙1/2
スープ（水＋スープの素1/2個）…3/4カップ
コーン缶（クリーム）…大匙2〜3
牛乳……………………2/3カップ
塩………………………小匙1/3
胡椒……………………少々
パセリ（みじん切り）…適宜

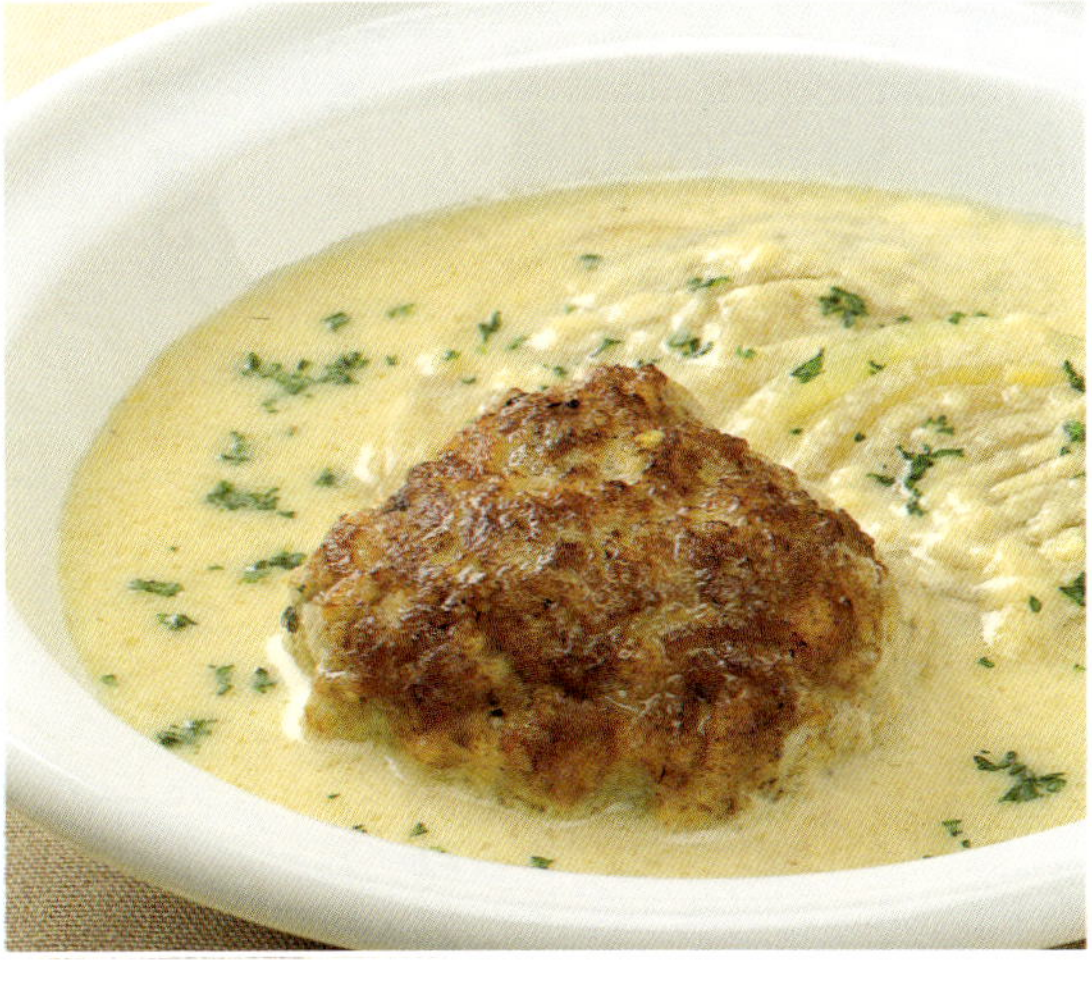
豆腐ハンバーグと玉葱のスープ煮

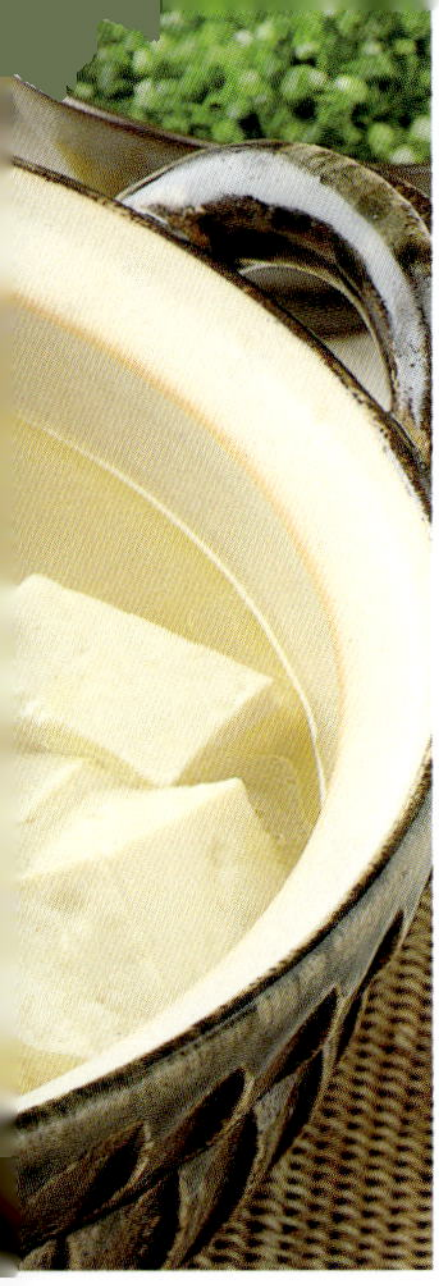

鶏手羽元の水炊き風

鍋もの風の煮こみは、薄味で野菜が柔らかいので、夕食にたびたび登場します。

●鶏手羽元は湯引きして、生姜、葱と一緒に静かに30分ほど煮ます。あくをこまめにとります（朝食の片づけをしながらここまでしておくと簡単です）。生姜、葱をとり除いて大根、人参を入れ、野菜が柔らかくなったら豆腐、椎茸、長葱を加えて一煮します。鍋ごと食卓に出し、薬味を添えます。

［材料4人分］

鶏手羽元…12〜16本（700〜800g）
　生姜薄切り………5枚
　長葱（青い部分）…10cmを4本くらい
　水…………………5〜7カップ
大根（5mm厚さの短冊切り）…6cm（200g）
人参（5mm厚さの短冊切り）…6cm（100g）
木綿豆腐（奴に切る）………1丁（300g）
生椎茸（飾り包丁を入れる）…4枚（60g）
長葱（白い部分を1cmの斜め切り）…2本
〈薬味〉
　大根（すりおろす）…150g
　あさつき（小口切り）…1/2束
ポン酢醤油…………適宜

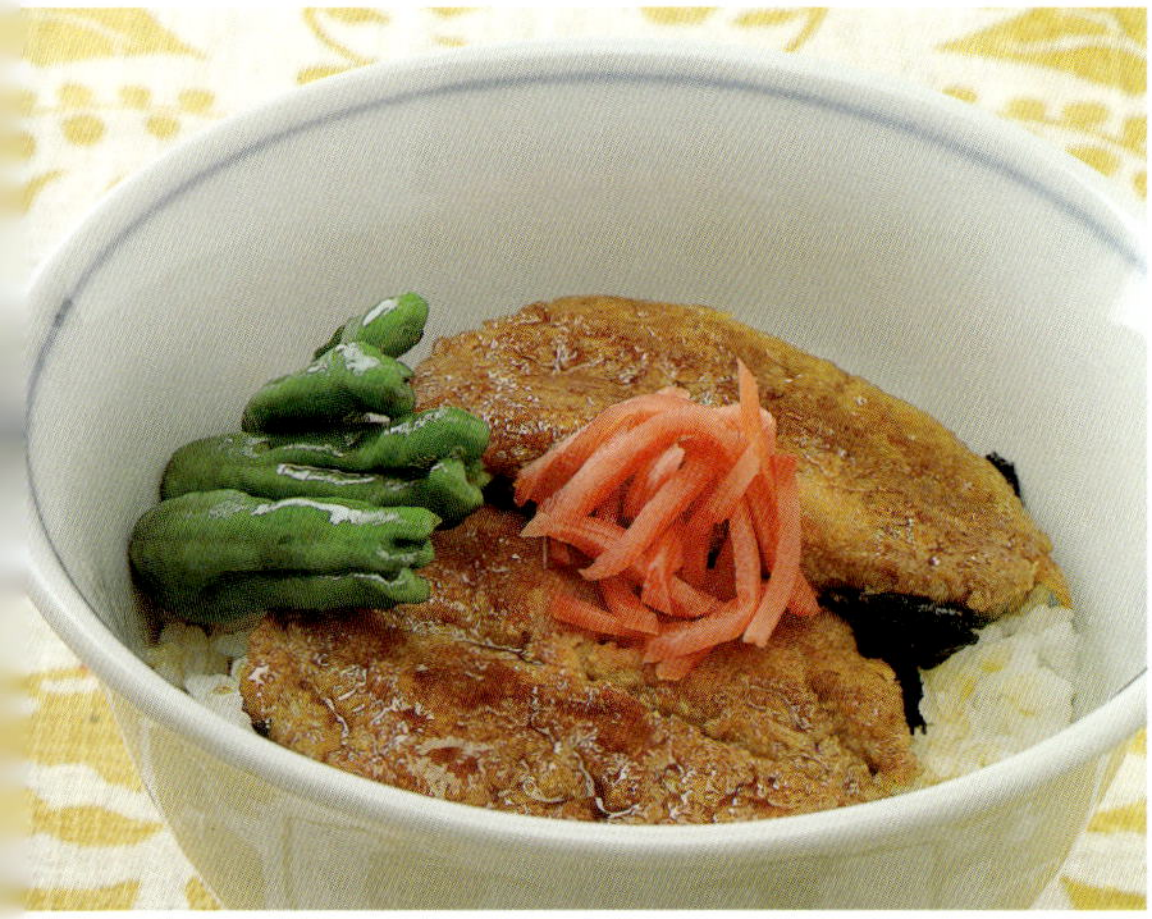

蓮根の蒲焼き丼

蓮根の蒲焼き丼

おろし蓮根の口あたりのよさが若い者にも好評です。

●蓮根はすりおろしてかるく汁をしたみ、たねの材料を加えてよく混ぜ、四等分します。海苔の上に一つずつ広げ、中心に1本筋目を入れ、蓮根側を下にして強めの中火でこんがり焼き、返して海苔側もさっと焼いて、ペーパータオルにとり、油をきります。

焼いた蓮根だねを調味料で煮からめて（蓮根側を下にして入れる）とり出し、しし唐辛子も同様に煮からめます。ご飯に蒲焼きを2枚ずつのせ、しし唐辛子と紅生姜を添えます。

［材料2人分］

米……………1カップ（ふつうに炊く）
〈蓮根だね〉
　蓮根（皮をむき水にさらす）…200g
　全卵………1/2個
　薄力粉……大匙2
　砂糖、塩…各小匙1/3
　焼き海苔…2/3枚（四つに切る）
酒、砂糖、みりん、醤油…各大匙1 1/2
しし唐辛子（縦に切り目を入れる）…6本
紅生姜（せん切り）………適宜
サラダ油（炒め焼き用）…適宜

海藻を使って

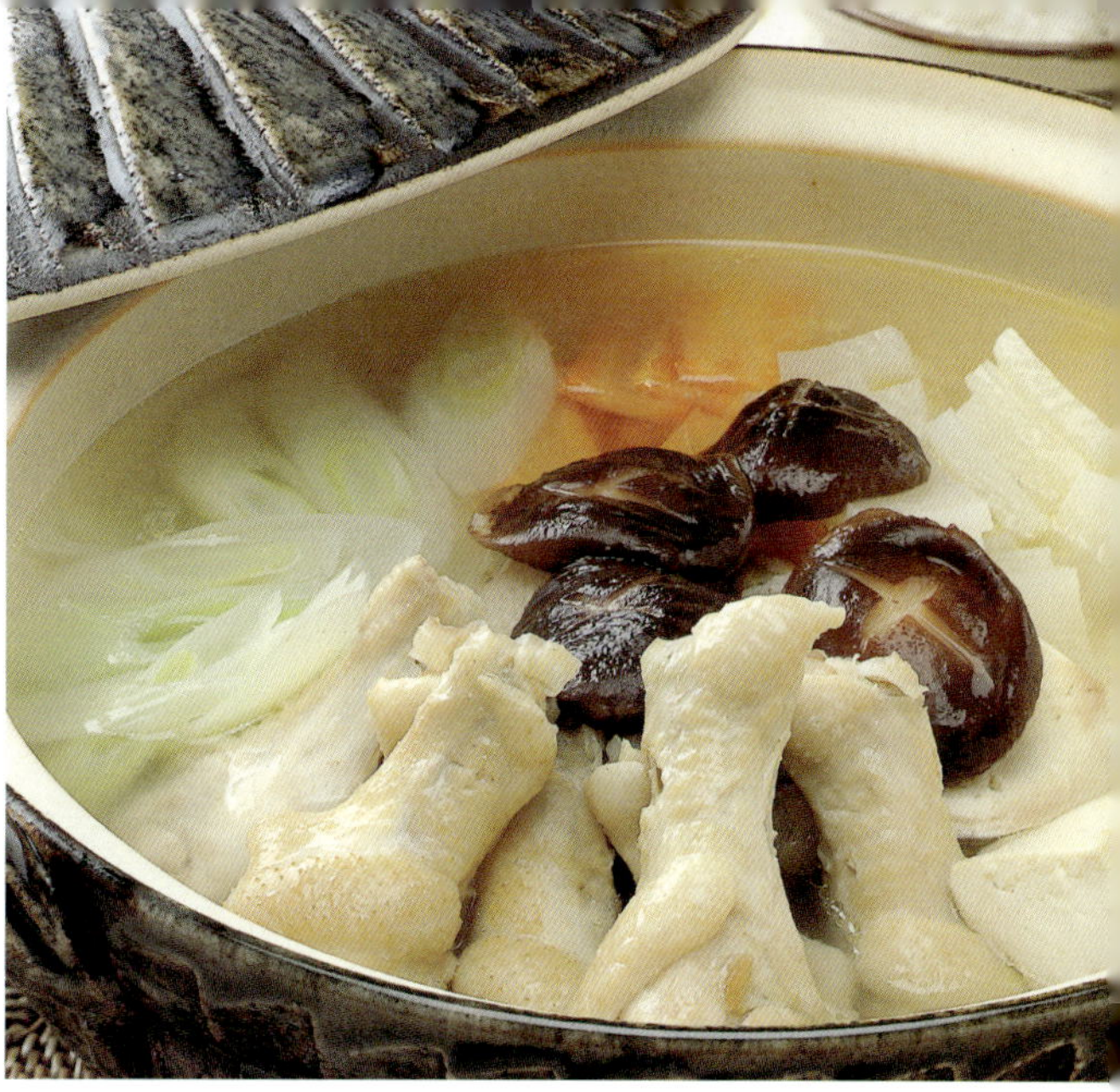

鶏手羽元の水炊き風

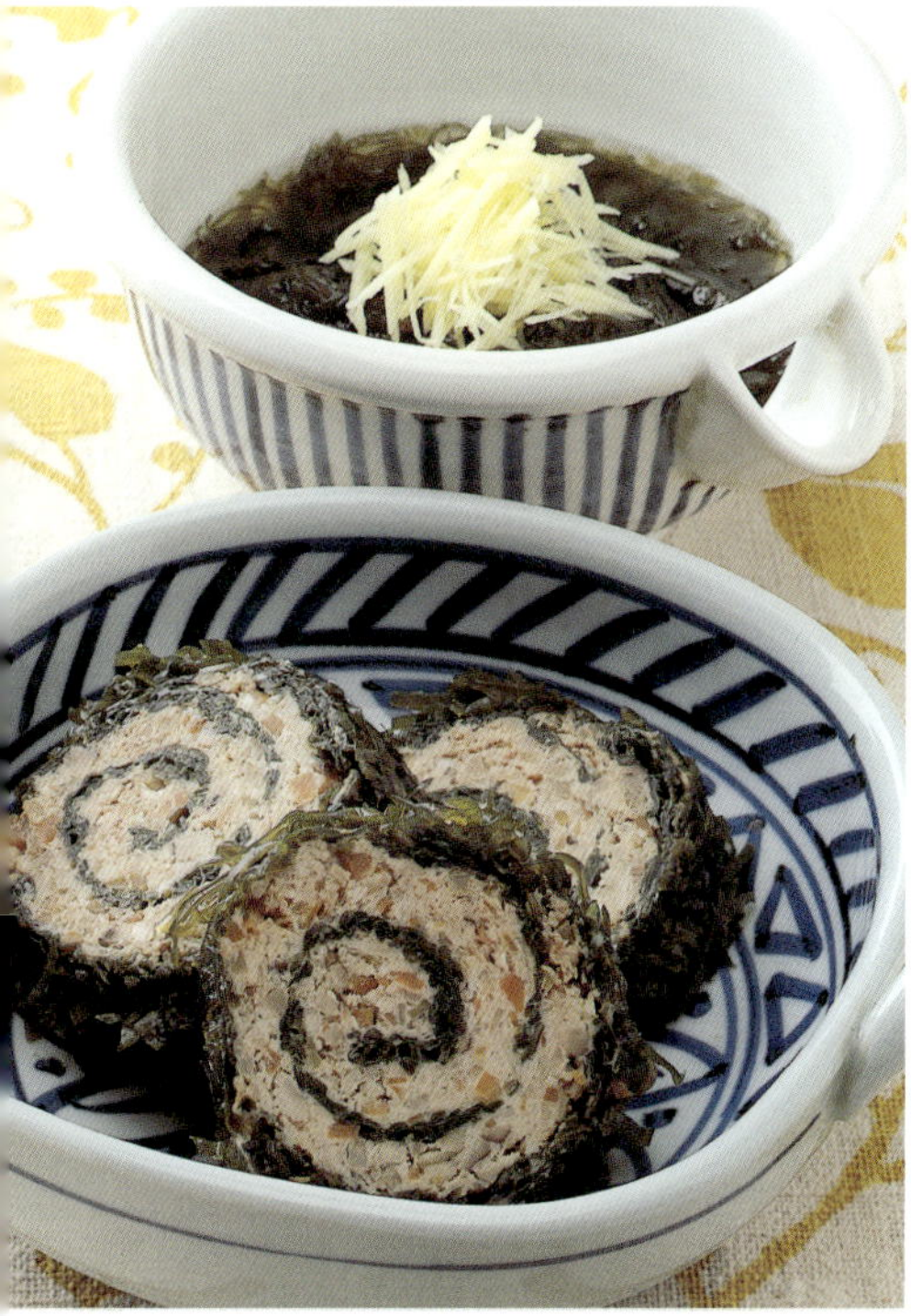

もずくの生姜酢　挽き肉のすき昆布巻き

もずくの生姜酢

生姜の香りがきいて、つるつるといただけます。

●もずくは塩抜きし、熱湯を通して三杯酢で和えます。

＊もずくの代わりにわかめでも。

［材料2人分］
もずく（塩蔵）…100g
針生姜…小1片分
〈三杯酢〉
酢……大匙3
醤油…小匙1
砂糖…大匙1
だし…大匙2

挽き肉のすき昆布巻き

昆布巻きより短時間で煮えるので重宝します。お弁当やおせち料理にも。

●肉だねの材料をよくこねます。すき昆布を縦において肉だねの半量をのばし（先の方を3cmくらいあけておく）、くるくると巻き、とじ目を下にして置きます。同様にもう1本作ります。

だしと調味料を煮立たせ、とじ目を下にして2本並べ、落とし蓋、きせ蓋をして中火よりやや弱めの火で30分、ときどき位置を変えながら煮含めます。

1本を六〜八つに切って盛りつけます。

［材料6〜8人分］
すき昆布…（乾）2/3枚
（1枚を縦三等分に切り、2枚を使う）
〈肉だね〉
豚挽き肉……………300g
人参（みじん切り）…1/3本（50g）
ごぼう（みじん切り）…1/4本（50g）
干し椎茸（戻してみじん切り）中3枚
醤油………………小匙2弱
水…………………大匙2
だし……2カップ
醤油……大匙2〜3
みりん…大匙2

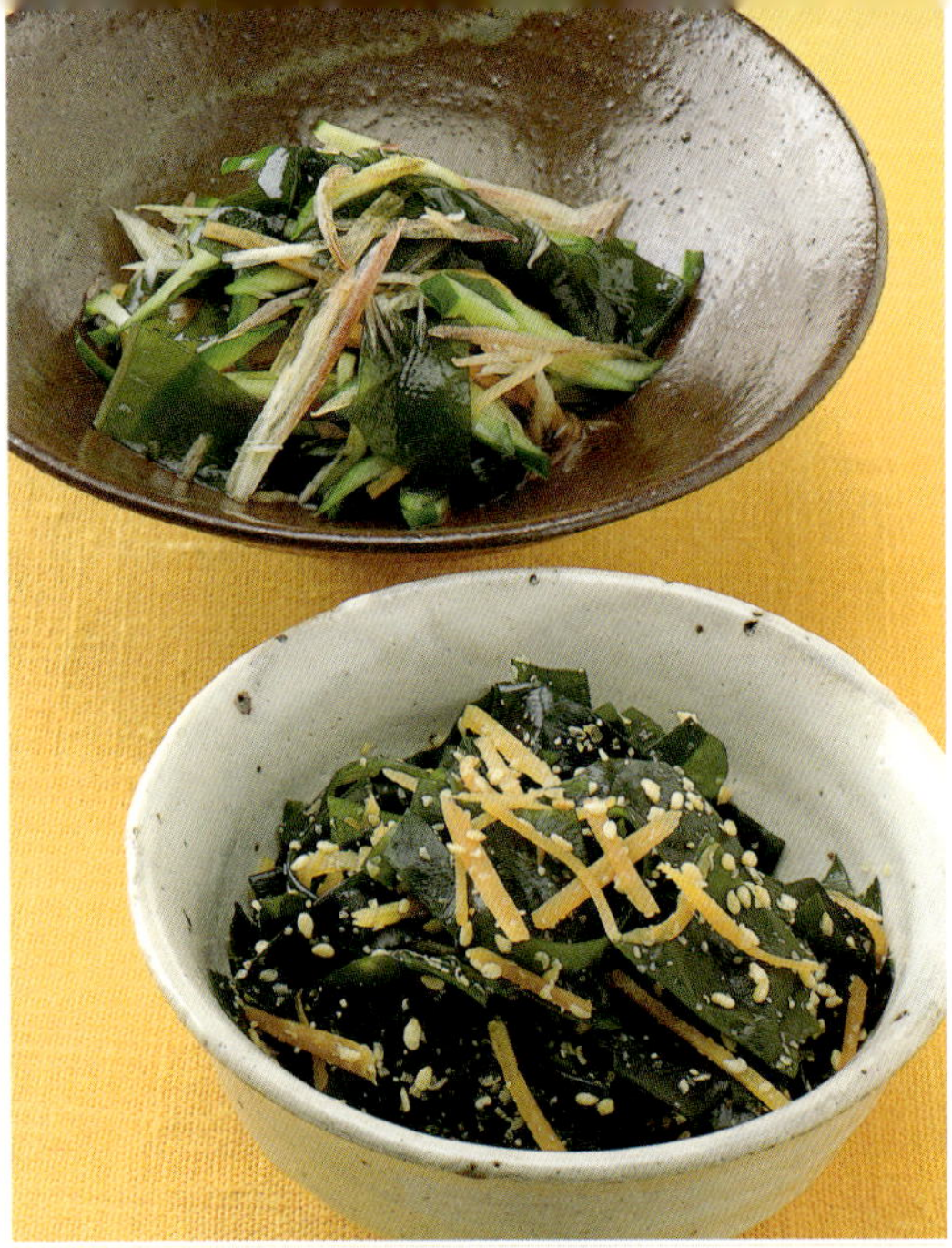

わかめの和風サラダ　わかめの胡麻煮

わかめの和風サラダ

シャキシャキとしたせん切り野菜の歯ざわりがおいしい和えものです。

●わかめは熱湯をかけ、水にとって食べやすい大きさに。野菜とともに合わせ酢で和えます。

＊茗荷の代わりに生姜のせん切りでも。

［材料2人分］

わかめ（塩蔵）………20g（戻す）
茗荷（せん切り）……1〜2個
胡瓜（せん切り）……1/3本（40g）
人参（せん切り）……10〜20g
〈合わせ酢〉
- 酢…………………小匙2　1/2
- 醤油………………小匙2
- 胡麻油、砂糖……各小匙1/3
- みりん、酒………各少々

わかめの胡麻煮

薄味なのでわかめがたくさんいただけます。

●だしと調味料を煮立て、人参と食べやすく包丁を入れたわかめを入れ、汁気がなくなるまで煮て、最後に半ずり胡麻を加えます。

［材料2人分］

わかめ（塩蔵）……50g（戻す）
人参（せん切り）…小1/4本（25g）
胡麻（半ずり）……大匙3弱（25g）
- だし……………1/4カップ
- 醤油、みりん……各大匙1/2

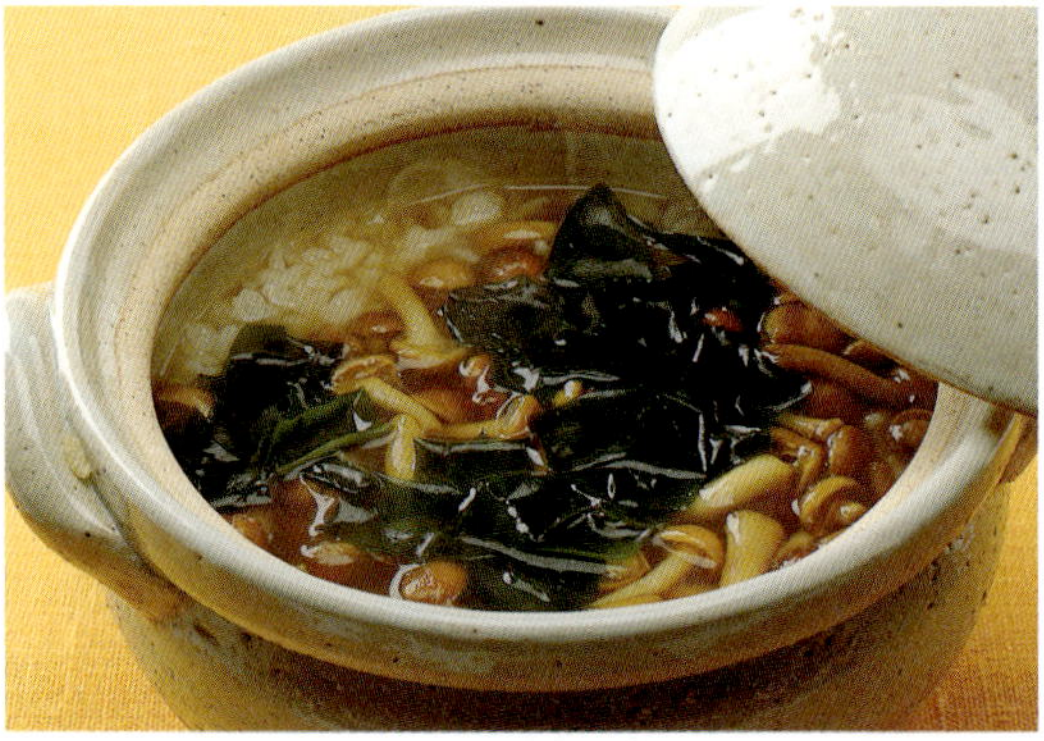

わかめとなめこの雑炊

わかめとなめこの雑炊

さらっといただけるので、主人と二人の昼食によく作ります。

●だし、調味料を火にかけ、煮立ったら、さっと洗って粘りをとったご飯を入れて火を弱めます。なめこと一口大に切ったわかめを加えて一煮立ちさせ、火を止めます。三つ葉を散らしてもよいでしょう。

＊ご飯1 1/3カップは、お米なら約半合分。

［材料2人分］

冷やご飯…1　1/3カップ（180g）
なめこ（さっと洗う）…1袋（100g）
わかめ（塩蔵）………5g（戻す）
だし…………………2カップ
塩……………………小匙1/2弱
醤油…………………小匙1

便利な"下煮ひじき"

ひじきを下煮しておくと和えものが簡単にでき、体によいひじきの摂取量が増えます。

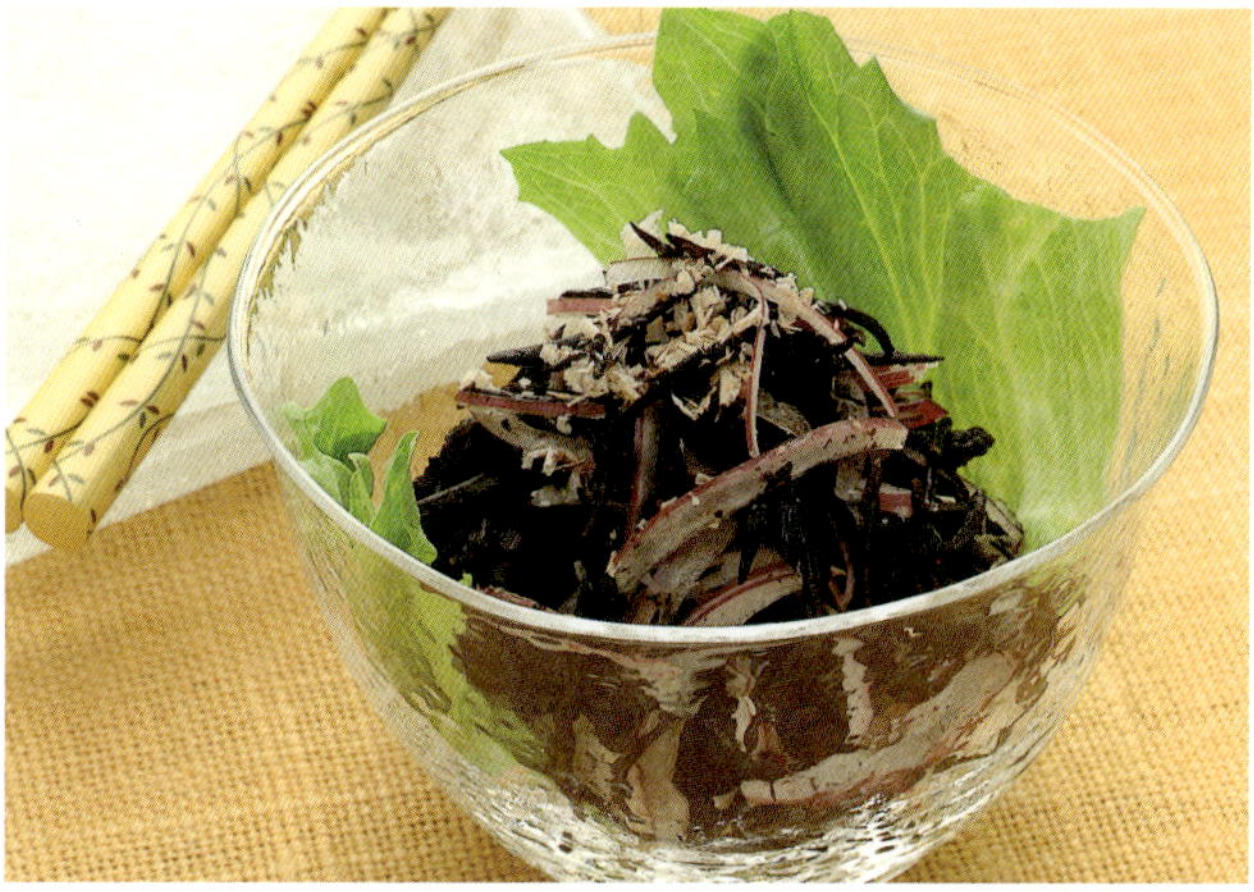

ひじきと玉葱のサラダ

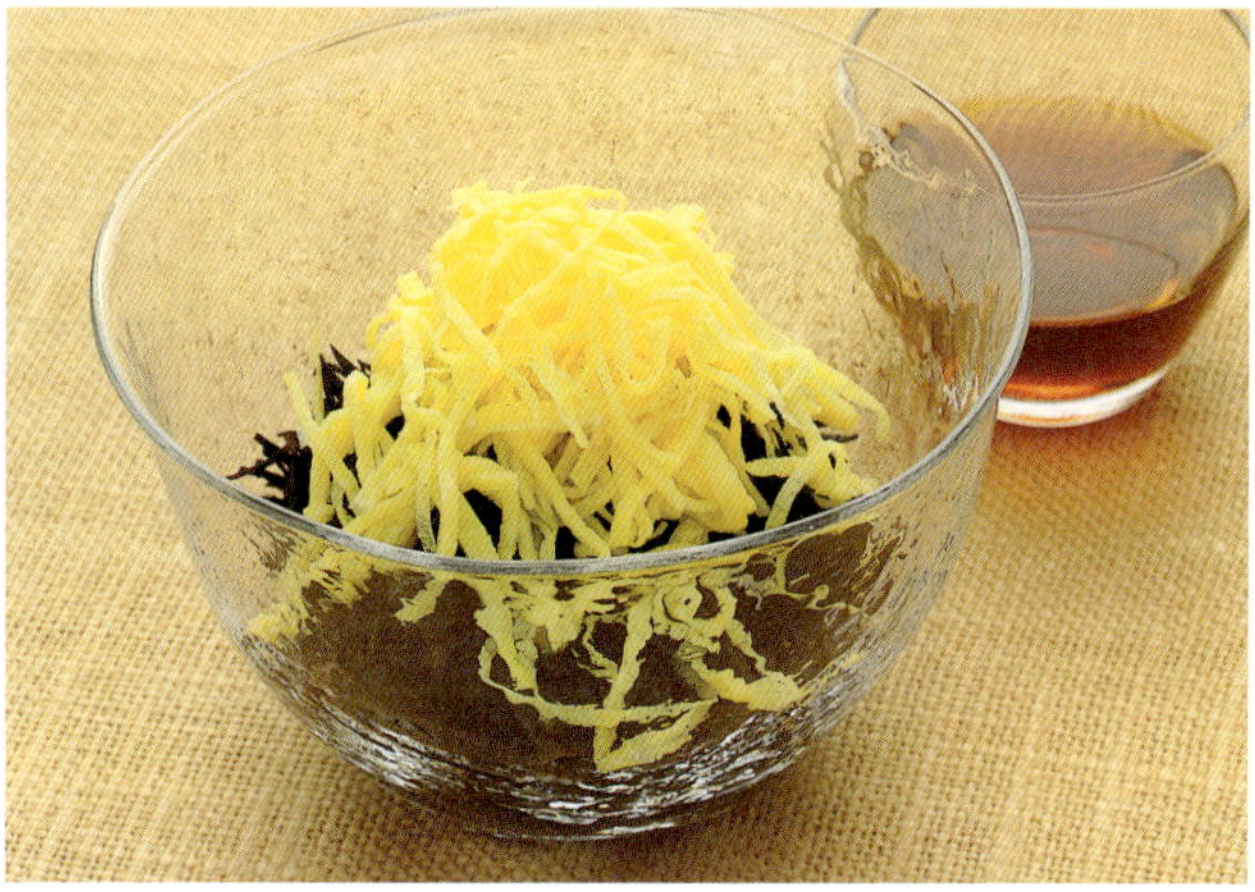

ひじきと錦糸卵の三杯酢

ひじきと玉葱のサラダ

下煮ひじきとさらし玉葱を合わせ酢で和え、花がつおをふります。トマト、胡瓜、セロリ、レタス、一塩大根などをとり合わせてもおいしい。

[合わせ酢]
レモン汁（または酢）大匙1
醤油…………大匙1
砂糖…………大匙1/2
サラダ油……大匙2

ひじきと錦糸卵の三杯酢

下煮ひじきと錦糸卵を三杯酢で和えていただきます。三杯酢は酢、醤油、砂糖を等量で。ときにはだしや水で割ることもあります。

下煮ひじき

●ひじきを水で戻し、調味料とひたひたのだしを加えてさっと煮ます。だしは煮干しのだしかスープの素を薄めに溶かしたものでもかまいません。（山田）

[材料 1単位]
ひじき（乾）…50g
だし…………ひたひた
醤油…………小匙1
砂糖…………小匙1/2

ドクターからのメッセージ 3

食事エネルギーを知るために

藤田美明

それぞれの身長に見合った標準体重を維持することは、健康を維持し、国民の七～十人に一人が患者、またはその予備軍といわれている糖尿病などの生活習慣病の予防と治療に不可欠です。標準体重を維持する基本は、

①自分の生活活動に見合った一日のエネルギー摂取量はどれほどか

②日々の食事でどれほどのエネルギーを摂っているのか

③この両者のバランスがとれているかを正しく知ることです。

必要なエネルギーを過不足なく

一日に必要な食事エネルギー摂取量は「基礎代謝量×生活活動指数」から計算できます。生活活動指数は各自で違いますが、一日の総歩行時間がわかれば計算できます（下段参照）。万歩計の数からおよその歩行時間を算定する方法は、次の通りです。（自分の1歩の歩幅（cm）×一日の万歩計カウント数）÷（6000×自分が歩く速さ＊）＊ゆっくり歩く人の場合60、ふつうの速さの人の場合80、早足で歩く人の場合100から選んでその数値を入れます。

次に、毎日の食事からどの程度のエネルギーを摂っているかを知るには、「日本食品標準成分表（五訂版）」を使い、摂取した各料理の個々の食品ごとにエネルギー含量を計算し、それを合計します。この方法は少し、計算が面倒かもしれません。できれば、日常的に食べる食品や料理一食分の写真とエネルギー含量を示した書籍などを購入し、座右に置いて覚えてしまうことをおすすめします。これに最も便利なのは、日常よく使われる食品の使用量が約80kcal前後であることから、「80kcal＝1単位」で表した糖尿病患者のための食品交換表（例　卵1個、白身魚1切れは1単位、6枚切り食パン1枚が2単位）の利用です。

計算例（身長153cmの女性で一日の総歩行1.5時間の場合）

①身長に見合った標準体重＝身長（m）×身長（m）×22
1.53×1.53×22＝51.5kg

②基礎代謝量（50歳以上）＝
女性　20.7 kcal／標準体重kg　51.5×20.7＝1,066 kcal
男性　21.5 kcal／標準体重kg

③生活活動指数＝1.13＋（0.13×1日の総歩行時間）
1.13＋（0.13×1.5）＝1.33

④1日のエネルギー必要量＝基礎代謝量×生活活動指数
1,066×1.33＝1,418 kcal

万歩計から歩行時間を概算する場合の例
（歩幅が50cm、カウントが5000、歩く速さがふつう（60）の場合）
（50×5000）÷（6000×60）＝0.69時間

参考図書
・見て覚える食品の栄養価
『食品80キロカロリーガイドブック』
・『外食・テイクアウトのカロリーガイドブック』
・『毎日の食事のカロリーガイドブック』
以上三冊　女子栄養大学出版部発行
・『糖尿病食事療法のための食品交換表』
第5版 分光堂

一定量の糖質を摂るために

　食事で摂ったご飯やパンなどのデンプンは、消化管内でブドウ糖まで分解され、吸収され血糖になります。このブドウ糖は、インスリンの働きでさらに分解され、生命を維持し、身体活動に必要なエネルギーに変わります。しかし、インスリンを作る膵臓が障害されたり、インスリンは作られても正常に働かなくなると、利用されずに血液中に残り(高血糖)、その一部は尿に排泄されて糖尿病になります。日本糖尿病協会では、標準体重1kgあたり、27~28kcalのエネルギー摂取を一つの目安としています。先の計算例での一日の必要量(1418kcal)を標準体重(51.5kg)で割ると、27.5kcalとなります。

　糖質の代謝が損なわれている糖尿病患者でも、生体に必要なエネルギーを体内で供給するには、一定量の糖質を食事から摂ることが不可欠です。糖尿病食事療法のための食品交換表は、標準体重の維持に必要な総エネルギー量を、どのような食品から、どのように組み合わせて摂ればよいかを示した便利なものです。ぜひご利用されることをおすすめします。

(川崎医療福祉大学・栄養学)

●高年の栄養学については『シニアの食卓』も併せてご覧ください。

1単位=80kcalの分量を覚えましょう

*記載の分量はいずれも正味
四訂食品成分表による

鶏卵……………50g

牛乳…………140g
プレーンヨーグルト…135g
プロセスチーズ…24g

鰯………………40g
白す干し………50g
鮭………………50g
鱈……………115g
あさり…………165g

鶏挽き肉………35g
ささみ…………80g
豚ひれ肉………60g
牛肩ロース肉…35g

大豆……………20g
納豆……………40g
木綿豆腐………105g
油揚げ…………20g

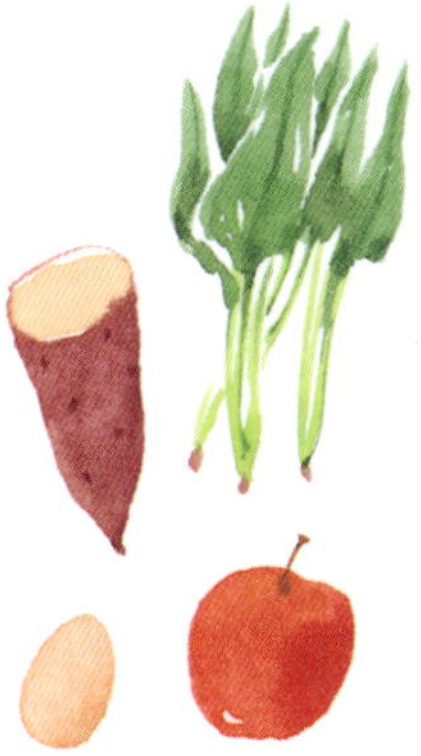

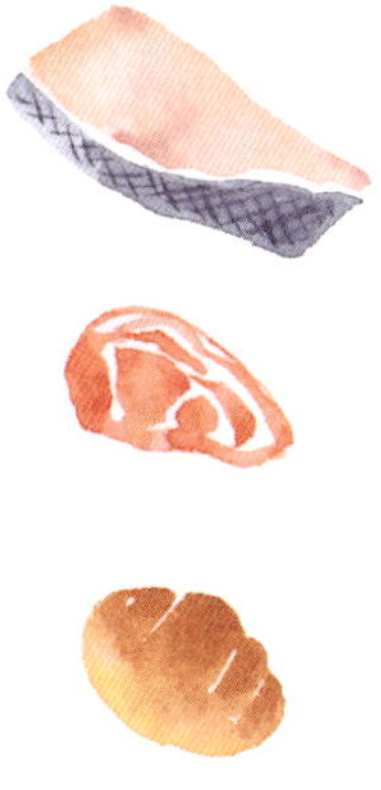

ほうれん草……350g
ブロッコリー…190g
南瓜……………110g
人参……………250g
大根……………450g
キャベツ………350g

バナナ…………95g
りんご…………160g
温州みかん……200g

じゃが芋………100g
さつま芋…………65g
里芋……………135g

ご飯……………55g
茹でうどん………80g
パン……………30g

砂糖……………21g
サラダ油…………9g

ドクターからのメッセージ ４

コレステロールとシニアの健康

脂肪の摂り方を考える

秦《はた》 葭哉《よしや》

摂取エネルギー量にしめる油脂の比率の変化

厚生省の調査では日本人のエネルギー摂取量は平均２１００kcalです。１９４６年からほとんど変化はありません。肥満、糖尿病が増えたので摂取エネルギー量が増えていると思われがちですが、実際には２１００kcalプラスマイナス80kcalです。

変わったのは油の量です。初め脂肪由来のエネルギー比は７％だったのが１９７３年には20％をこえ、１９８８年には25％をこえました。現在は約27％です。また油脂の内訳は、これまでは大豆や胡麻などからとる植物性油脂のほうが多かったのですが、１９９７年から動物性油脂のほうが多くなりました。この摂取エネルギー量に対する油脂の比率の増加は、動脈硬化や大腸癌の増加など疾病構造の変化と関係しています。日本の栄養学者が出す一つの基準、栄養所要量などでも、また世界の傾向からみても、食事中の脂肪のエネルギー比は25％以下が望ましいと考えられています。

ただし、体にある二種類の脂質、中性脂肪（トリグリセライド）とコレステロールはともすると悪者のようにいわれますが、実は重要な役割りを担っています。

体内の脂肪の役割り

体重60kgの肥満のない体にある脂肪は約９kgです。これが中性脂肪で、脂肪細胞に蓄えられ、必要に応じてエネルギー源として燃やされます。余分な中性脂肪は体脂肪として皮下などに蓄えられます。

中性脂肪は、①エネルギーの貯蔵、②保温断熱、③衝撃防御、④成人の体型を与える、

◇肥満のタイプ

洋梨型とりんご型の違い

脂肪のつき方は、皮下につくタイプ（洋梨型）と内臓のまわりにつくタイプ（りんご型）に分けられます。太りすぎによる生活習慣病（糖尿病や高血圧、心筋梗塞、また脂肪肝）は、皮下脂肪型よりも内臓脂肪型で起こりやすいのです。

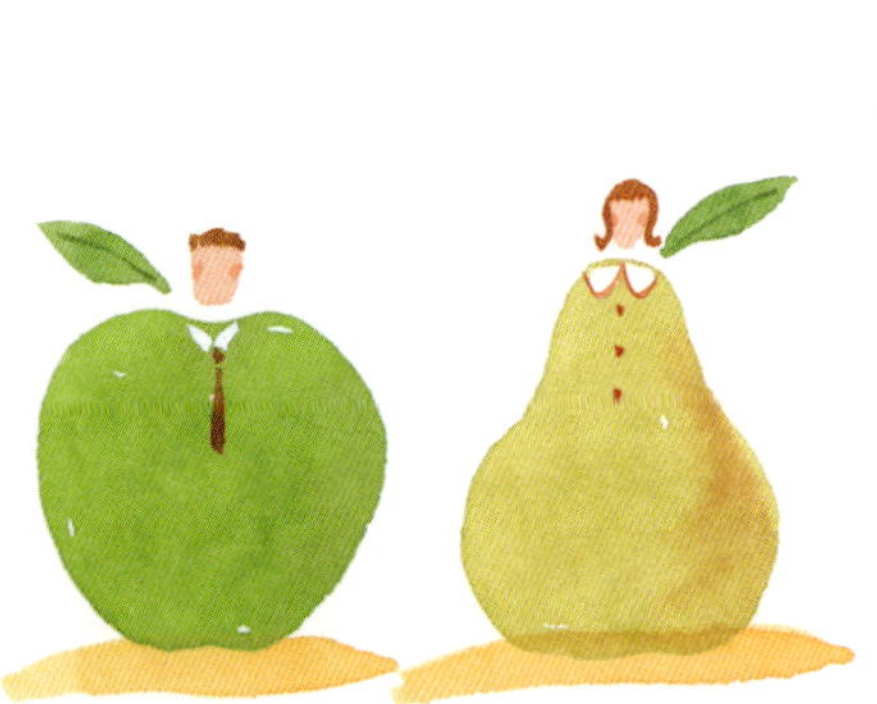

男性の肥満にはりんご型が多く、女性は洋梨型が多い。ヒップよりウエストが大きい方は要注意!

⑤ビタミンA、E、Kなど脂溶性の物質の貯蔵、という五つの働きをしています。中でも1g＝9kcalになるエネルギーの貯蔵庫としての役目は大きく、もし、同じエネルギーをグルコースの等張液（血液と同じ浸透圧をもった液）で蓄えると、体重は250kgに、しかも水袋のようなナメクジみたいな体になってしまいます。人間が二本足で立って生きていられるのは、脂肪でエネルギーを蓄えられるようになったことも大きいと考えられています。

　体内の脂肪には量が多い中性脂肪のほかに、脳や体全体の細胞膜の成分として重要なコレステロールとリン脂質があり、その量は約0.8kgです。コレステロールは代謝を調節するステロイドホルモン、性ホルモン、胆汁酸などの原料にもなっています。

　中性脂肪、コレステロール、リン脂質は必要に応じ血液中を移動して目的のところに運ばれます。この運ばれている状態が血中脂質で、そのコレステロールや中性脂肪の量や状態を測定し、コレステロール値が高い、中性脂肪が多いといっています。

　日本人の平均コレステロール値は204mg／dlです。中性脂肪は平均130mg／dl。摂取脂肪の量が増え、平均のコレステロール値がこの三十年間で約30mg増加しました。

高脂血症と診断されるのは

　日本動脈硬化学会では、総コレステロール値の正常範囲を現在220mgまでとしています。これまで日本人はコレステロールが低く、理想的な状態を維持していたのに、徐々に上昇してきたわけです。コレステロールの理想の状態がつづくように、予防医学的観点からも220mg／dlの線を守りたいものです。

　それで、健康診断の結果が次のいずれかにあたる場合、高脂血症と診断します。

総コレステロール値が220mg／dl以上、
動脈硬化を起こしやすいといわれる悪玉コレステロール（LDL）は140mg／dl以上、
不用なコレステロールを肝臓に戻す善玉コレステロール（HDL）は40mg／dl以下、
中性脂肪は150mg／dl以上。

　これらのうち悪玉コレステロール値が記載されていない場合があるかもしれません。

［チェック! コレステロール値］

$$\mathrm{LDL} = \text{総コレステロール} - \left[\mathrm{HDL} + \frac{\mathrm{TG}\,(\text{中性脂肪})}{5}\right]$$

仮に、HDLが65mg、TGが100mgとすると

$\mathrm{LDL} = 220 - \left(65 + \frac{100}{5}\right)$ となり、

LDLが135mg以下ならば「良」

［正常値の目安］

総コレステロール ＝ 220mg/dl以下

LDL＝ 140mg/dl以下
（Low Density Lipoprotein 悪玉コレステロール）

HDL ＝ 40mg/dl以上
（High Density Lipoprotein 善玉コレステロール）

中性脂肪 ＝ 150mg/dl以下
（Triglyceride）

そのときは、計算式を当てはめてチェックし直してみましょう（63頁参照）。総コレステロール値が少々高くても、悪玉コレステロール（ＬＤＬ）や中性脂肪が少なかったり、善玉コレステロール（ＨＤＬ）が多かったりすればトータルで健康状態良と判断します。

血管内腔は75％狭窄になるまで気がつかない

過剰な血中のコレステロールは、動脈の内側に島状につきます。一番つきやすいのは腹部大動脈の背中側。コレステロール値が高いとはやく、そしてひどくなりながら上下（足の方にも）左右に広がって、三十〜四十代の頃には胸部大動脈あたりまで、五十代で心臓の冠動脈まで広がり、ちょうど働き盛りの五十代後半になると心筋梗塞を起こしたりします。その後、頚部を経て頭部に広がって、六十代になると脳動脈に、六十代後半〜七十代になると脳梗塞を起こすことが多くなります。

駅の階段で息切れがしたり、狭心痛が起きたり、あるいは心電図検査で血流不足の所見がでるのは、血管を輪切りにして75％狭窄になっている場合です。そうなるまでは自覚症状がなく、ひそかに進行して75％狭窄になって初めて深刻に自覚する…。そのときは、「今までに何回もご注意申し上げたではないですか」ということになるのです。高脂血症は健康診断でチェックでき、食事や運動、あるいは必要に応じての服薬でコントロールできることがわかっています。各自の注意で心臓発作の予防が可能です。

一度できた動脈硬化も血中のコレステロールがよくなれば、退縮がおきてとれていきます。十日や二十日では無理ですが、コレステロール値をしっかり下げれば、年の単位で快復します。予防だけでなく、治療も可能です。

体内でも生産されるコレステロール

コレステロールや中性脂肪の増加に影響するのは、①摂取する油の量、②酒の量、③砂糖の量（糖質は脂質に変わる）、④運動不足です。もし、コレステロールを全然食べなかったとしても、肝臓はコレステロールを作りますから、コレステロールが不足するということはまずありません。食事から摂取するのが1/3、残り2/3は体が作ります。私た

アンケートから2　調理の工夫

◇肉類は脂肪を避けて

ミンチをよく利用するが、赤身肉を挽いてもらう。肉類は脂肪の少ない部分を利用し、さっと湯をかけてから焼いたり煮たりする。

（中井恵美・50代・京都市）

◇スキムミルクを併用して

私は加齢とともにコレステロール値が上がっているので、「牛乳300cc」を「牛乳100ccとスキムミルク20g」にしています。鶏肉は脂、皮を大方除きます。（足立尚子・50代・函館市）

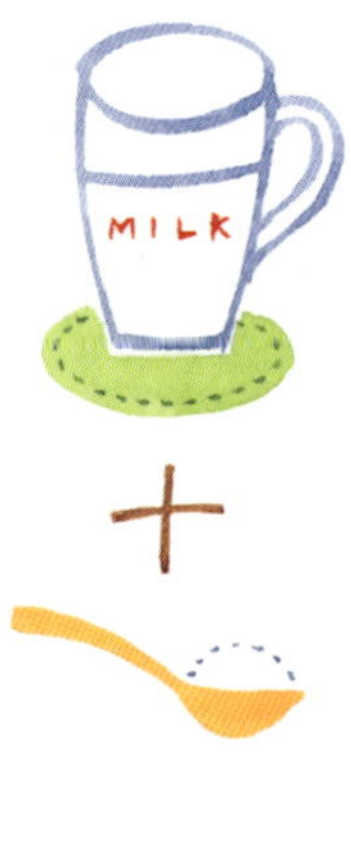

◇茹でて、焼いて、脂を落とす

ベーコンは熱湯で脂抜きをしています。牛肉など網焼きにして脂を落としています。

（松尾美智子・70代・神戸市）

ちの体は栄養がもう充分だから吸収や合成をやめるということがなく、生き延びるためにとにかく食べて、ためておこうというつくりになっているようです。

女性は閉経後、高脂血症になりやすい

コレステロールをためこむのは肝臓ですが、肝臓には悪玉コレステロール（ＬＤＬ）をとりこむ受容体（レセプター）があって、血液中のＬＤＬを肝臓の中へとりこみます。この受容体の数を女性ホルモンのエストロゲンがコントロールしているので、エストロゲンの量が少なくなる閉経後は、血中コレステロール濃度も上がり気味になります。同じホルモンの影響で骨のカルシウムも抜けていきます。それまでに蓄えたものに加え、食事に気をつけ、さらに負荷をかけた運動をするなどして、何としてでもカルシウムや筋肉の量を減らさないようにすることが大事です。

遺伝素質による場合

肥満、高血圧、高脂血症、糖尿病…この四つを生活習慣病といっていますが、親から遺伝した素因が、タバコ、暴飲暴食、運動不足などの生活習慣に誘発されて、心筋梗塞や脳卒中などの原因になっている場合もあります。

病気が遺伝的素因による場合を「家族性」といいますが、高脂血症の場合も家系的に、ＬＤＬをとりこむ受容体が少なかったり、その働きがわるかったり、肝臓でコレステロールを作りすぎたりする…などの遺伝的素質が知られています。しかし、その場合でも生活習慣への注意や改善が大切です。

食べ方のポイント

飽和脂肪酸はコレステロール値を上げる

飽和脂肪酸は肉の脂身、乳製品など動物性脂肪に多く、植物でもヤシ油、パーム油は飽和脂肪酸です。飽和脂肪酸は温度を下げるとバターのように固形になりますが、熱帯

◇冷まして表面の脂肪を除く

肉類を煮るときはあくとり紙を使い、冷めるまでおいて脂肪分もとってしまう。たとえば鶏肉を酒と醤油で煮こんで一晩おき、たまった脂をとり除いて保存、スライスしてハムのように使う。（坂入智子・60代・宇都宮市）

◇湯通しに

料理の下処理の油通しはしないで、湯通しにする。サラダ油、オリーブ油などを使い、香りと風味のよいバターは仕上げに使う。（二木あい・70代・富山市）

◇揚げものをするときは

材料の水分をよくとり、パン粉などつけすぎない。網にのせて油をよくきり、紙で吸いとらせる。（佐藤秀子・50代・北海道）

◇マヨネーズはヨーグルトと半々に

保健所でソーセージはバラ肉と同じくらい脂を含むときき、買わなくなりました。朝食用のたんぱく質は鶏の酒蒸し、紅茶豚など冷凍庫に常備しています。またマヨネーズはほとんど油とのこと、ヨーグルトで薄めて野菜を和えます。（宮田ゆき・50代・東京都）

の植物は冷えることがないので、そのまま蓄えておけます。小麦、とうもろこしなど北のほうでとれる植物の実は、寒さで固まらないように不飽和脂肪酸にして液体で貯蔵しているのです。

ヤシ油にたくさん含まれているミリスチン酸は、飽和脂肪酸の性質から冷やすと粘り気が出るので、アイスクリームやソフトクリームの口あたりをよくするのに使われています。量は少なくても、アイスクリームを毎日食べるとコレステロールは非常に上がります。ミリスチン酸は、飽和脂肪酸の中でもコレステロールの合成を高める最悪なものです。その次がパーム油に入っているパルミチン酸です。

魚油は中性脂肪を下げる

鰯、秋刀魚、鯖などの青魚は、動物ですが五つも二重結合のある高度多価不飽和脂肪酸ＩＰＡ（イコサペンタエン酸）をもっています。寒いところのプランクトンは二重結合の多い不飽和脂肪酸が豊富なので、それを食べることで寒海の魚は、皮下脂肪が固まらないようにしているのです。

青魚のＩＰＡを多く含む油は摂ってもコレステロールを上げず、中性脂肪を約15％下げます。しその実の油や、菜種油などに含まれるαリノレン酸も多価不飽和脂肪酸で、ＩＰＡと同じような働きをします。

リノール酸は摂りすぎると善玉まで下げる

リノール酸は紅花、胡麻、サフラワー、ひまわりなど全ての植物油にたくさん入っています。摂るとコレステロールを下げるのですが、量が多いと善玉のコレステロールも減らしてしまいます。またリノール酸の多い油は酸化を受けて変性しやすく、発癌に関係するといわれています。

オレイン酸は悪玉を下げ、善玉を下げない

オリーブ油に多いオレイン酸は、一価不飽和脂肪酸で悪玉コレステロールを下げま

アンケートから3

食物繊維をとるために

◇長芋で"つらら納豆"

簡単にでき、豆と芋が一緒に摂れるので、朝のご飯に重宝します。つららのように細く切った長芋に辛子と醤油を混ぜ、食べやすく刻んだ納豆をのせ、けずり節、焼き海苔をかけます。

（早川珠子・70代・水戸市）

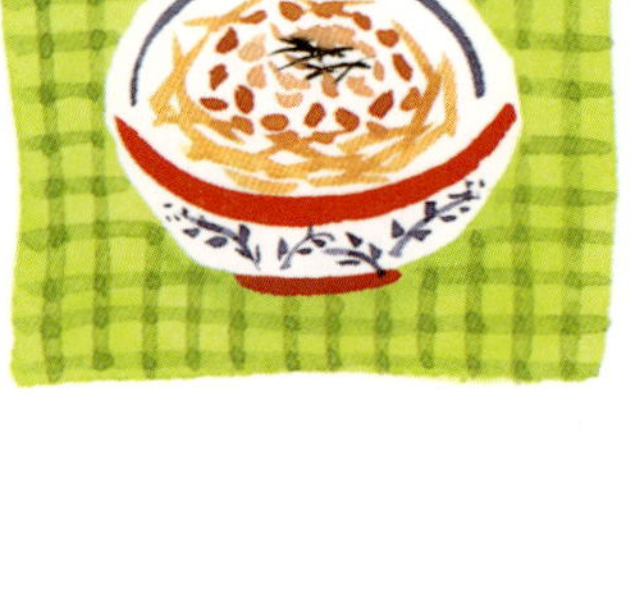

◇主食に雑穀を

ご飯には麦や胚芽米を混ぜ、朝食のコーンフレークにはナッツやレーズン入りを、ときにはオートミールも。

（高橋はな・70代・東京都）

す。多量に摂っても善玉を低下させません。

食事は、まず油脂を控える

食べ方のポイントは「油脂を減らす」、これに尽きます。飽和脂肪酸と不飽和脂肪酸、牛肉と豚肉との差など、細かいことはあまり気にしないで、まず油の摂取量を少しでも減らしましょう。脂身をはずす、しゃぶしゃぶにするなどが効果的です（64・65頁参照）。食事をなるべく和風にするのもよいですね。機内の食事やホテルの朝食など、洋風と和風とあったら必ず和風を選ぶ。200kcal差があり、これは油の量の違いです。

また、野菜、芋類、くだもの、海藻などの食物繊維は、小腸でコレステロールを吸着していっしょに排泄され、血中のコレステロールの上昇を抑えます。

穀類を食べる量が減っていますが、摂取エネルギー量の60％は炭水化物で摂りたい。そうすると、糖質の種類だけでなく食物繊維も同時に増えます。

どの方法によってであれ、コレステロールが下がれば心筋梗塞が減る、やればやりがいのあることはすでに実証されています。

卵は安くてよいたんぱく質ですが…

私たちがよく食べるものでコレステロールが一番多く含まれているのは鶏の卵です。卵は受精してから細胞をつくっていきますが、ある程度分化してひよこになるまでは肝臓がないので、成長の材料にと鶏が黄身の中にコレステロールをためておいてやるわけです。うずら、魚の卵も同じ理由でコレステロールの含量が多くなっています。

コレステロール値の高い人は、卵は白身だけにしてほしいですね。卵白のアミノ酸は非常に組成のよいものですが、必ずしも卵で摂る必要はなくて、白身の魚のたんぱくで代替できます。何の栄養素を何で摂るべきということはありませんから、個々人の状態に合わせて、融通をきかせましょう。何といっても食べものに気をつけるのが大切。むずかしいけれど、一番理にかなっています。

一人前の料理に含まれる食物繊維量（単位g）

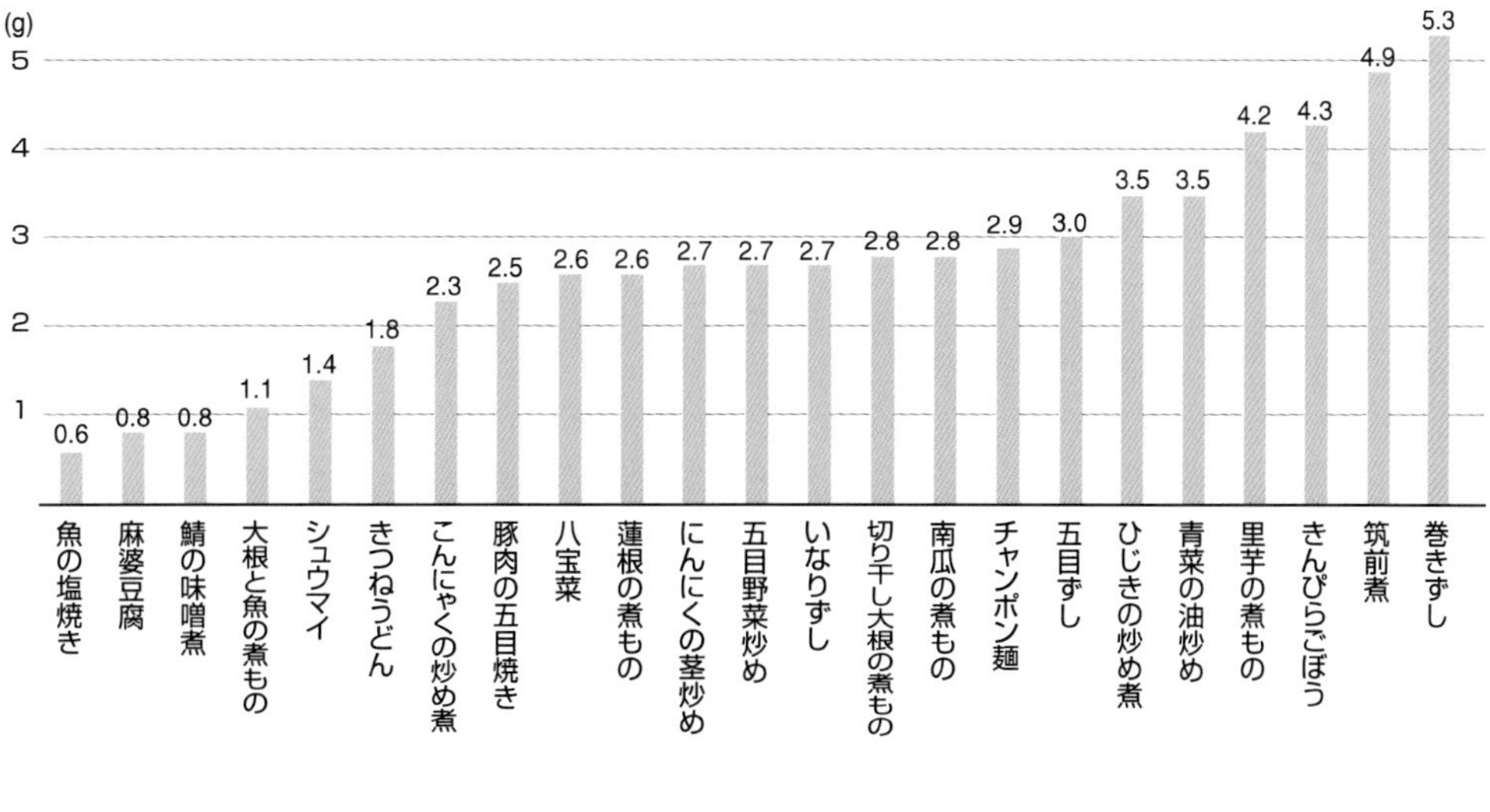

やせず、太らず、よく歩く

食事に対する反応として、たとえば塩分とコレステロールに対しては、リスポンダー（摂取量に反応する人）とノンリスポンダー（反応しない人）とがあります。塩を食べると血圧がピッと上がる人、食べても上がらない人、いくら制限しても下がらない人があります。近年、遺伝子が調べられていますが、一番簡単な判定法は、今上がっている人は、リスポンダーです。上昇がないなら今まで通りの食べ方でよいでしょう。ただし太らないように。シニア世代では、太るときは脂肪だけ増えますが、やせるときは骨も筋肉もいっしょに減ってしまい、また免疫力、抵抗力も落ちてしまいます。

年をとってからもずっとできる運動は歩くことです。一日六千歩を歩く習慣のある人では平均して中性脂肪が10mg／dl低く、ＨＤＬは2.5mg／dl高くなっています。高血圧は一万歩歩くとよいといわれています。最低六千歩、できれば一万歩、歩きましょう。

個人差がありますが、75歳からといわれる後期高齢者の時代になったら、食べ方を大きく変えないこと。この年代は低栄養が問題なので、中年期の生活習慣病予防と同じように考えては大間違いです。私たちの病院へ入院してきた方で、それまで１０００kcal以上食べられた人（平均１３００kcal）と、１０００kcal未満しか食べられなかった人（平均700kcal）を比べると、その後快復できたか否かに五倍くらいの差があります。食べているかいないかは決定的な差です。しかも、同じ１２００kcalを点滴で入れたときと、経口的に食べたときとでは、血液中のリンパ球の上昇、アルブミンの上昇など、体への作用が全く違います。口を使って食べる、胃腸を使って消化する、そして歩く。このことがどんなに大切かとあらためて思います。

（常磐大教授・杏林大医学部客員教授）

◇糸こんにゃくをスープ味で

ちょっとした小付けに。糸こんにゃく1袋分を食べやすく切り、茹でて水気をきる。ひたひたの水を加え、スープの素（ビーフ味）1個と醤油大匙3で調味して、汁がなくなるまで煮つめる。仕上げに胡椒をきかせるとおいしい。

（小川美知・70代・長岡京市）

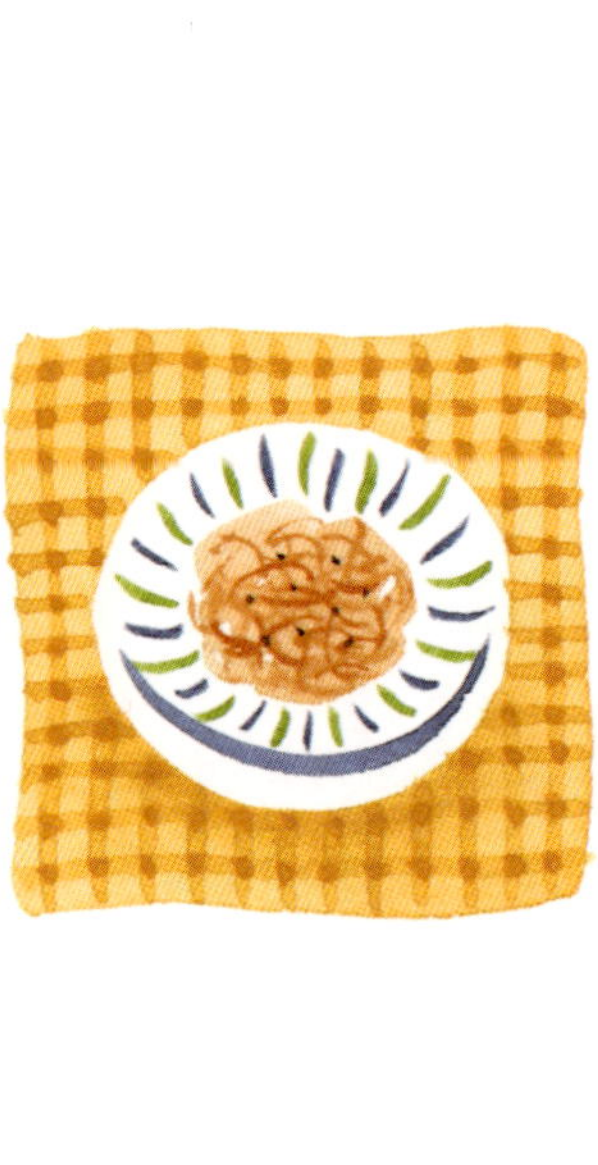

●食物繊維の多い食品、海藻・きのこ類・豆製品・野菜などを使った料理は、ほかにも掲載してあります。

材料別目次（4頁）をご活用ください。

④

歯が痛いときのやわらかいおかず

一日だけなら“我慢”でもすみますが…

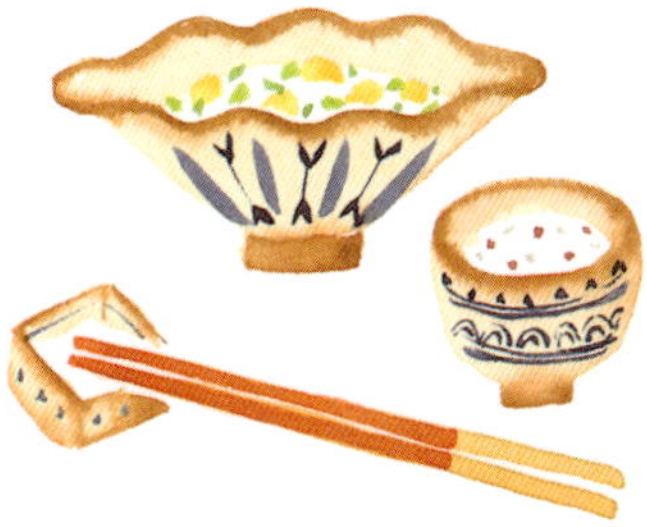

料理／大保直子

歯は納得ゆくまで治療して

大保直子（60代・宮崎）

私は先天的に歯質が弱いことに加えて、甘党のせいで幼い時から虫歯の治療のため歯科にはよく通いました。結婚して、家事や育児に追われる生活の中で虫歯も進行してゆき、治療の必要を感じつつなかなか病院に行けず、痛みがひどくなってやっと治療するといった状態でした。

その結果、治療期間も長くなり悪循環のくり返しで、しかも夫の転勤のため治療の途中で転院ということもあり、治療そのものがうまくいかなかったことにも悪化の原因があったのかもしれません。

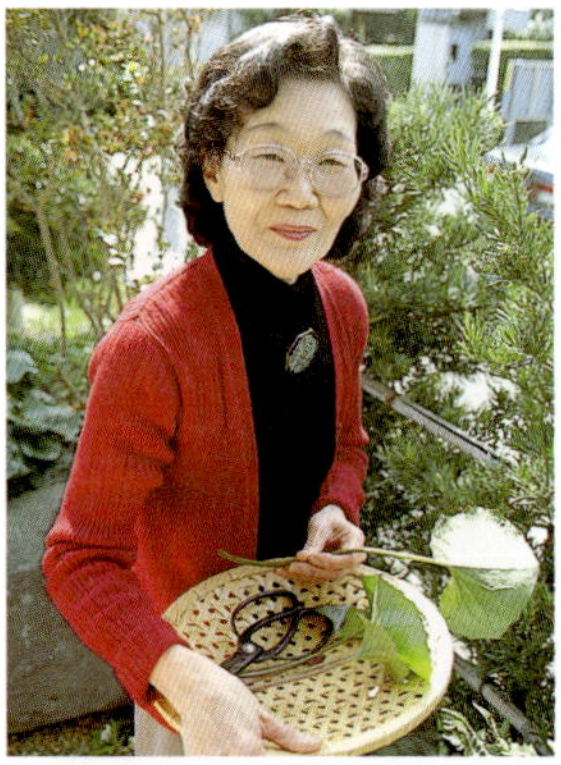

お料理好きの友の輪はしぜんに広がっていきます、と庭の石蕗を手に大保さん。

四十代で下の奥歯がなくなり、五十代後半で下前歯４本のみを残してボロボロになり、ついに入れ歯ということになりました。

総入れ歯に近い治療でしたが、仮り歯を入れていた約一か月と、新しい歯を入れた後二週間くらいは、歯茎が痛んでほとんど流動食ともいえる食事でした。弁当が要る日が一番困りました。ときにはご飯に野菜をいろいろ加えミキサーにかけて味をつけ、それをポットに入れて持って行ったこともありました。決してまずくはないのですが、離乳食か病院食のような感じでむなしい思いがしました。家にいる日は少し固めのものでも時間をかけ、口に含んで柔らかくして食べられるのですが、皆と一緒の食事ではゆったり食べることもできず、つらいところでした。

料理好きが幸いして

歯がわるいということは食べることに直接影響しますので、その間、食事が思うようにできないのが、最大の苦しみです。でも幸いにも私は料理が大好きですので、自分なりに何とか工夫しながらバランスを考えて食べるように心がけました。

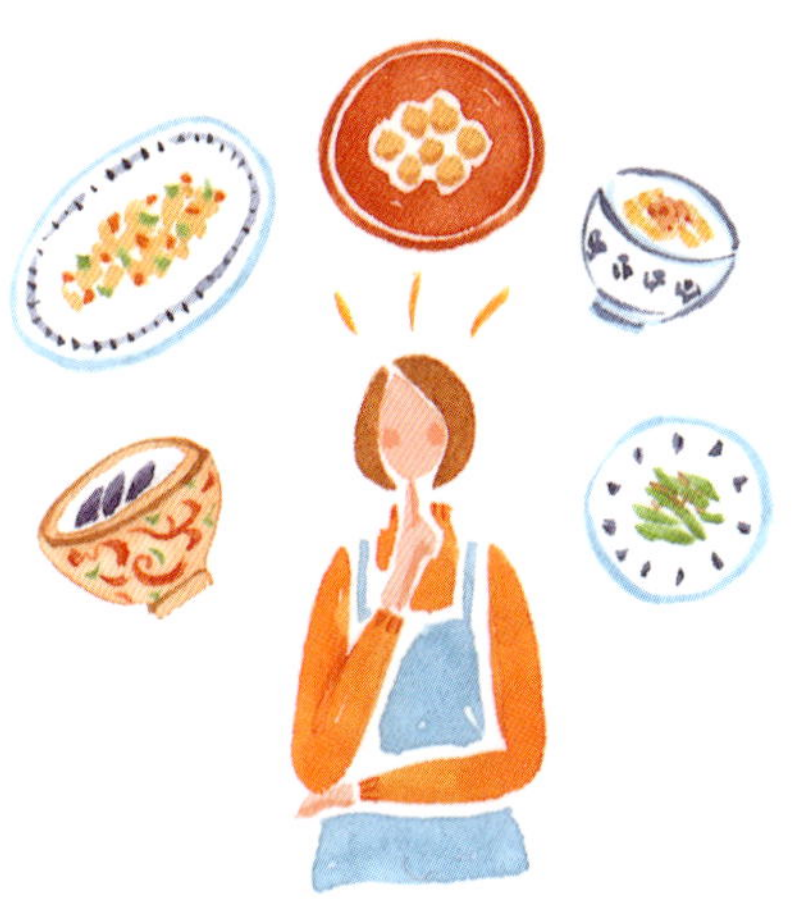

困ったときは自分でも驚くほどアイデアがわいてきて、こうすればおいしくなりそうだとか、この料理にはこれとこれが合うだろう、また味つけにも意外な発見があったりと、期せずしてよい勉強をしたと思います。

調節は根気よく

入れ歯の場合、歯茎や口の内壁と入れ歯とのすき間に食べたもの（とくに小さくて固いもの）が入りこんで痛みを感じることが多いので、時間がかかっても日常の生活をする上で痛みを感じないようになるまで調節してもらうことが大切だと強く感じました。些細なことでも医師に相談し、自分が納得するまで治療してもらったのがよかったのだと、具合のよくなった今、つくづく思います。

初めのうちは言葉を発するときも今までと違っているように感じ、しかも入れ歯がガタガタと音を立てていましたが、そのことも医師に話し、しっかり治してもらうことができました。

口の中のことは食べるだけでなく、いろいろな面に関係があるのだとあらためて感じ、これからは歯で悩んだり苦しんだりすることのないように、今の入れ歯をいつまでも大事にして健康でいたいと願っています。

健康はこまやかな配慮から

私は父の体質を受け継いでいるようで、消化器系が弱く食べても太れないのが悩みでした。二児出産後季節の変わり目には胃がしくしくと痛み、にがい胃液が出て苦しみました。大学病院での内視鏡検査で、胃に潰瘍ができていることがわかり入院、治療しました。内科的に治したほうがよいとの指示で薬を飲み続けましたが、八年して別の病院で「長い間潰瘍ができたり治ったりをくり返すと、やがて癌に移行しないとも限らない」と言われ、手術にふみ切りました。

手術してからは、それまでの胃の痛みやあの何ともいえない気分のわるさはすっかりとれて、これなら早く手術すればよかったと思ったことでした。ただ、病気ではないのですが、ダンピング症候群という後遺症が残りました。一度に食べすぎると胃が拒否反応をおこして気分がわるくなります。これはもう生涯治ることはないそうですが、その後はさほどの支障もなく元気に生活しています。大きな手術をしたわけですから、胃そのものは決して健康ではないのでしょうが、手術から二十二年、今ではすっかり慣れて自分の体質に合わせて食べる習慣がつきました。食べ方の工夫で健康でいられることを実感しています。

一つの料理が姿を変えて

夫と二人の生活で、別々の料理を作るのは費用も手間もかかりますので、一つの料理から私に合ったものに作り変えて、できるだけ無駄のないように考えました。

シチューをポタージュ風に

ふつうのクリームシチュー（夫はこのままで）から、一人分をとり分けて作ります。

●鶏肉または豚肉、じゃが芋、人参、玉葱のクリームシチューをミキサーにかけ、生クリーム少々を加え、最後にパセリを散らします。

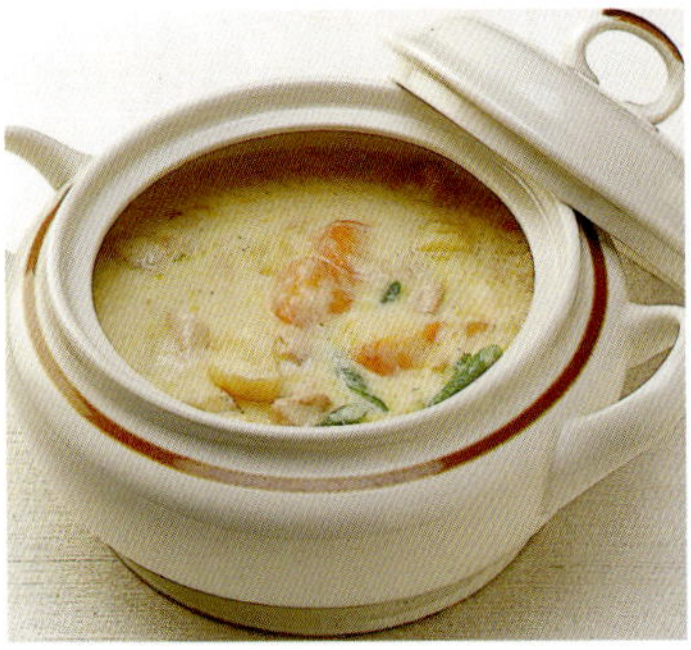

ふつうのシチュー

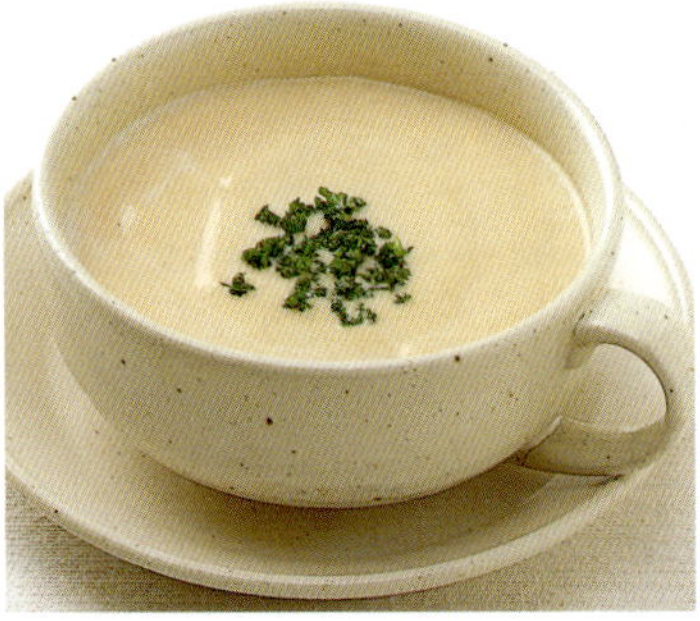

ポタージュ風

南瓜の煮ものがいろいろに

歯が痛いときにいただけるものはかなり限られます。柔らかな素材を使い、調理に工夫して飽きずにいただくようにすることも必要です。南瓜はいかようにも調理できる便利な素材でした。

南瓜の煮もの

南瓜……………600g
だし……………2カップ
砂糖、みりん…各大匙2
薄口醤油………大匙1

●種をとって適当な大きさに切った南瓜にだしと調味料を加え、汁がなくなるまでことことと静かに煮ます。お焼きをはじめ、いろいろな姿に作りかえます。

◆南瓜のお焼き

南瓜の煮ものを多めに作ったとき、姿を変えてお焼きに。

●皮をとってつぶした南瓜の煮もの150ｇと卵大1個、小麦粉大匙１を混ぜて柔らかい生地を作り、フライパンかホットプレートにサラダ油をひいて焼く（直径７～８cm、３枚）。かつお節、青海苔、糸海苔、葱、パセリなどの薬味をかけて。

◆バター焼き

５mmぐらいの厚さに切り、小麦粉をまぶしてバターで焼きます。このままでも、またはとろけるチーズをのせたり、パセリのみじん切りをふったり。

◆胡麻よごし

２～３cmの拍子木に切り、よくすった黒胡麻をまぶします。

◆コロッケ

玉葱のみじん切りをサラダ油で炒め、柔らかく煮た大豆と南瓜をすりつぶして混ぜ合わせ、小麦粉、卵、パン粉をつけてコロッケに。味が薄ければオーロラソースをかけていただきます。

◆そのほか

和風サラダ、ココットの具、スープ、グラタン、卵とじなどにアレンジしてもよいでしょう。

南瓜のお焼き

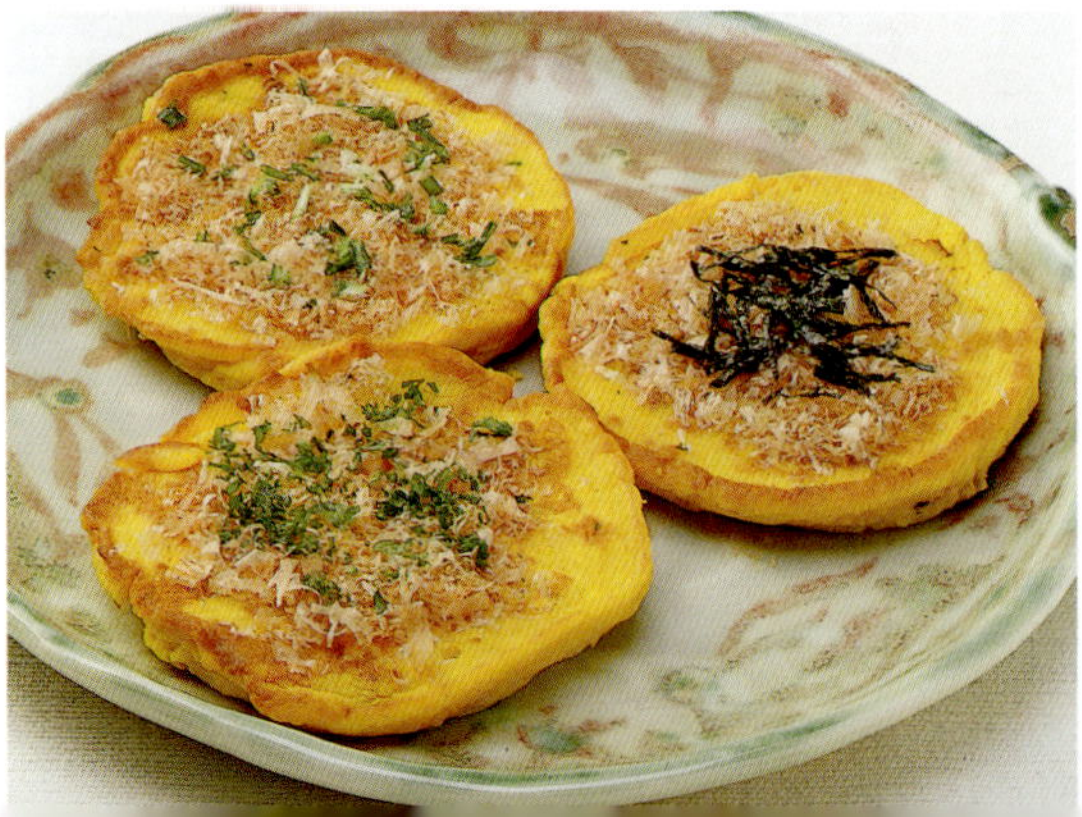

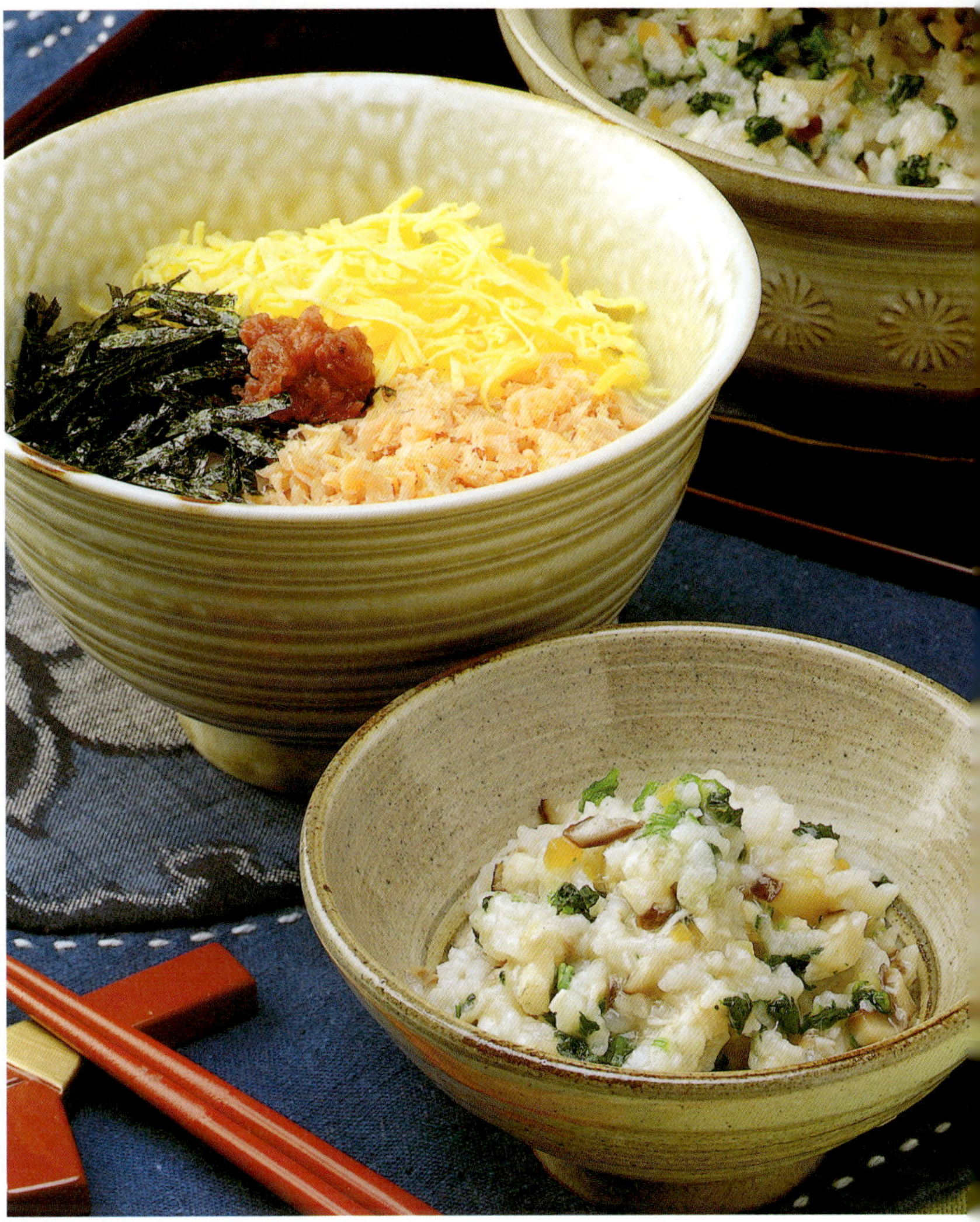

三色粥　白身魚のおじや

三色粥

鮮やかな彩りが食欲をそそります。

●焼いて小さくほぐした鮭、錦糸卵、海苔、梅干しを八倍の水で炊いたお粥にのせます。

＊お粥はもちろん、鮭も錦糸卵も多めに作りおいてさっと仕上げます。

［材料2人分］
お粥（薄塩）…2杯
甘塩鮭………1切れ
錦糸卵………卵1個分
味付海苔……少々
梅干し………適宜

白身魚のおじや

おじややお粥がやっと…、さらっと仕上げる雑炊などとてもいただけないときがあります。

●魚は塩少々をふって焼き、骨と皮をとり、細かくしておきます。熱くしただしにご飯を入れてほぐし、調味料、魚、人参、椎茸を加えて弱火でゆっくり柔らかくなるまで煮ます。ほうれん草を混ぜていただきます。

＊ご飯250gは、米で約2/3合分。

［材料2人分］
ご飯…………2杯（250g）
白身魚（鯛、かれいなど）…1切れ（60g）
人参（みじん切り）…20g
干し椎茸（戻してみじん切り）…中2枚
ほうれん草（茹でてみじん切り）…30g
だし…………1 1/2～2カップ
塩……………小匙1/2
薄口醤油……小匙1

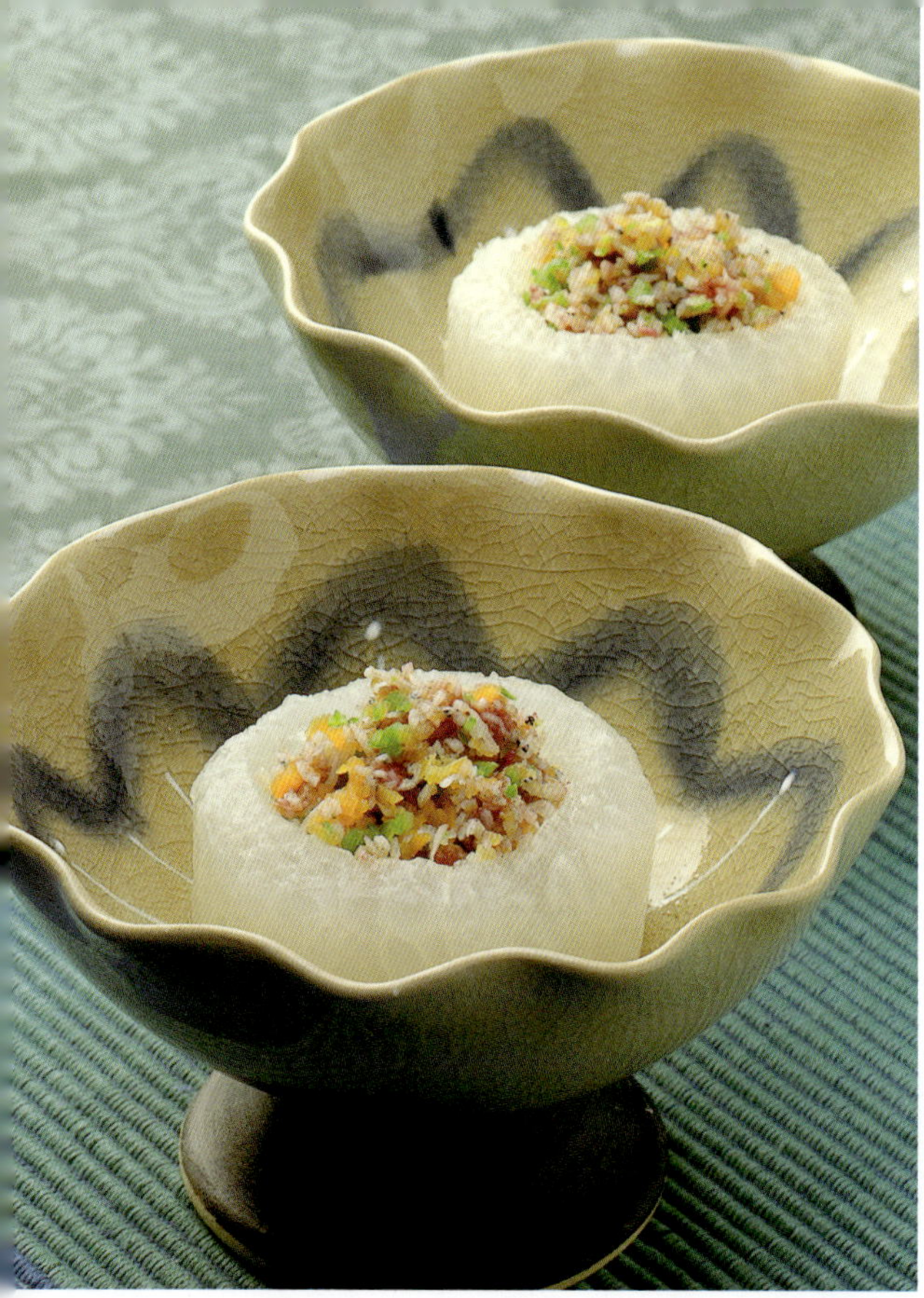

ふろふき大根のコンポート

ふろふき大根のコンポート

歯の痛いときは何回か登場する柔らかなふろふき大根ですが、ときにはこんな風にアレンジします。

●大根は皮をむいてしばらく水にさらし、塩を入れた米のとぎ汁で茹でます。柔らかくなったら水で洗い、大根の中央をスプーンでくり抜き、この大根をみじん切りにし、具と合わせて、くぼんだところにこんもりと詰めます。

［材料2人分］

大根（3.5cm厚さの輪切り）…2切れ（250g）
　米のとぎ汁…大根にかぶるくらい

〈詰める具〉

- かに（缶詰、小さく切る）…………30g
- さやいんげん（塩茹で、みじん切り）2〜3本
- 人参（柔らかく茹で、みじん切り）…少々
- 梅干し（よくたたく）……………1個
- 醤油……………………………少々

茄子の甘酢煮

白味噌と柚子の香りがおいしい煮茄子の一皿です。

●茄子は水にさらした後、酢を入れた熱湯で3分ほど茹で、ざるに上げます。鍋にだしと調味料、茄子を入れ、汁気がなくなるまで煮、器に盛って柚子をのせます。

［材料2人分］

茄子（皮をむき3cm角位に切る）1〜2本（200g）
　水………2カップ
　酢………大匙1

〈だしと調味料〉

- だし……1カップ
- 砂糖……大匙2弱
- 白味噌…大匙1
- 酢………小匙1

柚子の皮（せん切り）…適宜

茄子の甘酢煮

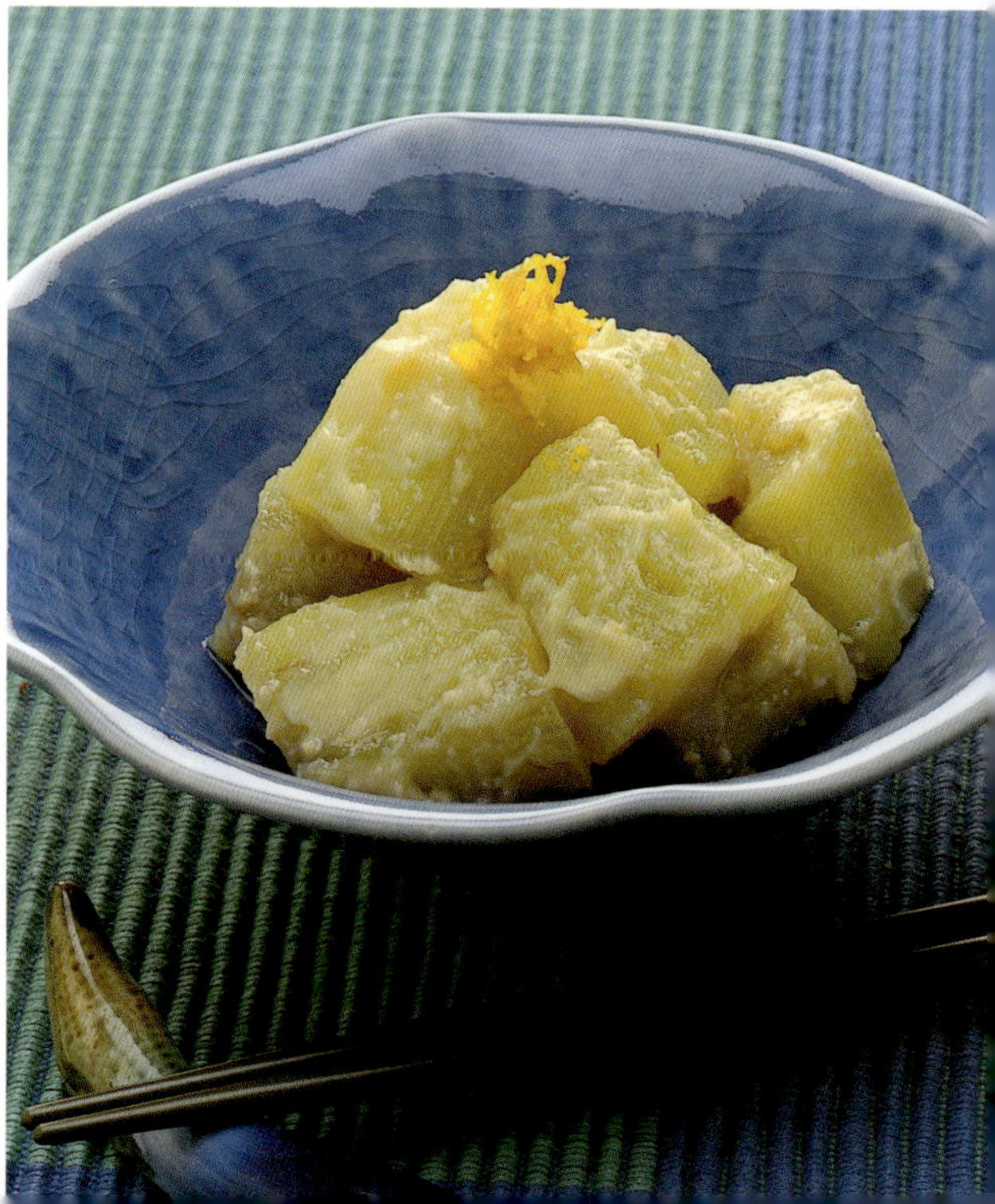

野菜いろいろ

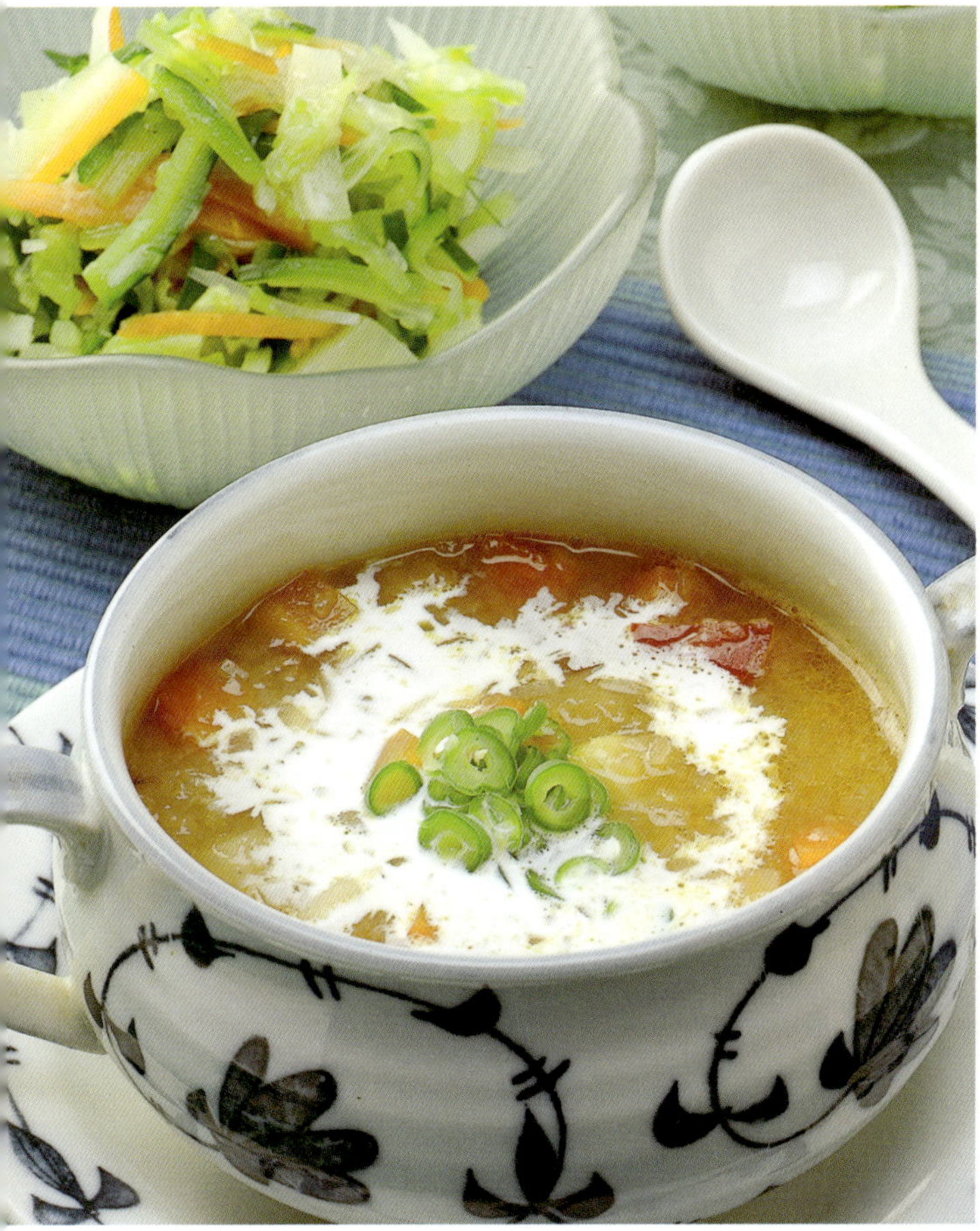

野菜の柔らかサラダ　カレー風味の芋スープ

野菜の柔らかサラダ

痛みが少しやわらいだら一人分100gの茹で野菜も楽しくいただけます。

●人参は、塩少々を入れて柔らかに茹でます。他の野菜は刻んだらざるに入れて熱湯をかけ、かるく絞って人参と混ぜます。ドレッシングをかけていただきます。

[材料1人分]
野菜……合計100g
・胡瓜、キャベツ、人参など
(2cm長さの細いせん切り)
・レタス(1×2cmのざく切り)
〈ドレッシング〉
酢……………小匙1
レモン汁……少々
オリーブ油…小匙1/2
塩、胡椒……各少々
砂糖…………小匙1/3

カレー風味の芋スープ

煮くずれるほどに柔らかいお芋とカレーの風味がよく合います。

●人参を水に入れて電子レンジで3分加熱、芋類を加えてさらに4分、柔らかくします。

鍋で玉葱を炒め(弱火)、透き通ってきたらスープ、カレー粉、芋類、人参を加えてしばらく煮、味をととのえます(さつま芋が煮くずれてもおいしい)。

盛りつけて、さやいんげんを浮かせ、生クリームをかけます。

[材料2人分]
さつま芋(1cm角に切る)…50g
長芋(1cm角に切る)………50g
人参(1cm角に切る)………40g
水……………3/4カップ
玉葱(みじん切り)……小1個(120g)
バター(炒め用)………小匙1
スープ(湯+スープの素1個)1 1/2カップ
カレー粉………………小匙1/2〜1
塩、胡椒………………各少々
さやいんげん(茹でて薄切り)…適宜
生クリーム(コーヒーメイト)……10cc

白花豆と芋のマヨネーズグラタン

ごく柔らかく茹でた豆とじゃが芋、すりおろした長芋を合わせてグラタンに。

●白花豆はつまんでつぶれるくらい柔らかく茹でます。缶詰の場合ももう一度柔らかく煮ておきます。

じゃが芋は豆と同じ大きさに切り、柔らかく塩茹で。玉葱はバターで透き通るまで炒め、長芋にマヨネーズを混ぜておきます。

材料を全部合わせ、塩、胡椒で味をととのえて器に入れ、チーズをふります。230℃のオーブンで約10分、焦げ目がつくまで焼いて、パセリを散らします。

［材料2人分］
白花豆（茹でたもの）…50g
じゃが芋………………60g
長芋（すりおろす）……100g
　マヨネーズ…………大匙2
玉葱（みじん切り）……30g
　バター（炒め用）……大匙1/2
塩、胡椒……各少々
パルメザンチーズ……適宜
パセリ（みじん切り）…適宜

南瓜と大豆のグラタン風　白花豆と芋のマヨネーズグラタン

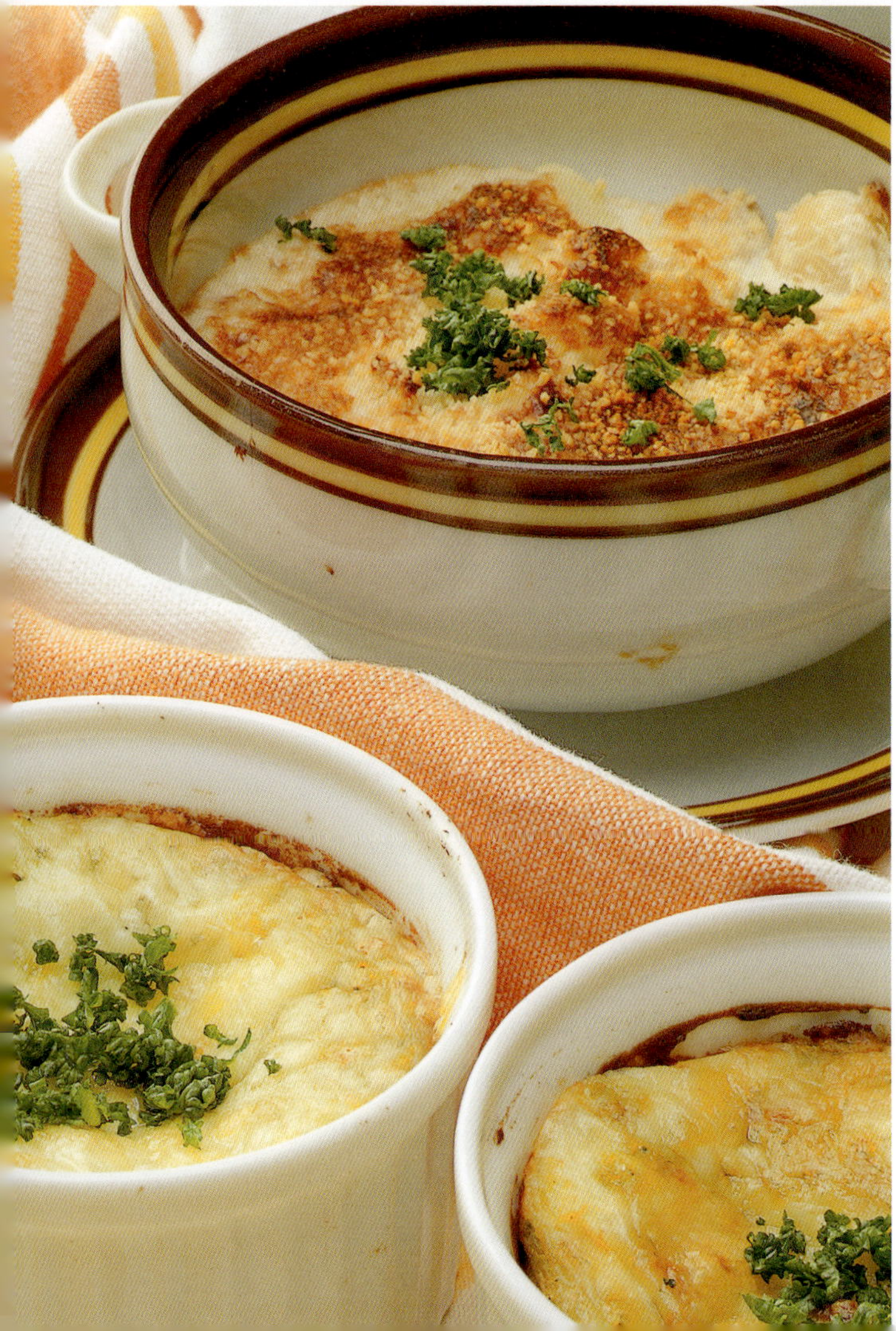

南瓜と大豆のグラタン風

冷凍してもおいしさが変わりません。

●南瓜に大豆、他の材料、調味料を加えて混ぜます。サラダ油をぬった器に入れ、チーズをのせ、パセリを散らして230℃のオーブンで焦げ目がつくまで焼きます。

＊大豆は柔らかに茹でておきます。

［材料　径8cmの型5～6個分］
南瓜（柔らかく茹で、つぶす）…300g
茹で大豆（すりつぶす）……100g
玉葱（すりおろす）…………30g
生クリーム（または牛乳）…1/2カップ
塩……………………………小匙2/3
胡椒、ナツメッグ…………各少々
バター………………………大匙1
サラダ油（器にぬる）……適宜
とけるチーズ…………適宜
パセリ（みじん切り）…適宜

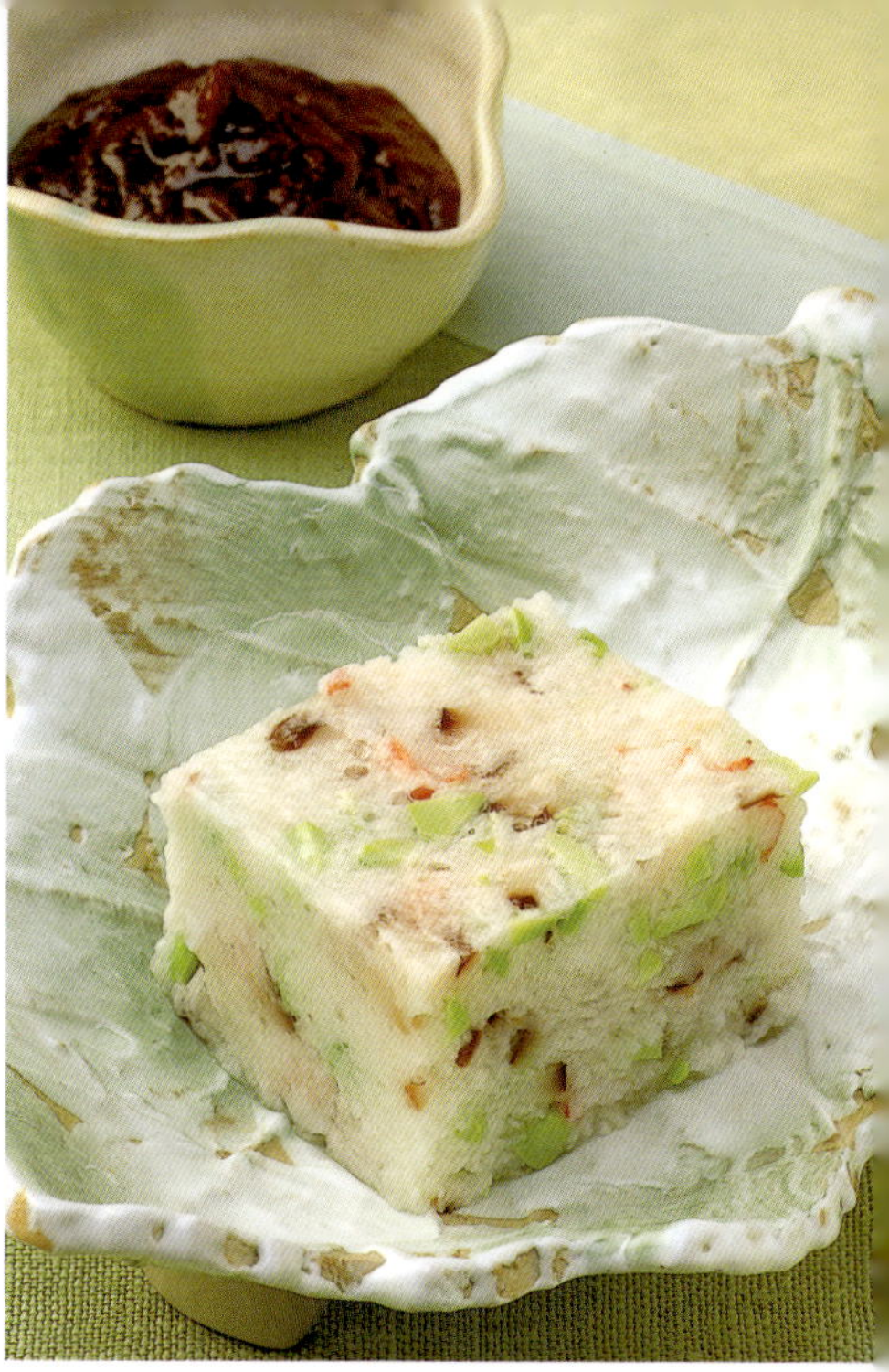

長芋豆腐

長芋豆腐

のどごしのよい一品です。

●材料を合わせ、分量の水で煮溶かしたゼラチン液を入れて混ぜ、冷やし固めます。六切れに切り分け、胡麻風味の柚子味噌、または、わさび醤油でいただきます。

［材料14×11cmの型1個分］

長芋（すりおろす）………300g
海老（茹でて細かく切る）…50g
枝豆（柔らかく茹で粗みじん）50g
生椎茸（細かく切って茹でる）2枚
粉ゼラチン…10g
水100cc（ゼラチンをふやかす）

〈柚子味噌〉

すり胡麻（よくする）…15g
味噌……………………50g
砂糖………大匙3強（30g）
だし、酒…各大匙1
柚子の皮（すりおろす）小匙1

豆腐の変わり焼き

［味噌風味］

柔らかくて栄養もある豆腐はふだんから重宝していますが、歯の具合のわるいときはなおさらです。

●味噌だれの材料を合わせ、塩をし、粉をつけた豆腐の両面にぬります。フライパンに油をひき、豆腐をやや弱火でこんがりと焼き、柚子を散らします。

［材料2人分］

木綿豆腐…2/3丁（200g）
（四等分し、水気をきる）
塩………小匙1/2
薄力粉…適宜
サラダ油…少々
柚子の皮（すりおろす）…適宜

〈味噌だれ〉

味噌……大匙1
卵………1/2個
砂糖……小匙1/2
生姜（すりおろす）…小匙1/2

［トマト風味］

●ケチャップだれの材料を合わせます。塩、胡椒した豆腐に粉をまぶし、たれを両面につけます。フライパンに油を薄くひき、豆腐を弱火で色よく焼きます。

［材料2人分］

木綿豆腐…2/3丁（200g）
（四等分し、水気をきる）
塩、胡椒…各少々
片栗粉……適宜
サラダ油……少々

〈ケチャップだれ〉

トマトケチャップ…小匙4
卵……………1/2個
玉葱（すりおろす）小匙2
塩……………小匙1/3

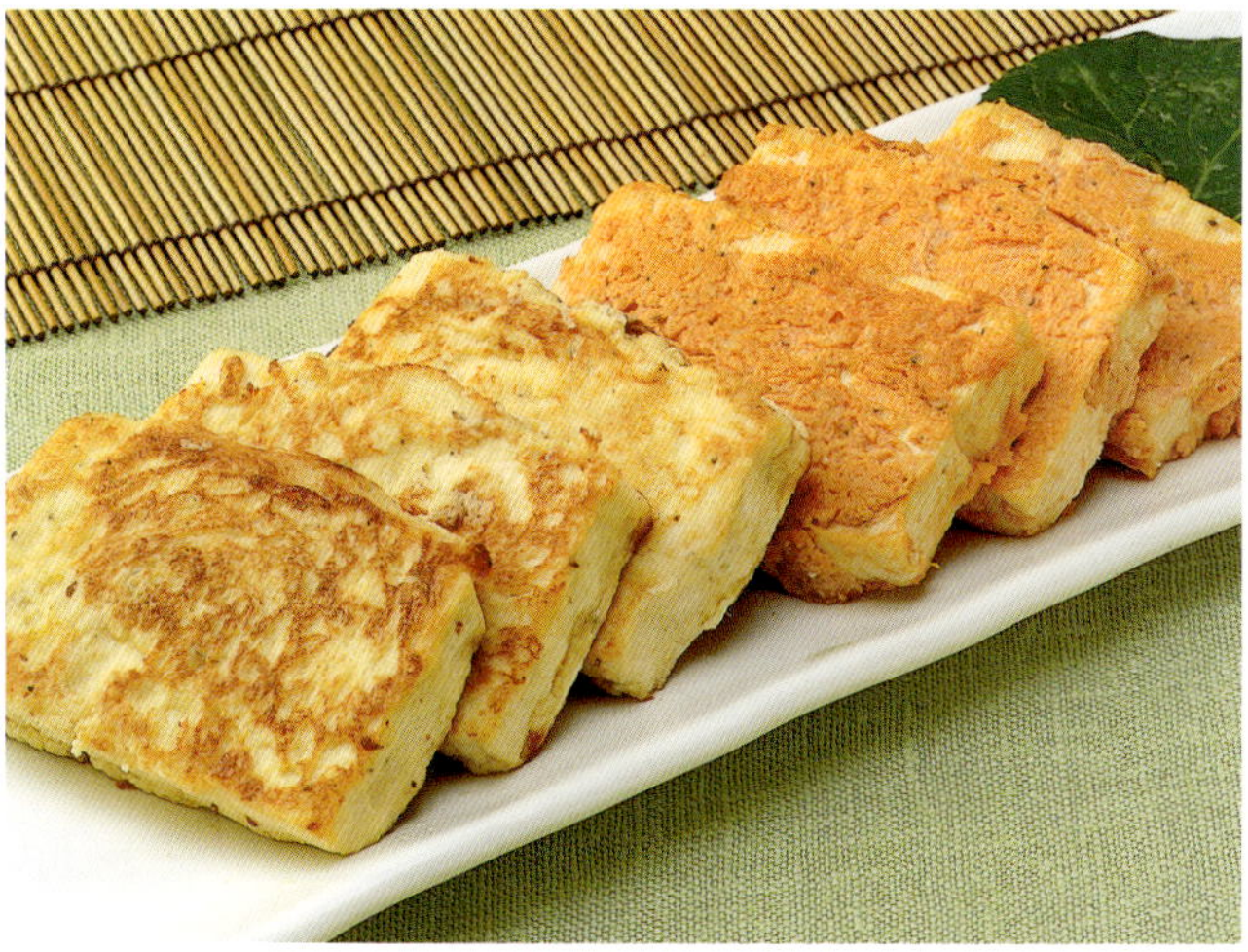

豆腐の変わり焼き
トマト風味（右）　味噌風味（左）

りんごと柿のチョコリーゼ

柿とりんごの季節が同じでよかったと思う、うれしい一品です。

●りんご、柿を水にさらしてざるに上げます。鍋にバター、砂糖、チョコレート、水を合わせて火にかけ、溶けたらりんごと柿を入れて柔らかくなるまで煮ます。レモン汁をかけていただきます。

[材料4～5人分]
りんご、柿（1.5cm角に切る）…合わせて500g
バター……………小匙2
砂糖………………大匙4
板チョコレート…2片（約15g）
水…………………1カップ
レモン汁…………少々
ハーブ（ミント）

紫羹

色のきれいなジュースで作る寄せもの。ベースは缶詰の白桃です。

●水に粉寒天を入れ、混ぜて煮溶かし、砂糖を加えて2～3分煮て火を止めます。桃としそジュースを加えて混ぜ、粗熱をとって水でぬらした流し箱に入れて冷やし固めます。

[材料 14×11cmの流し箱1個分]
白桃シロップ漬け…250g（大1缶）
（ミキサーにかける）
水……………………1 1/2カップ
粉寒天………………小匙1 1/2
砂糖…………………大匙4強（40g）
しそ（またはぶどう）ジュース…小匙3～4

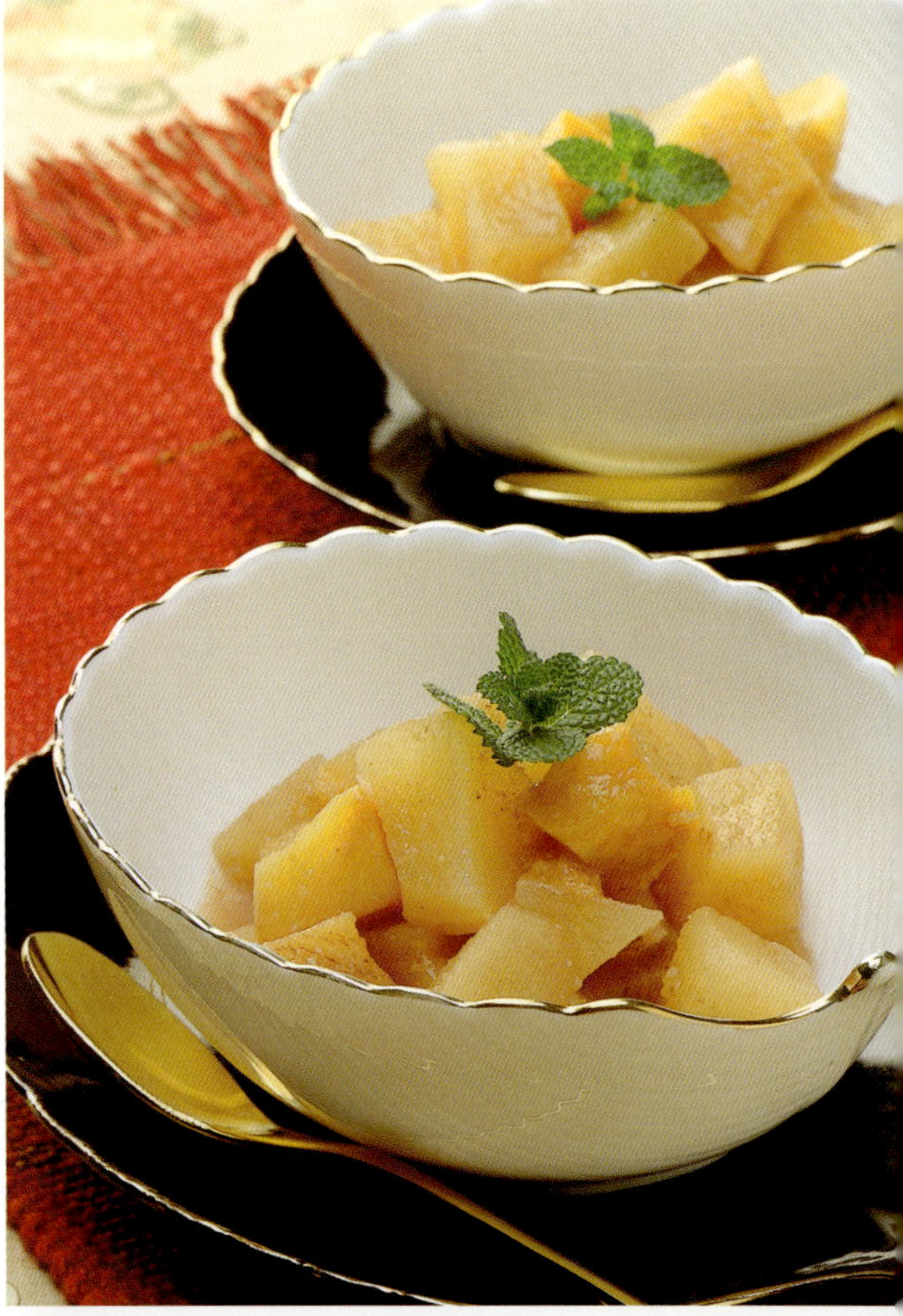
りんごと柿のチョコリーゼ

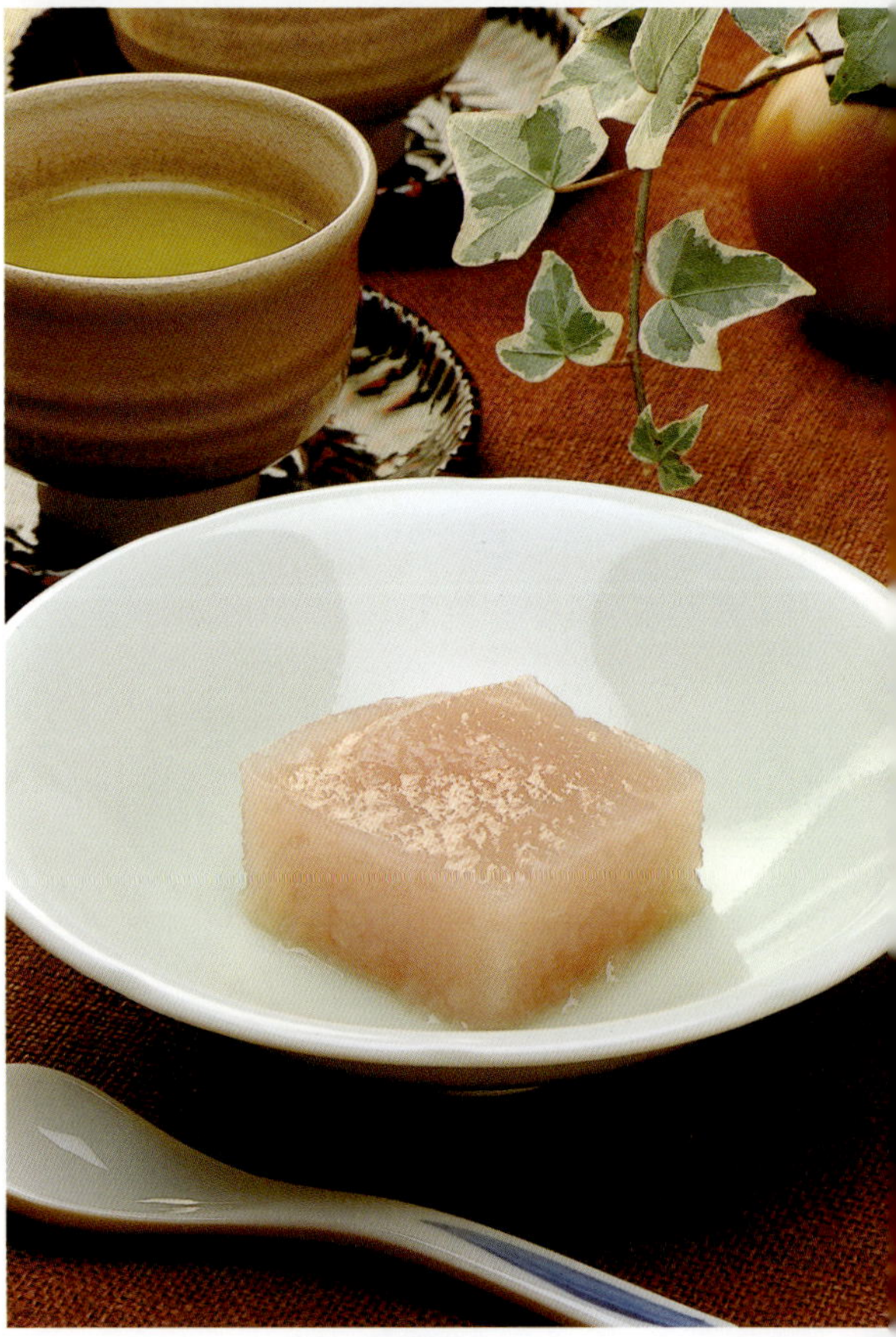
紫羹（むらさきかん）

ホットケーキサンド

栗とりんごのペーストを挟んで、ちょっとぜいたくにいただきます。

●りんごはひたひたの水で柔らかく煮てつぶし、栗と合わせてペーストを作ります。

ボウルに卵と砂糖を入れてしっかり泡立て、牛乳を加えてかるく混ぜ合わせ、ふるった粉類を入れてさっくり混ぜます。

ホットプレートにバターを薄くひいてたねを1/6量ずつ3枚、丸く流し、蓋をして弱火で焼きます。表面がまだ柔らかいうちにいったんとり出し、残りを同様に焼きます。

表面がまだ柔らかいうちに、ペーストをのせて広げ、先にとりおいた3枚を、焼き目を上にしてかぶせ、蓋をして弱火で中まで火を通します。

*丸い型を使って焼くと2枚の大きさがきれいに揃います。

[材料　径7～8cm6枚、3重ね分]

小麦粉（B.Pと塩少々を一緒にふるう）…100g

　ベーキングパウダー………小匙1　1/2

卵……………1個

砂糖…………大匙3強（30g）

牛乳…………1/2カップ

┌栗（甘煮、よくつぶす）…80g

└りんご（粗みじん切り）…1/2個（約120g）

ホットケーキサンド　クリーミービスケット

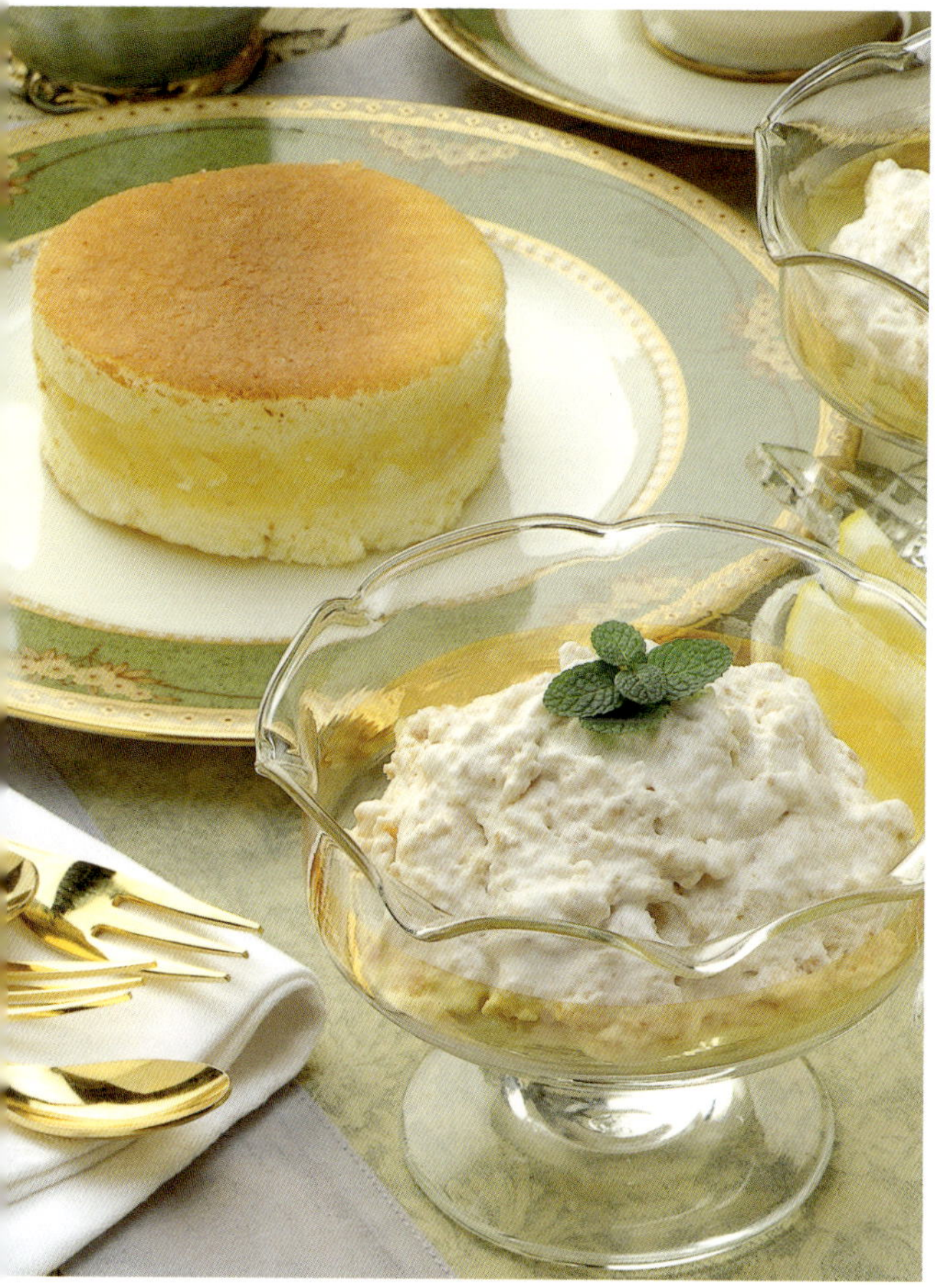

クリーミービスケット

ちょっと甘いものが欲しいときに、ささっと作る簡単甘味。生クリームでしっとりしています。

●ビスケットをポリ袋に入れ、麺棒を転がして細かく砕きます。

生クリームに砂糖を加えて八分立てにし、ビスケットと合わせ、レモン汁を加えます。

[材料2人分]

ソフトビスケット…7～8枚（約40g）

生クリーム……1/2カップ

　砂糖…………大匙2強（20g）

レモン汁………少々

ハーブ（ミント）

ドクターからのメッセージ 5

義歯との上手なおつき合い

池上英明

義歯の不具合は、食事がすすまなくなるだけでなく、ときには精神的なストレスから社会生活にまで影響を及ぼすことがあります。

新しく義歯を作られると、「慣れるまでは……」と、必ず言われることでしょう。義歯はあくまでも人工臓器であり、さまざまな形態や種類があります。とくに、口の中いっぱいになるような大きな義歯が突然入りますと、慣れるまで時間を要するものです。個人差もありますが、たいていは二〜三週間もすれば落ちつきます。しかし、ときとして半年近くかかる場合があるのも確かです。この背景には、歯科医の技術的な度合いはもちろんですが、患者さん自身が心身の不適応を乗り越えようとする努力の度合い、歯科医とのコミュニケーションの度合いなども影響するものと考えられます。

調整期間を大切に

新しく義歯が入った後、何回か調整のために来院していただきます。ご本人には気がつかないような微妙な調整もありますが、義歯を作らせていただいた側としては、その方の食生活上の癖や心理的な満足度をはかり、後に不具合が生じた場合の参考にする大切な期間です。不具合がないと思えても通院して、義歯と気長におつき合いしていく関係を医師とともに作ることが大切でしょう。

義歯のとり扱い、残った歯や歯茎（顎堤）の管理などは、教わった通りに実行してください。ご自分で義歯の裏側をけずったり、バネを曲げたりされる器用な方がいらっしゃいますが、禁物です。複雑な運動をする0・何ミリ単位の噛み合わせのバランスがくずれ、急に義歯がはずれやすくなったり、しっかりと残っていた歯までダメにしてしまう原因になります。とくに痛みなどなくても定期的に、できれば半年に一度は義歯の調整とともに残っている歯や歯茎の状態を診ていただきましょう。

義歯に慣れてきますと、それぞれご自分にあった食事法を見出されるようです。我々が思ってもいなかった固いものや繊維質のものでも召し上がれていると聞きますと、うれしいものです。

充分な相談と検討をかさねて

保険診療で使用される材料にアレルギー反応を示したり、どんなに努力してみてもふつうの義歯を受けつけない方もいらっしゃいます。そのような場合だけとは限りませんが、保険診療適応外である材料の特性を充分生かして作られる義歯や、生体適合性のよい材料で作られた人工の歯根を顎の骨の中に埋めこむ、インプラントという方法もあります。これらは決して安くはない自費の治療となりますし、外科的な手術を伴う高度な技術を要するものでもありますので、充分に相談された上で治療を受けられることをおすすめします。

（池上歯科医院）

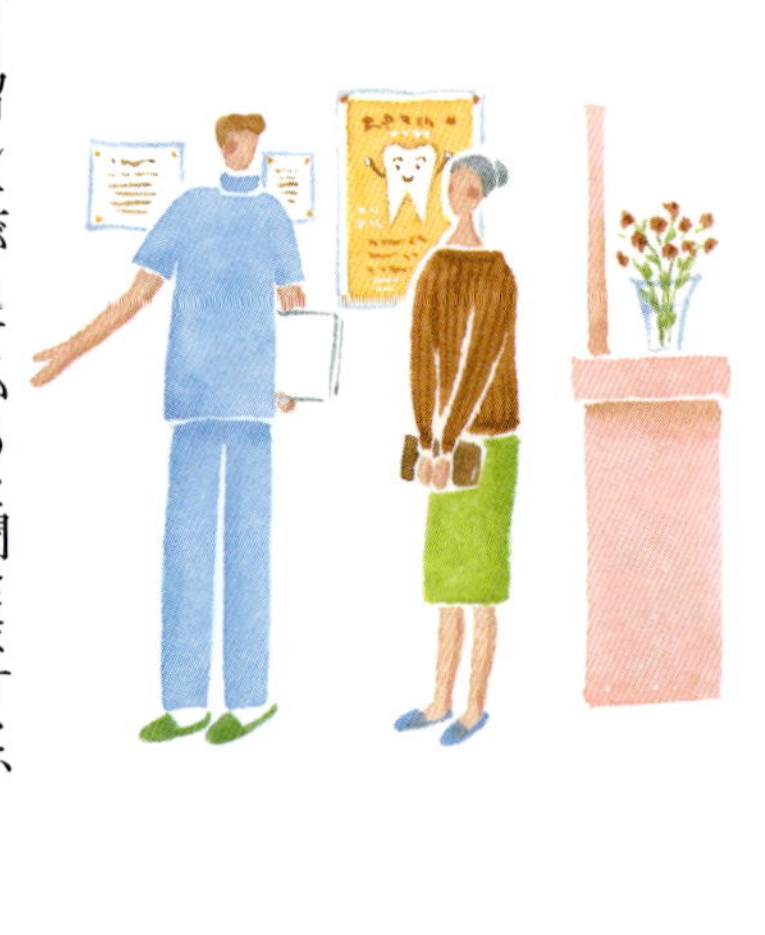

5

胃にやさしい術後の食事

元気になってゆくにつれ
食べられるもの、食べたいものがふくらみます

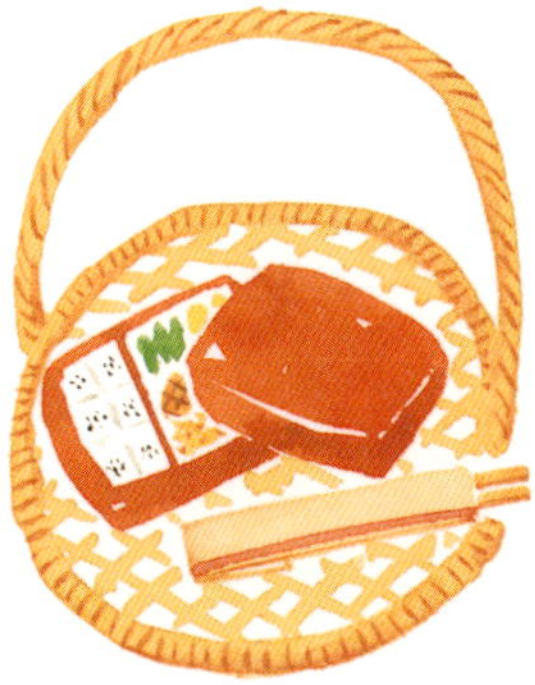

料理／神原博子

術後三年、体をいたわりながら

――神原博子（70代・静岡）

部分的にしていた健康診断も七十歳を前にして、これからは毎年続けて精密検査を受けようと手続きをいたしました。その第一回目に、胃にポリープがあると診断されました。

食べること、作ることが好きで、そして何よりも丈夫が取り柄の私でしたから、いささか戸惑いました。しかしどう考えてもとり除いたほうがこれからの生活を安心して過ごせると思い、全ては医師を信頼して手術することにいたしました。

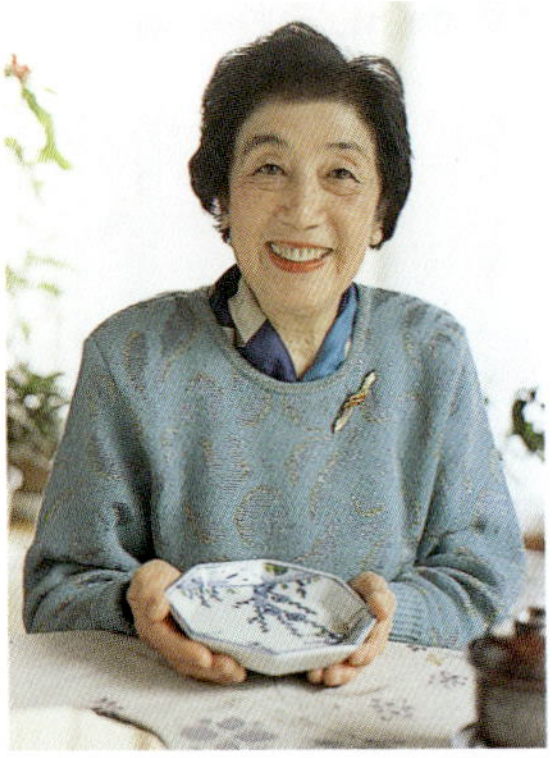

お料理上手、パン焼き上手の神原さん。毎日体に調子を聞くのが習慣になりました、と。

家族は夫（当時78歳）と二人の生活でした。夫はこの五～六年、床につくほどのことはないにしても、何かと介護に手と時間がかかる状態でした。早速、病院にお願いして、ショートステイの形で先に入院させていただき、その後、私も大急ぎで入院のための荷物をまとめて病院に入りました。

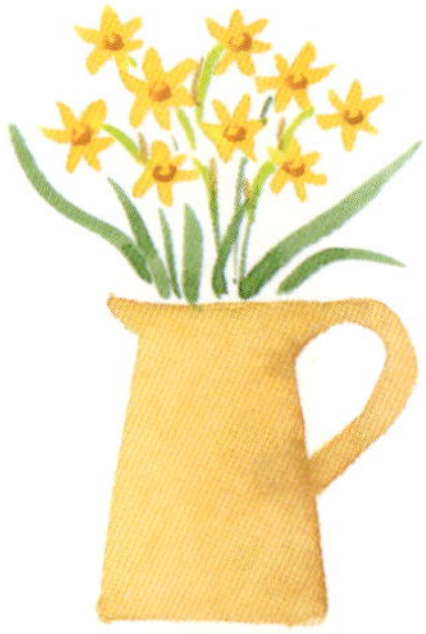

胃の三分の二を切除する手術でした。術後は退院しても、夫の看病に耐えるだけの体力をつけるため、一か月近く入院し、夫にはもうあと一か月我慢してもらい、食事作りが何とかできるくらいになって、ようやく二人の生活に戻りました。

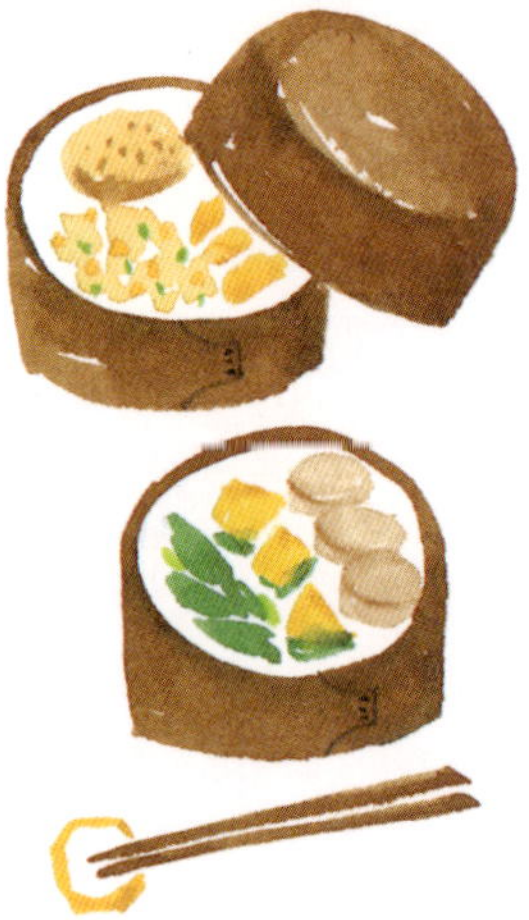

日頃、何かと心にかけてくださる多くの友だち、知人、遠くにいる息子の家族たちに支えていただきながら、加えて夫のことではデイサービスや入浴介助など、公の機関にもお世話になりました。

退院後の記録を見ると、二か月間一日も欠かすことなく、大根の煮ものやほうれん草の茹でたものなど食べやすいおかずを、ときにはお弁当まで持って、代わるがわる友人が様子を見に寄ってくださったことが記してあり、このときのいただきものはほんとうに助かりました。

時間の経過とともにお粥を順次重くしていき、いただきものに合わせて青菜と野菜類、豆類をつとめて摂るように心がけました。青菜の白和え、里芋の甘煮、豆腐のあんかけなど、また私は"三食パン"でもよいほうですので、クリームスープ、野菜の柔らか煮、芋類のグラタンなども胃の調子をみながら作りました。一年が経つ頃には、ようやく友の会など公の用事ができるようになり、看護と家事とのサイクルにも慣れてまいりました。

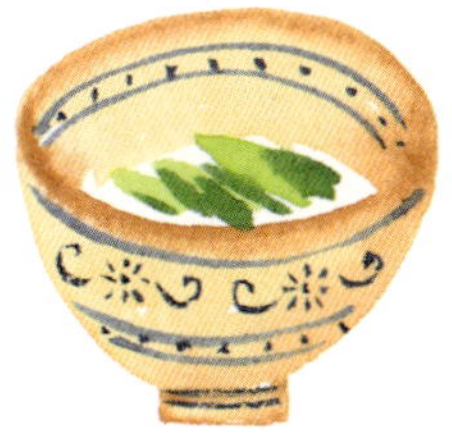
ほうれん草のおひたし

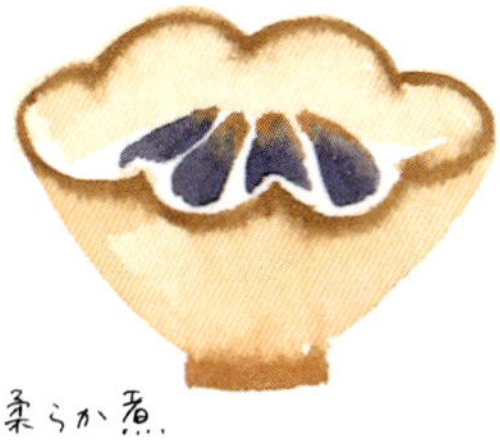
茄子の柔らか煮

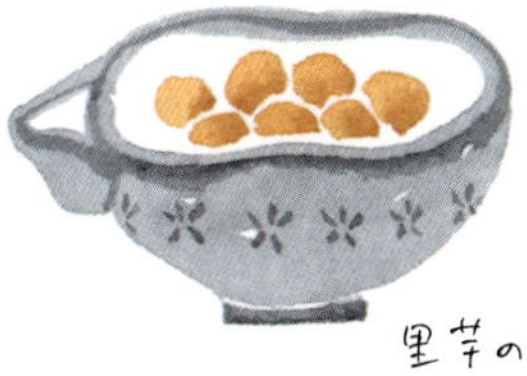
里芋の甘煮

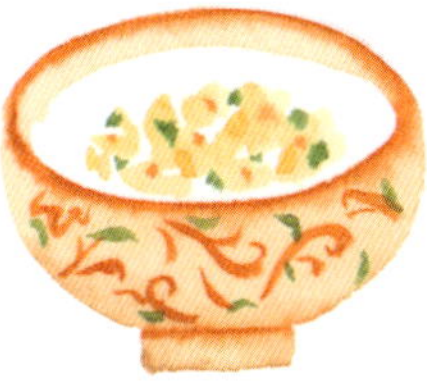
青菜の白和え

こうして夫と二人、お互い元気で術後二年目を過ごそうとしていた矢先、夫が心不全のため亡くなりました。同行二人が一人となり、夫亡き後の煩雑な用事と体の調子の両方の様子をみながらの一時期は、今思い返しても厳しいときでした。
手術直後は体重が9kg減って46kgに。その後なかなか増えず、一年経ってやっと1kg増でした。二年目も1kg増え48kg。私は体重47～48kg前後のときがもっとも調子がよいようで、体の調子も検査の結果もよいので、太っていたときの動きのわるさなど思い返して、これ以上は増えないように注意しています。しかし、三年目には50kgになり、少々太り気味になってきたので、さらに自重して毎日を過ごしたいと思っています。

"いつも楽しく、おいしく"を心がけて

食事は病院の指導と、日頃、私どもが学んでいる食の勉強がたいへん役に立ちました。食べる量は、初めは目安量の70～80%、1200～1300kcalを目標にしました。いっぺんには胃が受けつけませんし、また、食べものの嗜好も多少変わり、今まで食べられたものが何となく不快に感じられることもありました。その日の具合で消化ができなく、4～5時間も胃にたまり、吐き出してしまうことも何度か味わいました。せっかく気をつけて食べているのにと少々落ちこむこともありましたが、できる限り"いつも楽しく、いつもおいしく"を心がけました。

食べたもの調べ

折々に食べたもの調べをして経過をみて、術後一年半頃には１３００～１４００kcalに増やしました。たんぱく源は魚類を多く脂質は少なく、野菜は朝食で100ｇ（緑黄と人参は必ず摂ること）、豆腐マッチ箱大、わかめなど海藻類を20ｇなど、量と質を考え、昼と夜のバランスにも配慮して調理しました。

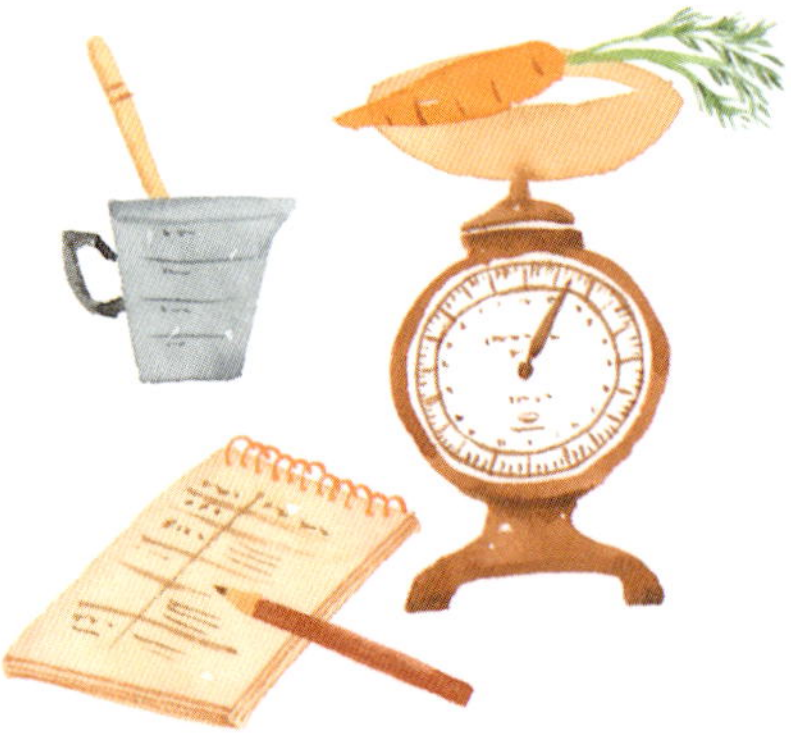

体にやさしいものを

消化のよい食品をチェックしておくのも大事でした。体に合って具合のよい食品にも個人差があるようです。調理するときは食べやすいように、消化しやすいようにと、形や大きさはふつうよりやや小ぶりに。繊維を切る方向に、またはたたくなどの工夫も効果があります。ことに術後は、ふだんから自分の口に合っているものをさらにおいしくする必要があって、たとえば、だし（次頁）、スープを丁寧にとって使うなど心がけました。

決して無理をしないこと

その日の胃の調子と相談しながら食べること。よく噛み、腹七～八分目を心がけます。一口よけいに摂ったために、あとでとても苦しくなることをたびたび経験しました。また、食後の消化を助けリラックスするために、食べたら遠慮なく30分くらい休息をとりました。

つとめて体を動かして

歩くなどほどよい運動を心がけ、一日の中で少しでも体全体を動かすように努力いたしました。

現在、大きな手術をしたとは思われないように元気だとよく言われます。ほんとうにおかげさまの一語につきます。あらためて食べることの大切さを身をもって知りました。人目には元気そうに見えても、今も胃からはもちろん、体全体からしぜんにサインが送られてきますので、私としては毎日チェックして今日は少し控えよう、今日は大丈夫、と心身のバランスをとりながら歩んでおります。

だしのストックと合わせ酢のもと

病後は何かとすぐに体が動かないときもありますので、だしのストックと合わせ酢のもとを瓶に入れて冷蔵庫に保存、たいへん助かりました。料理や好みに応じて味に変化をつけて使います。

◇ストック用のだし

水…………………3　1/2～4カップ
かつお節………20g
昆布……………10×8cm

水に浸した昆布が少々水を含んだら火にかけ、沸騰寸前にとり出します。かつお節を入れて静かに１～２分煮、火を止めます。

これは漉して3カップほどになりますので、

- 朝食の味噌汁に1カップ
- お昼の麺の汁用に1カップ
- 煮もの、和えもの用に1カップ

といったように使い分けます。だしは日をおくと生臭くなるので一度にたくさんはとりません。なるべく新しいうちに使いきります。

◆焼き茄子の味噌汁

これは朝の味噌汁の一例です。焼き茄子と香ばしいたたみ鰯がよく合って、さわやかです。

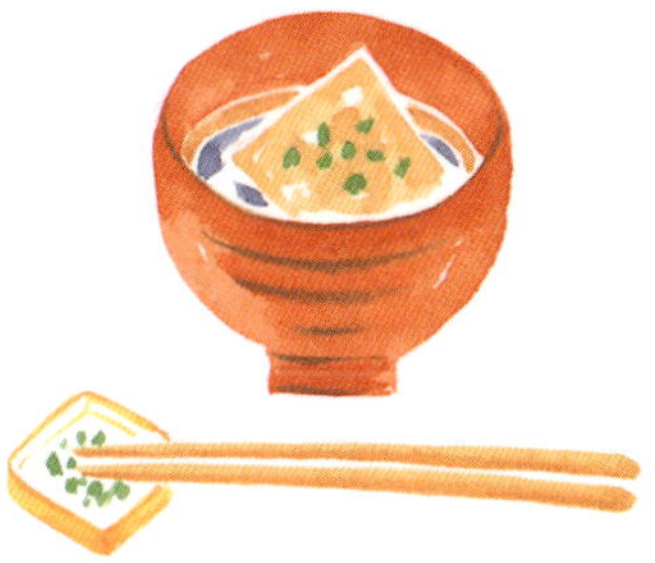

だし1カップ　味噌10～15g　茄子小1本
たたみ鰯5cm角　葱またはしその葉

●お椀に焼き茄子を盛り、熱々の味噌汁を注ぎ、さっと焙ったたたみ鰯を茄子の上にのせて青味を散らします。

◇合わせ酢のもと

酢……………1/2カップ
砂糖…………大匙2
塩……………小匙1
醤油…………少々

だしで割って酢のものや和えものに、サラダ油やワインを加えてドレッシング代わりに使います。また、醤油、胡麻油、ケチャップ、マヨネーズ、辛子などと合わせて、変わりドレッシングにもいたします。

◆胡瓜とわかめの和えもの

和えものは私の朝の食事に欠かせない一品です。和えるものはいろいろですが、わかめだけでもおいしくいただけます。

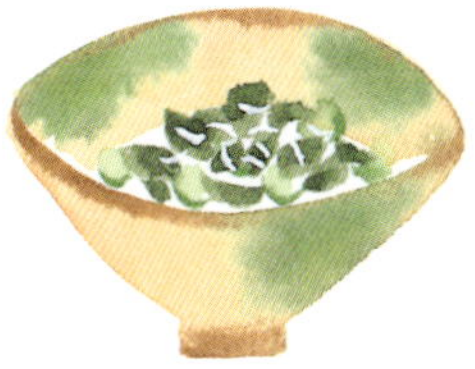

胡瓜100g　生わかめ20～30g
白す干し10g　針生姜少々
合わせ酢のもと、だし各大匙1 1/2

●かるく塩をした胡瓜、湯通ししたわかめ、白す干しを合わせ酢で和えます。

豆腐入り茶碗蒸し

お豆腐はさっと茹でてから使うと、味がよくなります。

●豆腐を2cm角に切って器に入れ、卵汁を注ぎます。湯気の立った蒸し器に入れて蒸します。火加減は、初め中火で4分、表面が白っぽくなったら弱火で6分、さらに火を弱めて3～4分蒸して火を止め、三つ葉を入れます。

献立例
・ひらめの煮つけ
・じゃが芋の白煮
・春菊とほうれん草の柚子酢和え

[材料2人分]
〈卵汁〉(合わせて漉す)
- 卵……1個
- だし…1カップ
- 塩……小匙1/3弱
- 醤油…小匙1/3

絹ごし豆腐(湯にくぐらす)…1/4丁(80g)
三つ葉(または青海苔)…適宜

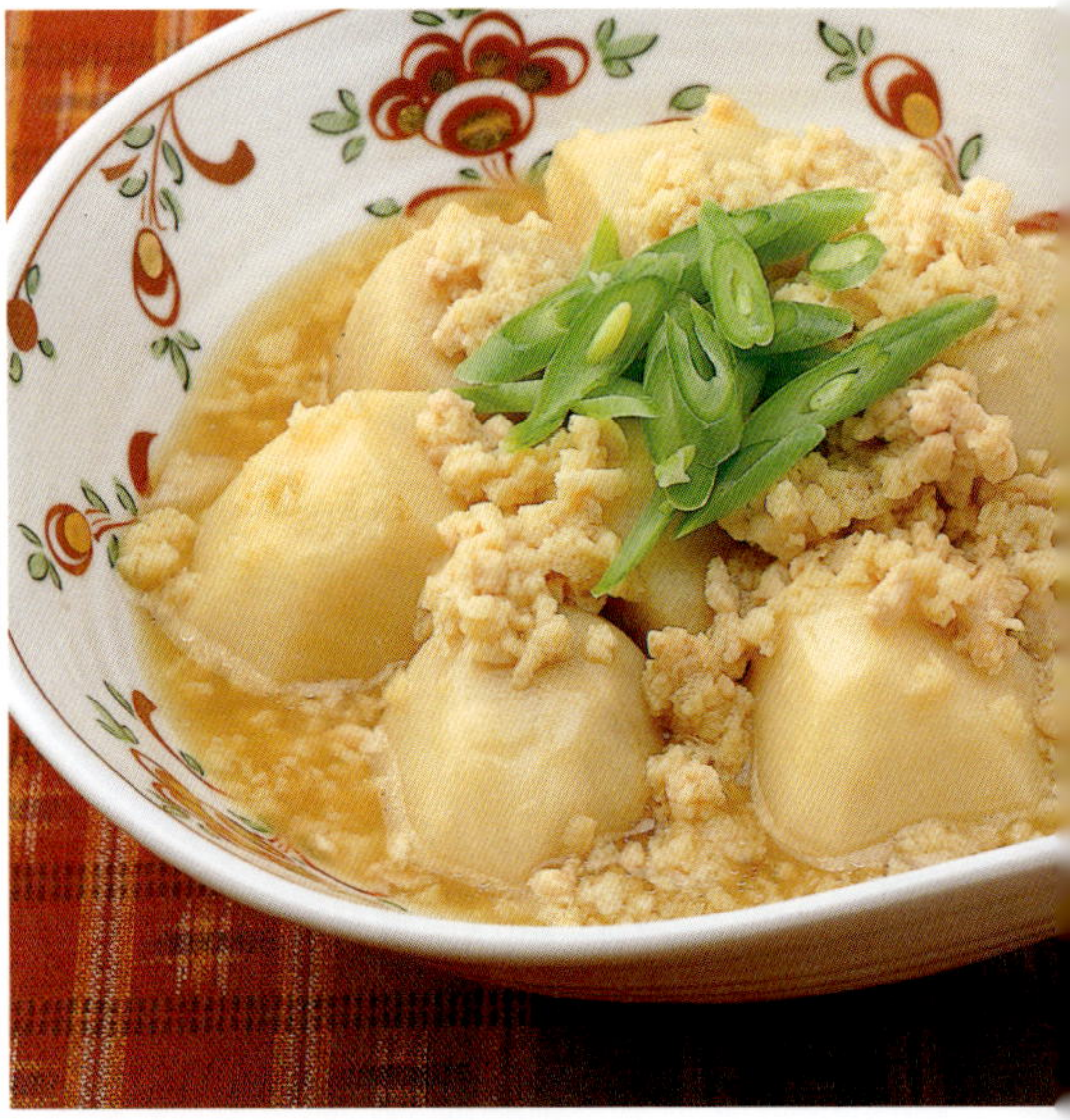
里芋の高野豆腐入りそぼろ煮

里芋の高野豆腐入りそぼろ煮

退院後、胃の中に一番素直に入っていったのが里芋でした。

●高野豆腐は水で戻し、かるく絞ってフードプロセッサーにかけます。挽き肉を炒め、続いて里芋を加えて炒め、だし、調味料を入れて10分ほど煮、高野豆腐を入れてさらに20分前後煮ます。水溶き片栗粉でとろりとさせ、青みを散らします。

献立例
・鮭の野菜入り酒蒸し
・おろしりんごの和えもの

[材料4人分]
里芋(一口大に切る)4～5個(250g)
高野豆腐…2枚(戻して100g)
鶏挽き肉…100g
だし………2 1/2カップ
砂糖………大匙3
醤油………大匙1 1/2
塩…………小匙1/3
みりん……大匙1 1/2
- 片栗粉…大匙1
- 水………大匙3

サラダ油(炒め用)…大匙1/2
青み(さやいんげんなど)…適宜

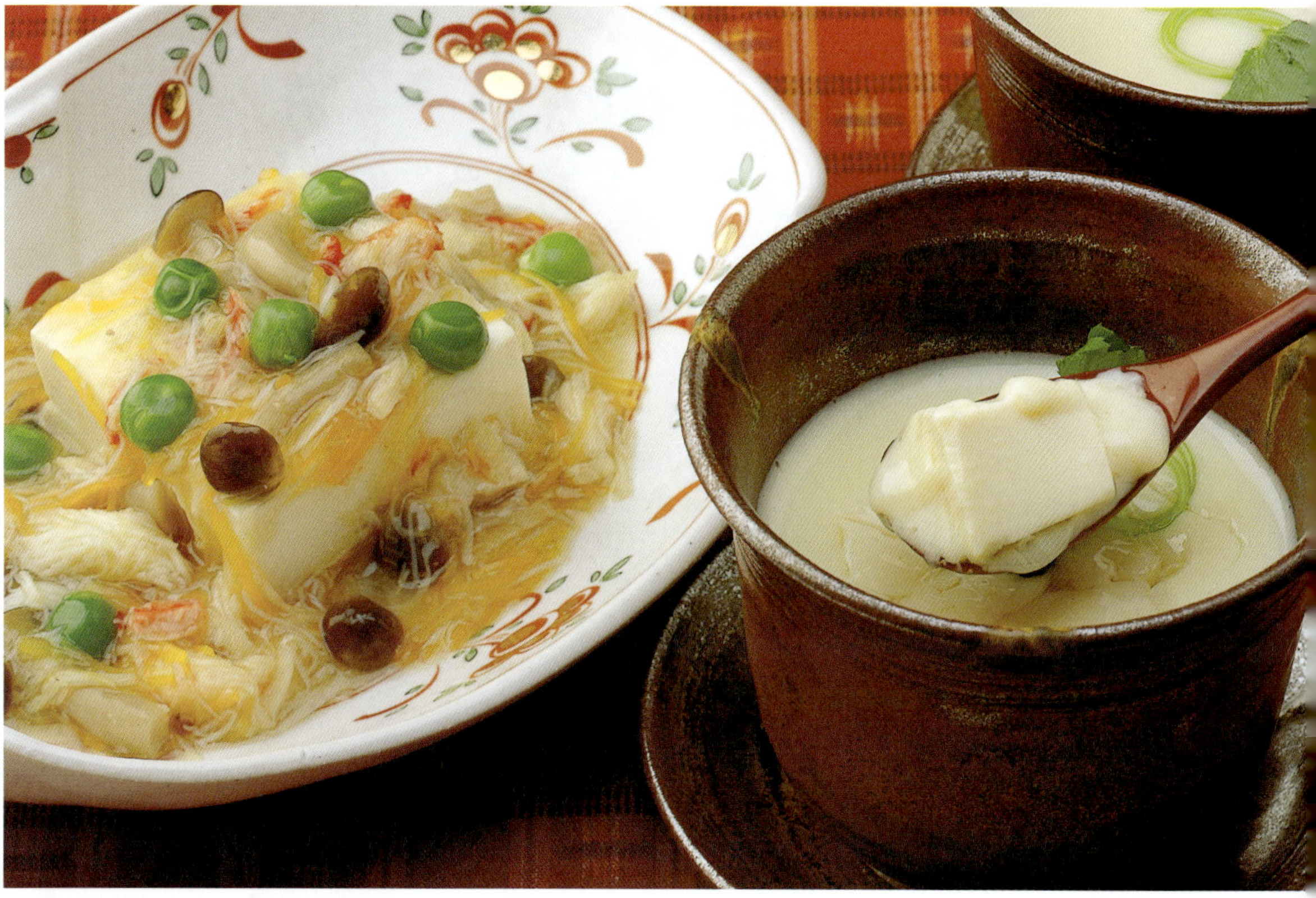

豆腐のかにあんかけ　豆腐入り茶碗蒸し

豆腐のかにあんかけ

お豆腐は冷や奴に湯豆腐にと何度もいただきましたが、ときには彩りのよいあんかけにすると、食欲も増します。

●かにあんの葱、人参、しめじ、かにを順に加えながら炒め、だしを入れて一煮し、味をつけ、水溶き片栗粉でとろみをつけます。湯がいた豆腐にかにあんをかけ、青みを散らします。

＊茹で筍50gを加えるときは、あまり消化がよくないので、ごく細いせん切りにし長さも短めに。

献立例

・味噌汁（小松菜、じゃが芋）

・鶏の梅酒煮

・人参、大根の柔らかな煮

［材料2人分］

絹ごし豆腐（湯通しして水気をきる）……………1/2丁（150g）

〈かにあん〉

- かに（軟骨をとってほぐす）…50g
- しめじ（石づきをとってほぐす）20〜30g
- 人参（せん切り）…3cm（15g）
- 長葱（小口切り）…5cm（10g）
- サラダ油（炒め用）…大匙1/2
- だし………1カップ
- 薄口醤油…大匙3/4
- みりん、砂糖…各大匙1/2
- 塩…………小匙1/6

- 片栗粉……小匙2
- 水…………大匙2

青み（グリンピースなど）…適宜

冬瓜の鶏挽きあんかけ

収穫したての冬瓜を頂戴し、早速煮てみたところおいしくて、その場で書きとめたレシピです。

●冬瓜は2〜3分下茹でしてから鍋に並べ、だし、酒、みりん、砂糖を入れて15〜20分煮ます。挽き肉を加え、塩、醤油で調味し、冬瓜が透き通るまで煮ます。水溶き片栗粉でとろみをつけて仕上げます。

献立例
・鰺の立田揚げ　大根おろし
　オクラ素揚げ添え
・胡瓜、青じそ、生姜の即席漬け

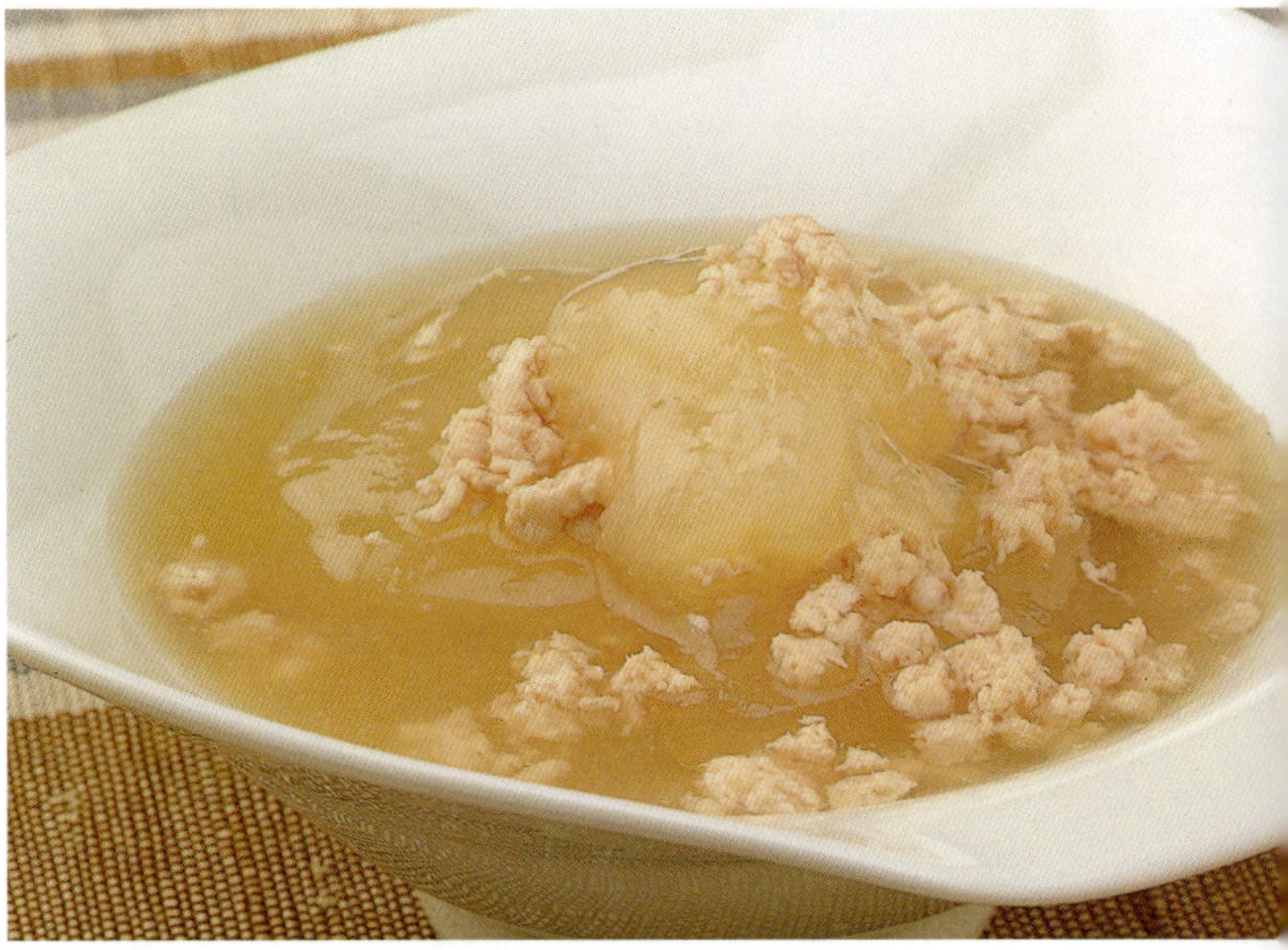

冬瓜の鶏挽きあんかけ

［材料4〜5人分］
冬瓜（4〜5cm角に切る）…500g
鶏挽き肉…150g
だし………2 1/2カップ
酒、みりん…各大匙2
砂糖………小匙2
塩…………小匙2/3
薄口醤油…小匙2
┌片栗粉…大匙1
└水………大匙2

卵のさらさ焼き

卵とお豆腐を合わせて焼いてみたら、こくがあっておいしい味に仕上がりました。

●具の材料を炒め、下味をつけます。卵、豆腐、調味料をフードプロセッサーで合わせ、具を加え、耐熱容器に入れて160℃で7〜8分、オーブンで焼きます。途中で三つ葉を散らします。

献立例
・赤だし味噌汁（しじみ）
・南瓜の煮もの
・山芋の酢のもの

［材料2人分］
卵…………2個
木綿豆腐（茹でて水気をきる）…1/2丁（150g）
砂糖………小匙1〜1 1/2
塩…………ひとつまみ
薄口醤油…小匙1
〈具〉
┌鶏挽き肉…………50g
│玉葱（みじん切り）…1/8個（25g）
│人参（みじん切り）…10g
│干し椎茸（戻してみじん切り）…小1枚
└サラダ油（炒め用）…少々
下味
┌砂糖…小匙1
│塩……ひとつまみ
└醤油…小匙1
三つ葉（またはグリンピース）…適宜

白身魚のサラダ風山かけ

さっぱりと消化のよい一品。少し重いものが続いた後などに…

●お刺身はそぎ切りにしてかるく塩をし、うど、人参、クレソンと一緒にドレッシングで和え、皿に盛ります。この上にかくし味程度に調味したおろし山芋をかけ、葱とわさびを天盛りします。

献立例
・菊花豆腐の清汁(うずら卵、三つ葉)
・卵焼き
・ほうれん草の胡麻和え
・漬けもの

[材料2人分]
白身の刺身(すずき、鯛、しま鯵など)…100g
うど(短冊切り、酢水にさらす)…50g
人参(極細せん切り)…………少々
クレソン(食べやすくちぎる)…1〜2本
山芋(すりおろす)…50g
　酢………………小匙1 1/2
　塩、薄口醤油…各少々
〈ドレッシング〉
　レモン汁………大匙1/2
　酢………………大匙1
　オリーブ油(またはサラダ油)…大匙2
　塩………………小匙1/4
　砂糖、胡椒……各少々
長葱(せん切り)…少々
わさび……………適宜

白身魚のサラダ風山かけ　卵のさらさ焼き

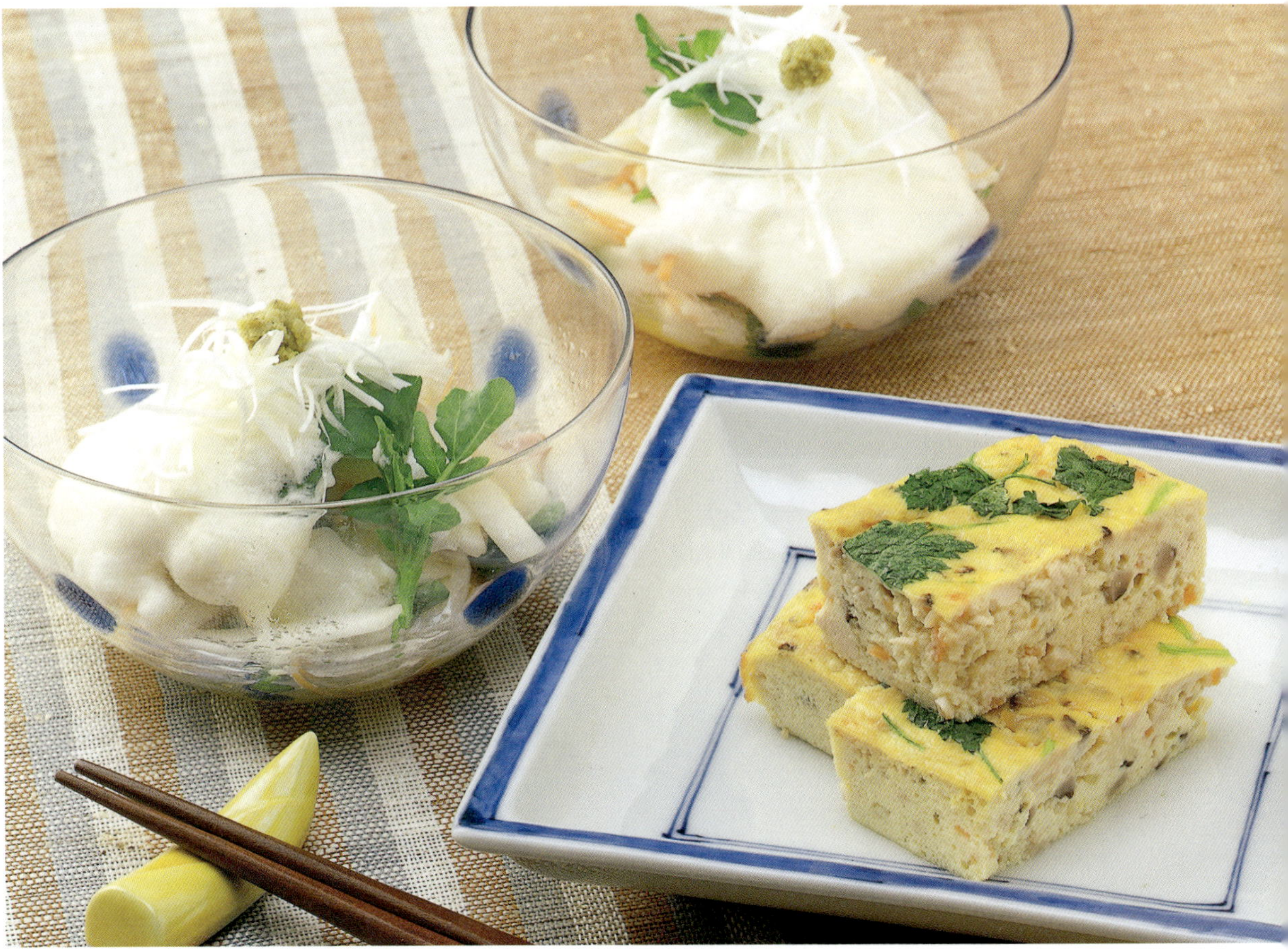

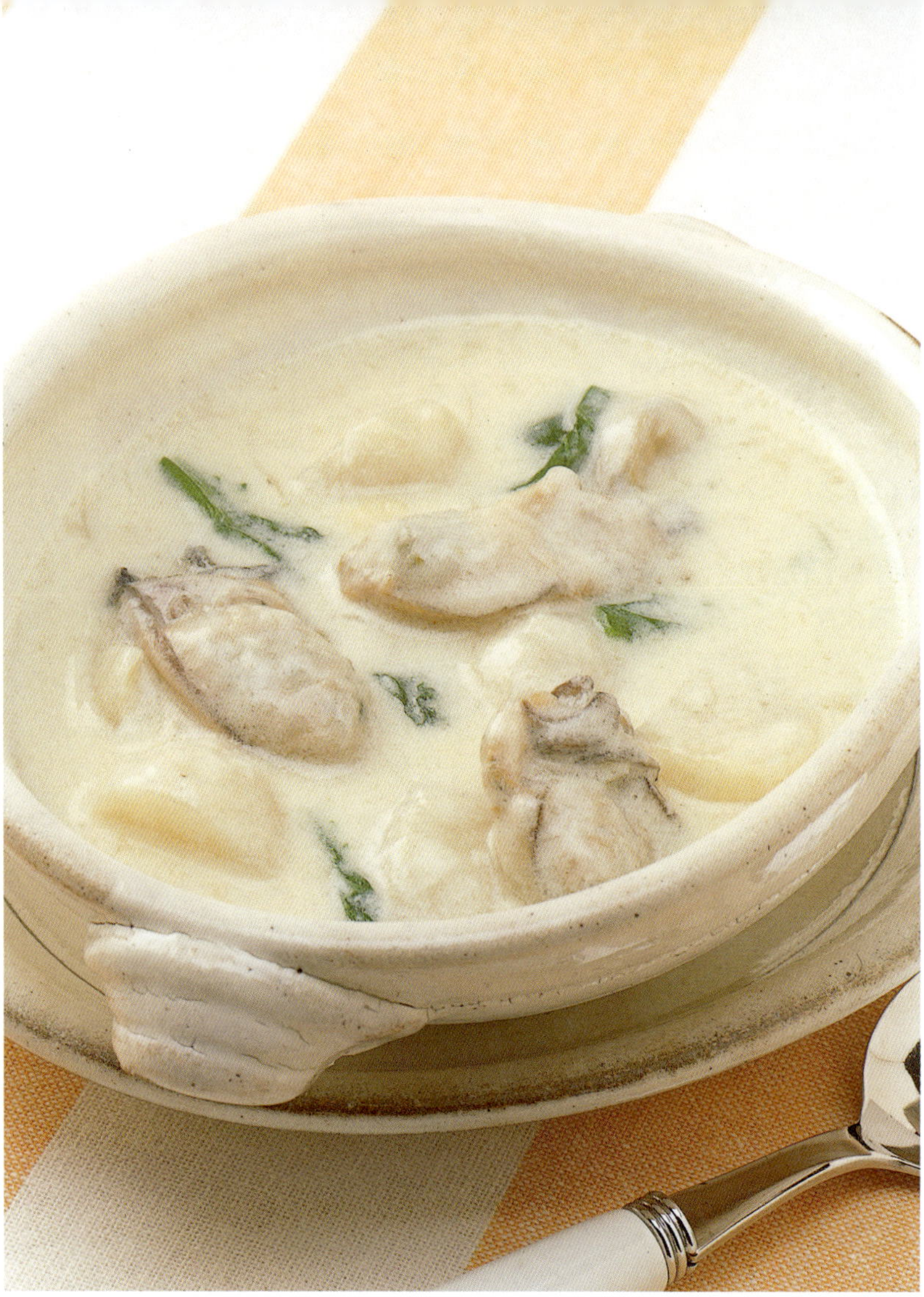

蕪と牡蠣のクリーム煮

蕪と牡蠣のクリーム煮

蕪と牡蠣、クリームがよく合って、ほっとするようなやさしい味わいです。

●玉葱を炒め、蕪、牡蠣を加えて炒め、ワインをふりかけて少々蒸し煮、牡蠣はとり出しておきます。バターを足し、粉をふり入れてよく炒めてから牛乳とスープでのばし、中火よりやや弱火で20分煮こみ、牡蠣を戻して2分煮、蕪の葉と生クリームを入れて味をととのえます。

＊牡蠣の代わりに干し貝柱でも。2〜3個を戻して蕪と一緒に炒めます。

献立例
・魚のソテー（グリーンソース）
・トマトのハーブサラダ

［材料2人分］
蕪（皮をむき四つ割り）…3個（100g）
玉葱（薄切り）……小1/4個（25g）
牡蠣（塩水でふり洗い）…8個（100g）
バター（最初の炒め用）…大匙1
白ワイン………大匙2
バター…………大匙1
薄力粉…………大匙1 1/2
牛乳……………1 1/2カップ
スープ（水＋スープの素1/2個）…1カップ
生クリーム……大匙2
塩、胡椒………各少々
蕪の葉（芯の細い部分だけ茹でる）…適宜

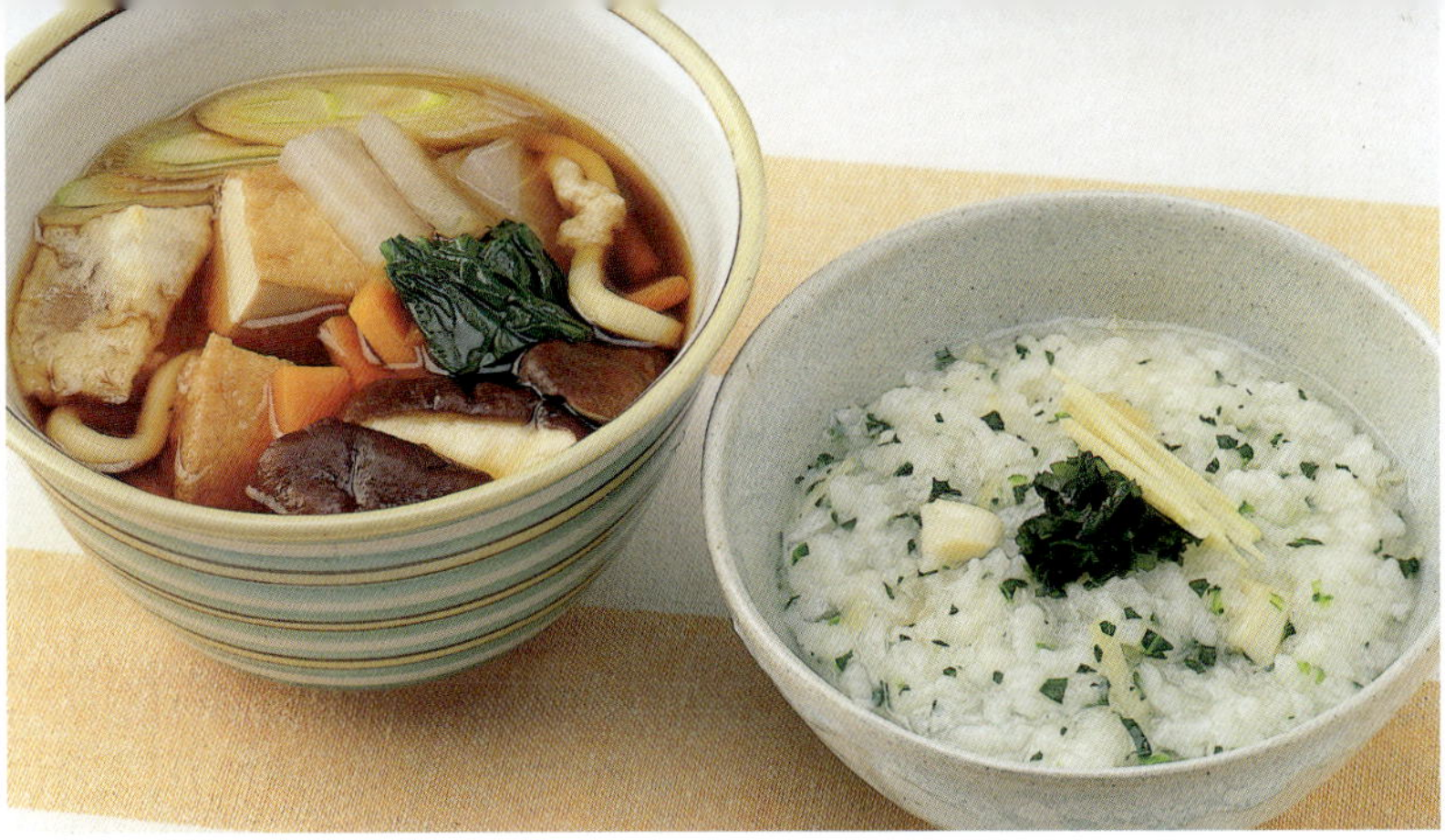

青菜と貝柱の雑炊
野菜と厚揚げ入り力うどん

青菜と貝柱の雑炊

貝柱の香りがただよってくると、食欲のないときでも食べてみようか…と思えました。

●米、昆布だし、ほぐした貝柱、酒を合わせて40〜50分、ことことと炊きます。仕上げに塩、青菜を入れ、器に盛って、生姜、わかめを天盛りします。

＊少し元気が出てきたら、雑炊でなく貝柱の炊きこみご飯が食べられました。米1カップに戻した干し貝柱1〜2個、塩小匙1/2、酒大匙2、水1 1/5カップ、薄口醤油少々。

献立例
・鮭の照り焼き
・さつま芋の甘煮
・大根の味噌漬け

［材料2人分］
米………1/2カップ
干し貝柱（戻して横二つ切り）
　………大1〜2個
昆布だし（昆布8×10cm）
　………3〜4カップ
（貝柱の戻し汁も含めて）
酒………大匙1
塩………小匙1/2
小松菜（湯がいて刻む）…50g
生姜（せん切り）…………適宜
わかめ（熱湯にくぐらし細かく刻む）少々

野菜と厚揚げ入り力うどん

早く元気になりたい、力がつくようにと願いながら、厚揚げなどこくのあるものも入れて…。

●厚揚げは下煮しておきます。めんつゆを煮立て、うどんとお餅を入れ、大根と人参、椎茸、葱を加えてさっと煮ます。

丼に麺から先に盛りつけ、具をのせます。

＊こしのつよいうどんは消化に時間がかかるので、柔らかめに煮ます。

献立例
・金時豆の甘煮
・白菜の浅漬け

［材料2人分］
茹でうどん……150g
餅（焼く）………2.5cm角×4切れ
大根（短冊切り、湯がく）…30〜40g
人参（短冊切り、湯がく）…15g
生椎茸（薄くそぎ切り）……2枚
長葱（斜め切り）…………20g
厚揚げ（3cm角に切る）…1枚（200g）
┌だし…………1カップ
│醤油…………小匙1 1/2
│塩……………小匙1/5
└砂糖、みりん…各小匙2
ほうれん草（茹でてふり塩、3cmに切る）50g
〈めんつゆ〉
┌だし………2 1/2カップ
│醤油………大匙2 1/2
│砂糖………小匙2 1/2
│みりん、酒…各大匙3/4
└塩…………少々

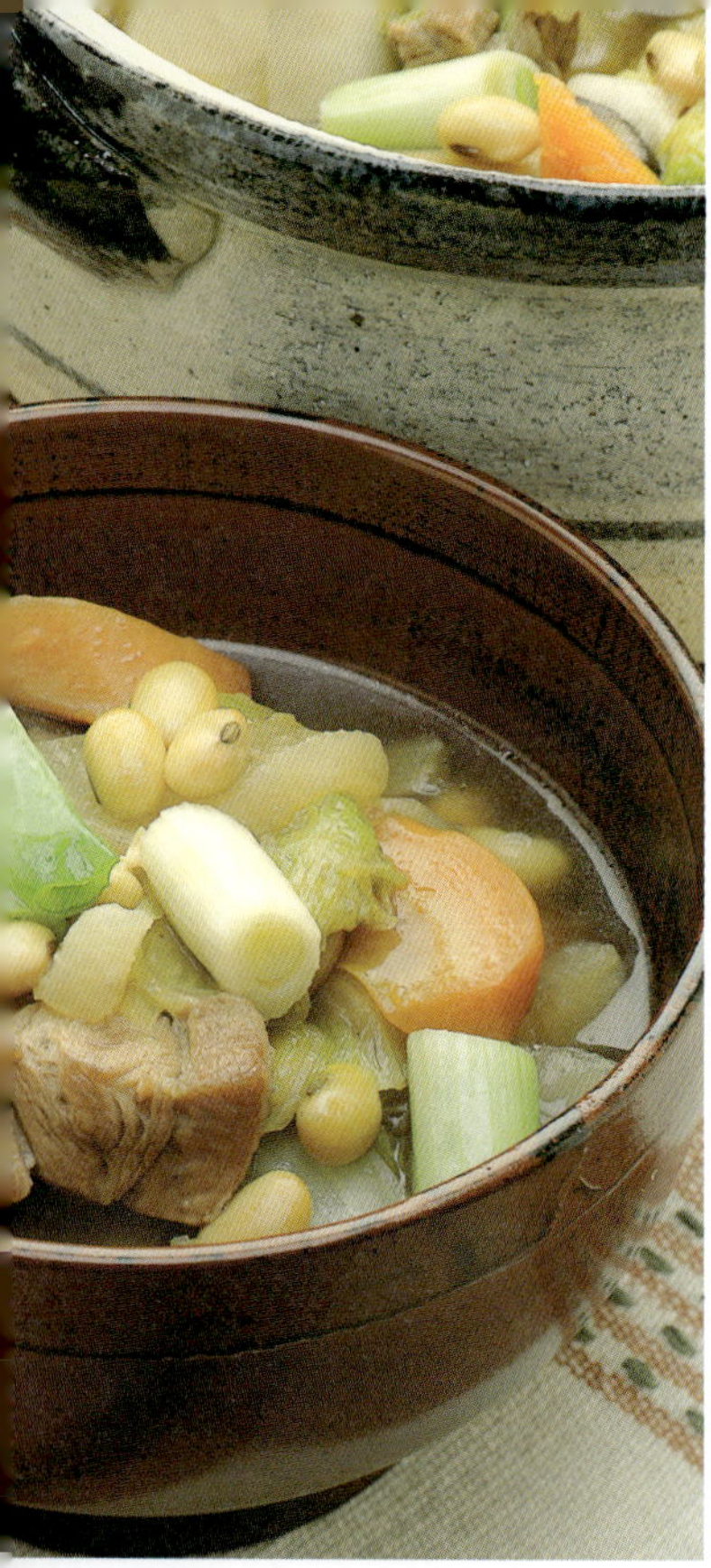

大豆入りミートローフ

大豆や野菜がたくさん入って柔らかく、さっぱりしています。

●ボウルに茹で卵以外の材料を入れてよく混ぜてから、刻んだ卵を合わせます。油をぬったパウンド型に入れ、180℃のオーブンで約40分焼き、切り分けてソースとレモンを添えます。

*グリンピース、卵、生クリームなどを加えると彩りよく、こくが増します。

献立例

・青菜ときのこのスープ
・コールスロー（キャベツ、セロリ、玉葱、ピーマン）
・グレープフルーツゼリー

［材料24×8×7cmのパウンド型1本分］

〈ミートローフ〉

- 合挽き肉（豚6：牛4）……300g
- 玉葱（みじん切り）………小1/2個（50g）
- マッシュルーム（薄切り）…3個（50g）
- 赤ピーマン（5mmの角切り）…1/2個（50g）
- 茹で大豆（粗く刻む）……3/4カップ（100g）
- パセリ（みじん切り）……大匙1（3g）
- 粉チーズ………………大匙3
- パン粉…………………2/3カップ
  - 牛乳（パン粉をしめらす）…大匙4
- 塩……………………小匙1/2
- ナツメッグ、胡椒………各少々

茹で卵（5mmの角切り）…1個

〈ソース〉（合わせて加熱する）

- トマトピューレ…大匙4
- ウスターソース…大匙1
- 醤油……………小匙1
- バター…………大匙1　1/2
- 赤ワイン………大匙1

レモン……適宜

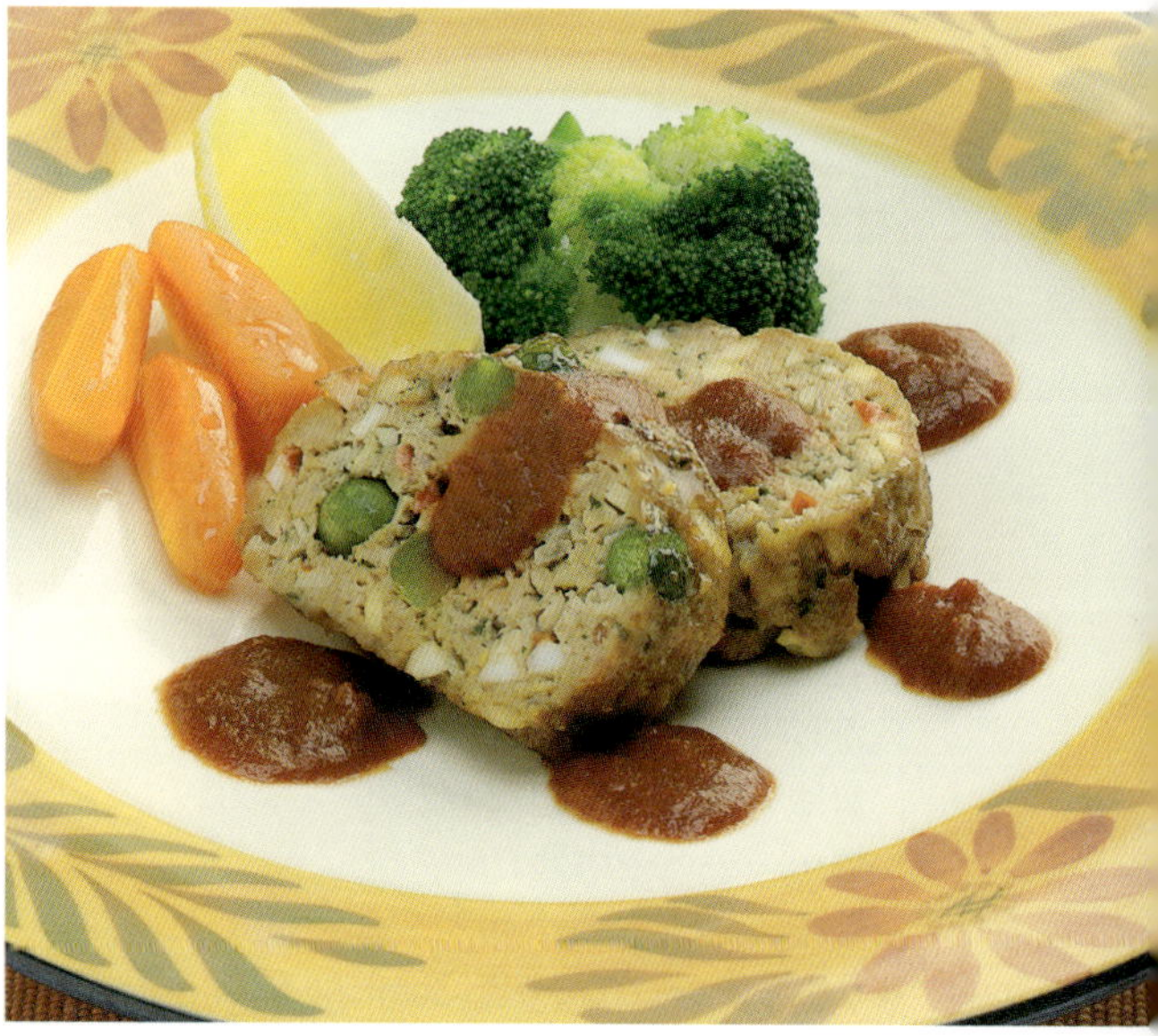

大豆入りミートローフ

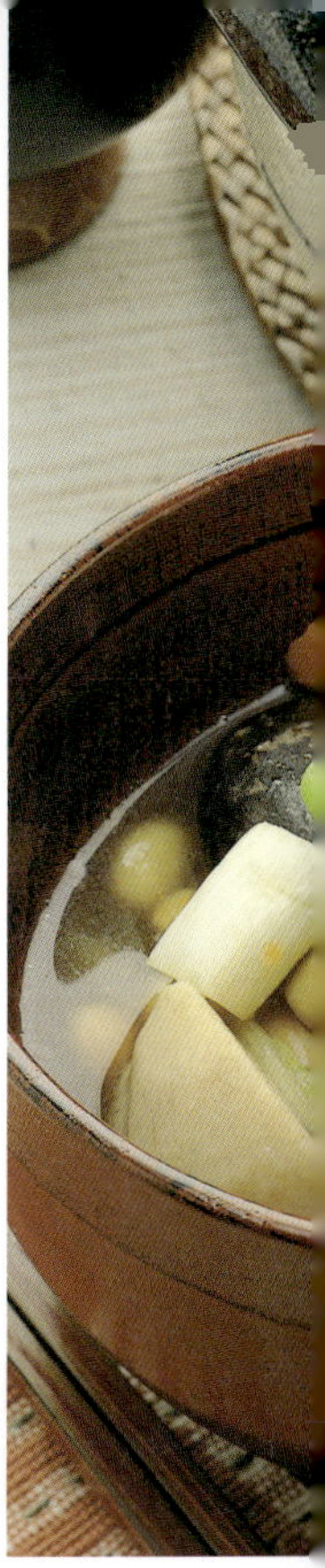

豚と大豆の野菜鍋

豚と大豆の野菜鍋

大豆と肉と野菜の旨みでおいしい、冬の鍋物風お椀です。

●戻した大豆と昆布、だし4カップを鍋に入れ、30分煮て昆布をとり出します。続いて豚、人参、大根、椎茸、生姜を加えて10分煮、里芋、白菜、水1カップ、調味料を入れてさらに30分煮ます。最後に葱を入れて火を通し、味を確かめてお椀に盛ります。

献立例
・青菜の辛子和え
・梅酒ゼリー
・漬けもの

[材料3～4人分]
大豆(8時間水につける)
　………(乾)1/2カップ(75g)
　昆布…8×10cm角
　だし(椎茸のつけ汁も)4カップ
豚肩ロース肉(3cm角切り)
　………200g(霜降りにする)
人参(乱切り)…1/3本(50g)
大根(半月切り)…2～3cm(75g)
干し椎茸(戻してそぎ切り)…2枚
生姜(薄切り)…………小1片
里芋(一口大に切る)……2～3個(150g)
白菜(5cmのざく切り)…2～3枚(200g)
　水……1カップ
　塩……小匙3/4
　酒……大匙2
　醤油…大匙1 1/2
長葱(ぶつ切り)…1本

鶏と野菜のトマト煮

一皿でいっぺんに栄養が摂れます。疲れたときにはこれだけでも充分。

●材料をよい香りが立つまで炒めてからゆっくり煮こみます。まずにんにくとベーコン、次にベイリーフ、玉葱、セロリ、次に鶏肉、最後に残りの野菜を加えて炒め、ジュースとスープを入れ中火で煮こみます。野菜が充分柔らかくなったら味をととのえ、盛りつけてパセリを散らします。

献立例
・りんごと白菜のサラダ

[材料5～6人分]
鶏肉(ぶつ切り)……300g
じゃが芋(四つ割り)…2個(200g)
人参(六つ割り)……中1本(150g)
キャベツ(大切り)…300g
ピーマン、トマト、茄子(四つ割り)
　…………………各2個
さやいんげん………50g
玉葱(八つ割り)……1個(200g)
セロリ(斜め切り)…1本(100g)
にんにく(みじん切り)…1片
ベーコン(2cmに切る)…3枚(50g)
ベイリーフ………2枚
トマトジュース……1カップ
スープ(水+スープの素2個)
　…………………3カップ
塩、胡椒……………各少々
パセリ(みじん切り)…少々
サラダ油(炒め用)…大匙3

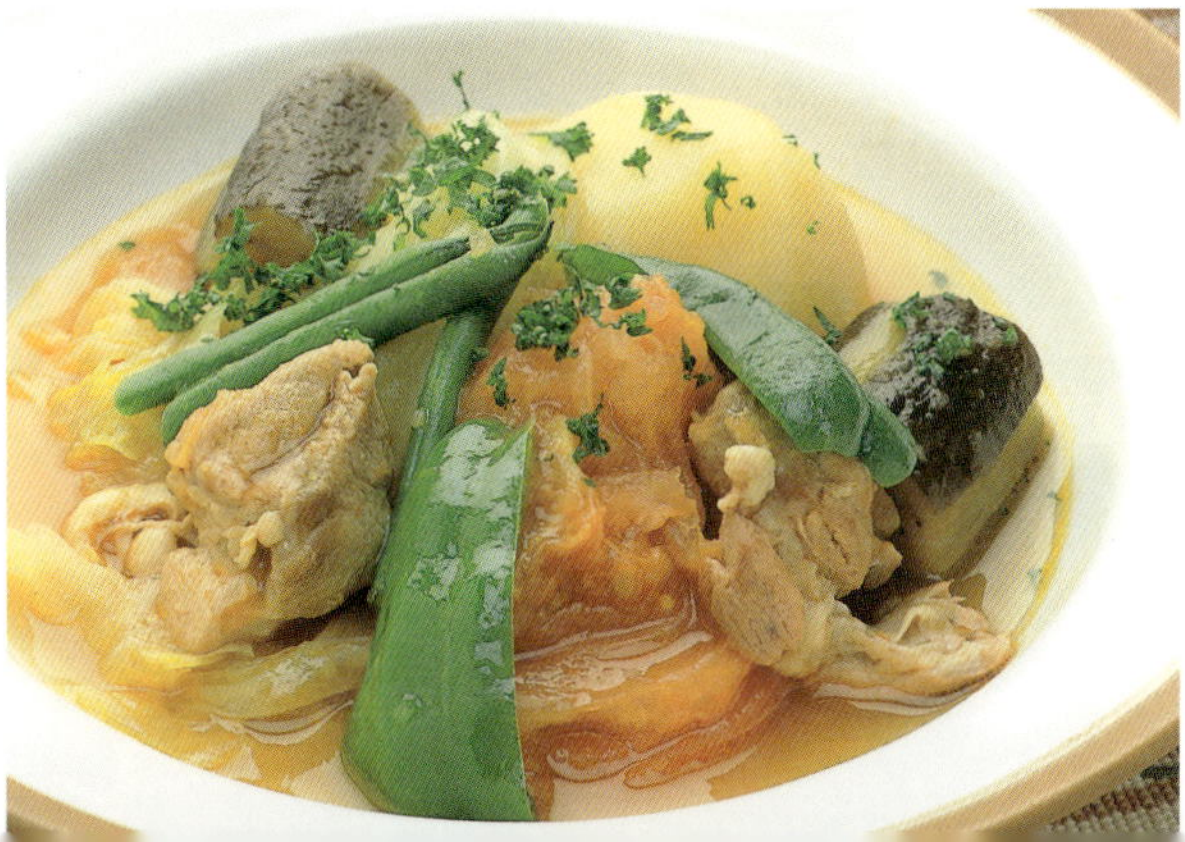

鶏と野菜のトマト煮

おろしりんごの和えもの

りんごはすりおろすと消化の助けになり、量もたっぷりいただけます。

●おろしたりんごと調味料を合わせ、下ごしらえした具と和えます。

＊術後の経過とともに、セロリ10 cm（薄く斜め切り）や、いか50 g（輪切りにして湯引き）を入れていただけるようになりました。

献立例
・ロールキャベツ
・蓮根、いんげんのきんぴら

［材料2人分］
りんご（すりおろす）…1個（200g）
酢……………大匙1 1/2
レモン汁……大匙1
レモン皮（すりおろす）…小匙1
薄口醤油……小匙1/2
胡瓜（輪切り、ふり塩）…小1本（100g）
赤ピーマン（ごく薄く切る）…25g
グレープフルーツ（二つに切る）2〜3房

小松菜と湯葉の煮びたし

湯葉を濃いだしで煮て青菜と合わせます。簡単ですが、青菜がいただきやすくなります。

●だしと調味料を熱くして湯葉を入れ、2分ほど煮たら小松菜を加えて一煮立ちさせ、盛りつけて柚子の香りを添えます。

献立例
・さつま芋ご飯
・鯵の甘酢あんかけ
・ひじき、人参の炊き合わせ

［材料2人分］
小松菜（茹でて 3 cmに切る）…100g
生湯葉（短冊に切る）…………40g
〈だしと調味料〉
だし（少し濃いめにとる）…3/4カップ
薄口醤油、砂糖…各大匙3/4
みりん……………大匙1/2
塩…………………小匙1/6
柚子の皮（せん切り）……適宜

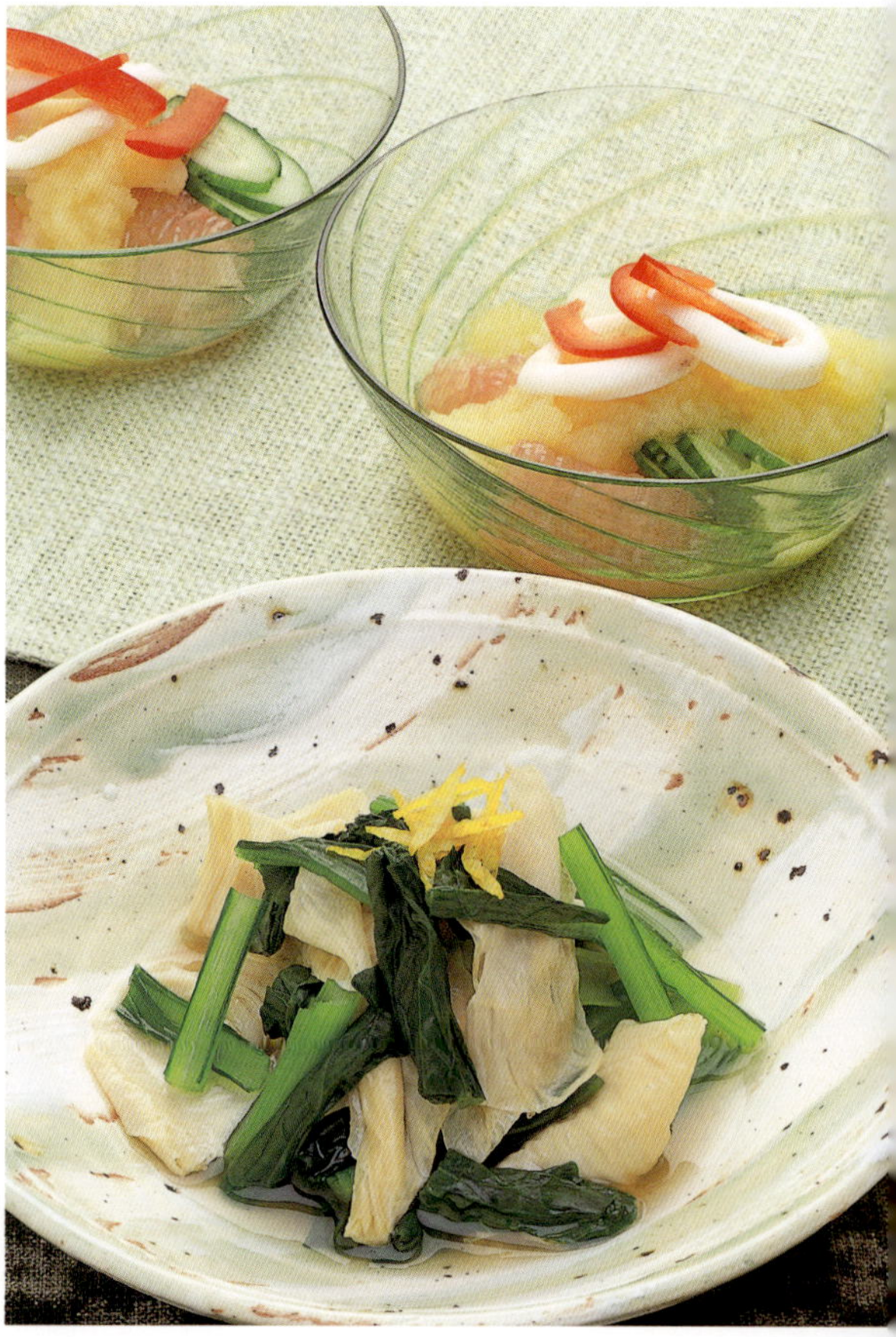

おろしりんごの和えもの　小松菜と湯葉の煮びたし

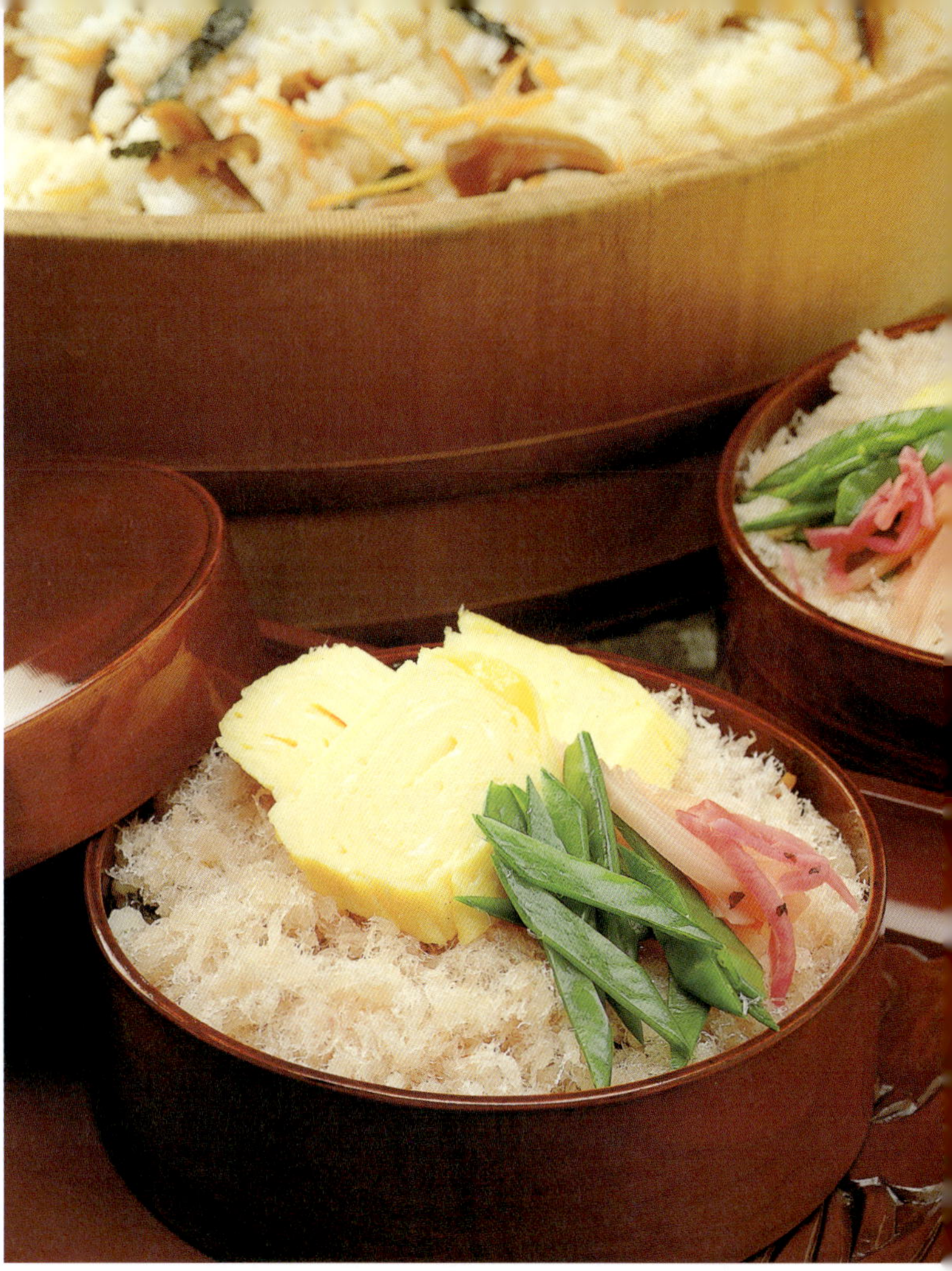

そぼろずし

そぼろずし

胃の具合が少し落ちついてくると、春を待つような明るい気持ちになりました。ささやかなお祝いのしるしにと作ったそぼろずしです。

●そぼろを作り、人参、椎茸、蓮根を煮ておきます。酢飯に温かみのあるうちに具を混ぜ合わせ、器に盛って刻み海苔、そぼろ（一人分40g）をのせ、上に厚焼き卵、青みの茹でたさやいんげんかさやえんどう、紅生姜などを飾ります。

＊そぼろの作り方　茹でた鱈を布巾に包み、水を替えながら揉みほぐし、固く絞って小鍋にとる。調味料を入れ弱火にかけ、5、6本の箸でかき混ぜながら炒りつける。食紅を箸の先でほどくようにして加える。

献立例
・清汁
（えびしんじょ、
麩、三つ葉）
・ブロッコリーの白和え
・わらび餅

［材料5人分］
〈酢飯〉
米……3カップ
水（昆布のつけ汁）…3カップ
酒……大匙2
合わせ酢
酢……1/3カップ
砂糖…大匙1 1/2
塩……小匙2
人参（せん切り）…70g
だし………大匙4
砂糖、酢…各小匙1
塩…………小匙1/5
干し椎茸（戻してせん切り）…3枚
だし＋戻し汁…1/2カップ
醤油………大匙1
砂糖………大匙2
蓮根（薄切り）…50g
だし……大匙2
酢………大匙1
砂糖……大匙1/2
塩………小匙1/5

〈そぼろ〉1単位
でき上がり200～230g
生鱈（塩茹でし、骨と皮をとり除く）
……………………500g
砂糖……120g
酒………大匙3
塩………小匙2/3
食紅……少々

〈上に飾るもの〉
厚焼き卵…卵3個分
だし……大匙2
砂糖……大匙2 1/2
塩………小匙1/5
焼き海苔、青み、紅生姜など

アンケートから
4

お腹の調子をととのえるために

いつもお腹がすっきりしていると
それだけでさわやか"健康度"も上がります。

◇今はヨーグルトを

お腹の調子に効くものは、体の状態によって変わるもののようです。今は、胃の調子が緩慢なときや便秘のときなどに、ヨーグルトをいただくとスムーズに動いてくれるように思います。

季節のジャムなどと一緒にそのままでいただきますが、ときにはフルーツと合わせてゼリーにします。

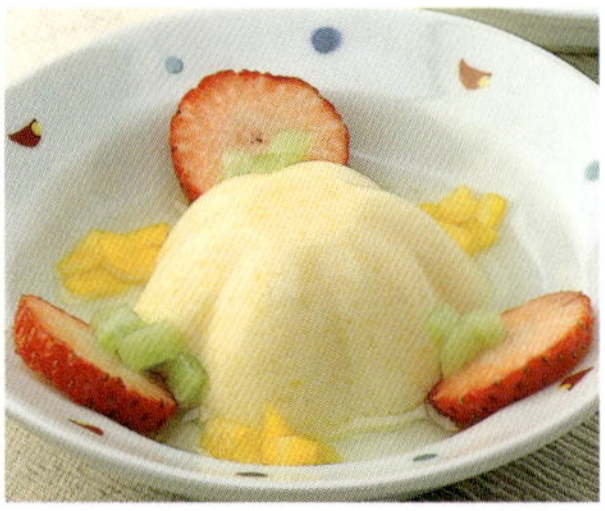

フルーツヨーグルトゼリー（ゼリー型6個分）
プレーンヨーグルト1カップ
黄桃（缶詰）200g
缶詰のシロップ1/2カップ
レモン汁小匙2
水1/3カップ　砂糖大匙2
粉ゼラチン（水でふやかす）大匙1
水大匙2

分量の砂糖と水を火にかけ、ゼラチンを入れて溶かします。黄桃は飾り分（約70g）を残してミキサーにかけ、シロップ、レモン汁と一緒に粗熱をとったゼラチンの鍋に入れて冷やし、まわりが固まりかけたらヨーグルトを加えて混ぜ、型に入れて冷やします。くだものを飾ります。

（神原）

◇プルーンを常食に

市販のドライプルーンをざっとお湯で洗った後、蓋ものの器に入れてかぶるほどの熱湯を注ぎます。一晩おくとふっくらしていますので、これを毎日3～4個食べることにしています。香りづけにブランデーをたらしたり、ときには蜂蜜を加えることもあります。夏は冷蔵庫に保存。便秘にも効果があります。

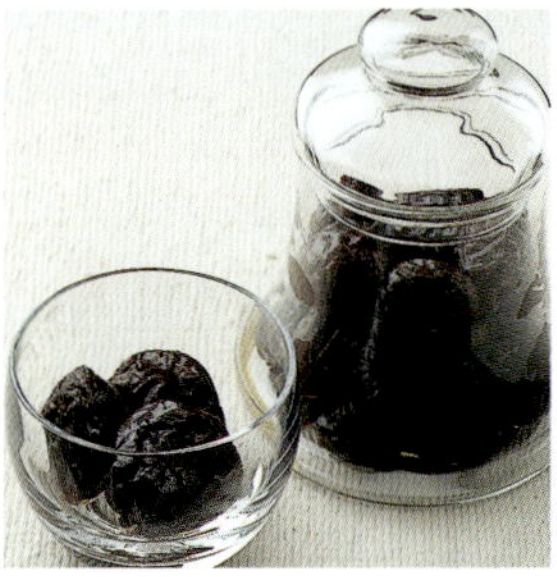

（小川菖蒲・70代・東京都）

◇栄養たっぷりジュース

牛乳1カップ、ヨーグルト大匙4にフルーツ（りんご中1/2個、バナナ1/2本）だけでなくキャベツ大1枚やアロエ中1枚（35g）なども入れてミキサーにかけ、毎日お茶のときに飲んでいます。生野菜はそのままではたくさんいただけませんが、これなら具合がよいと思います（材料二人分）。

（山田君代・70代・水戸市）

◇バナナと根菜を

便秘気味になると、バナナ、さつま芋、ごぼうを食材に使うと、私には効果があります。

（池田ゆう・70代・東京都）

◇きな粉入り牛乳を

牛乳にきな粉を入れて飲む。最初はお腹が張るような感じだったが、くり返している間に効くようになった。わかめ、青菜、こんにゃく、芋類などもよい。

（熊木喜代美・70代・新潟市）

⑥

豆腐料理とのどごしのよいスープ

病気のときにも、咀嚼が不自由な方にも
おすすめできる20品です

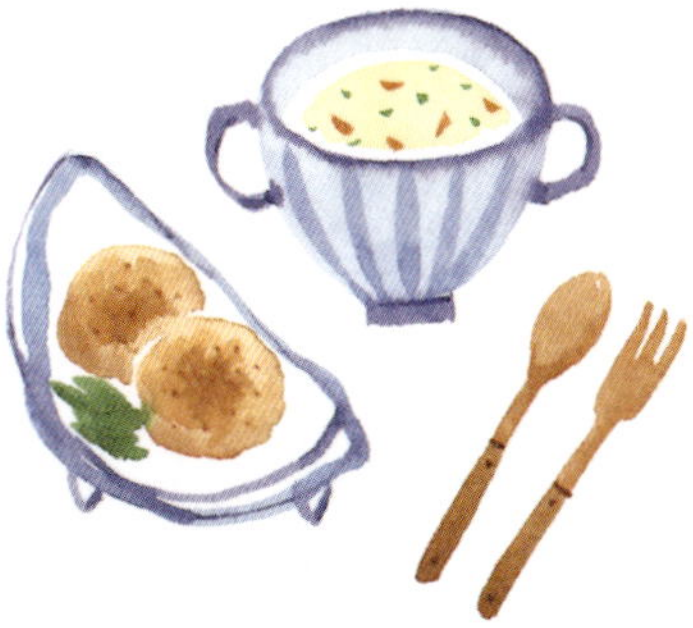

料理／大谷利子・山田道子・斎藤日出子ほか

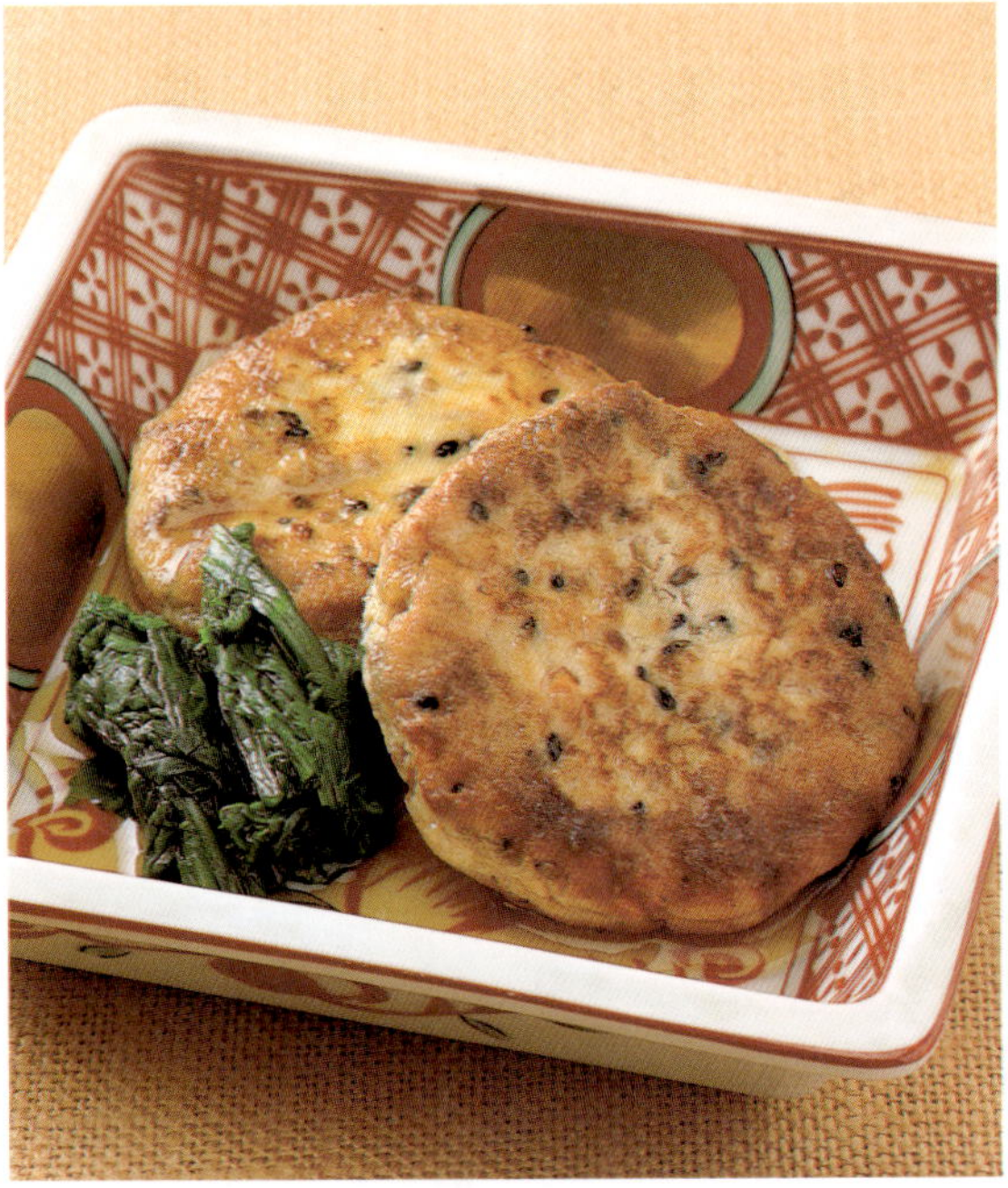

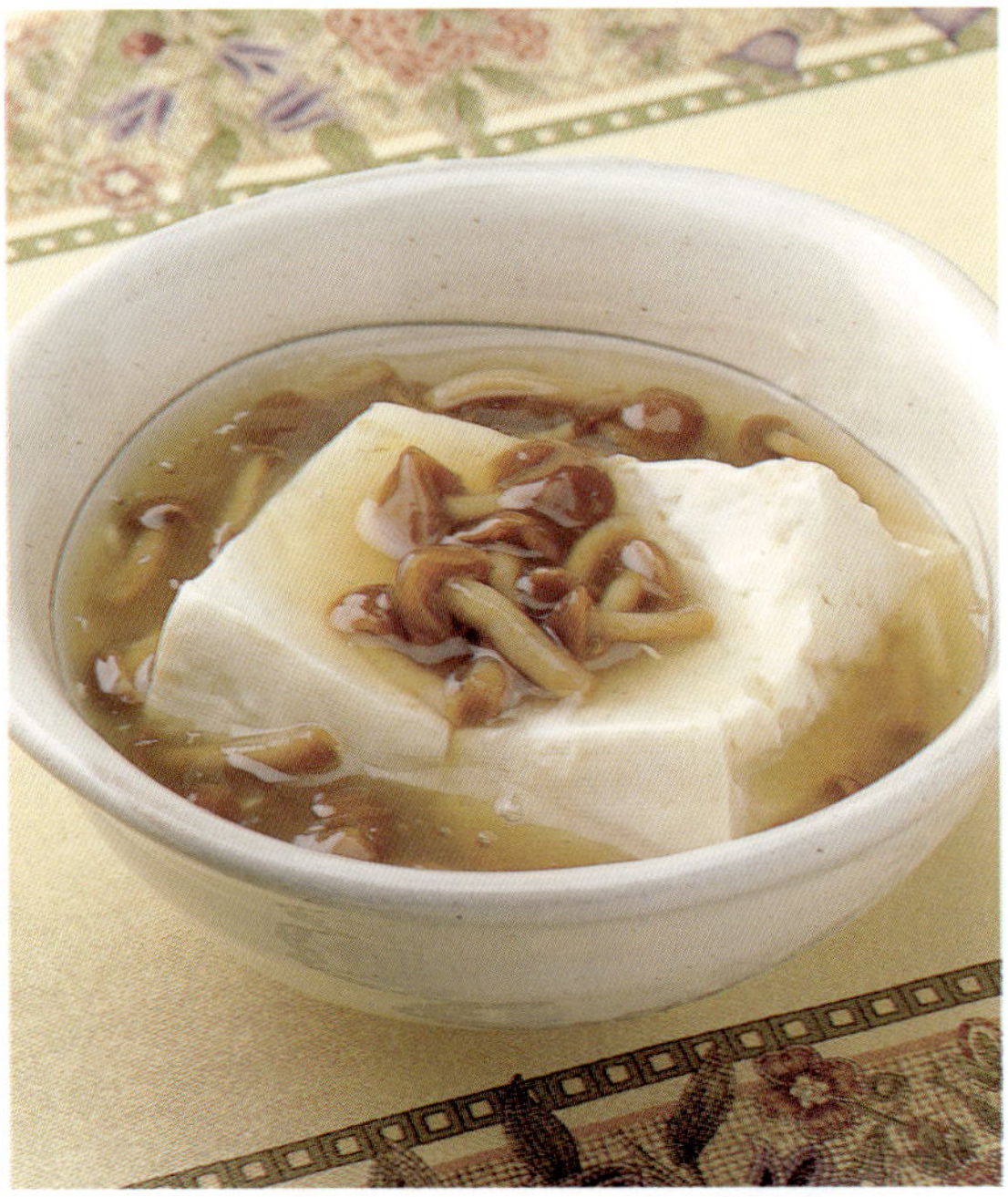

がんもどき風（挽き肉入り）

肉の割合を増やすと若い人も満足する肉料理になります。

●豚肉、醤油、砂糖をそぼろ状に炒りつけます。材料全部をよく練り合わせ、平たく小判型か丸型にして両面をきつね色になるまで炒め揚げ。だしと調味料を煮立て、がんもどき風をさっと煮、青みを添えます。（斎藤）

［材料2～3人分］

豚挽き肉……………100g

　醤油、砂糖 ………各小匙2/3

木綿豆腐……………1丁（300g）

（水をきり、すり鉢でなめらかにする）

人参（みじん切り）……大匙1

黒胡麻……大匙2/3

卵白………2/3個分

薄力粉……大匙1 1/3

塩…………ひとつまみ

サラダ油（炒め揚げ用）…1/3カップ

〈だしと調味料〉

┌だし…………1カップ

│砂糖、醤油…各大匙1

└酒……………大匙2/3

青菜、さやえんどうなど…適宜

豆腐ときのこのくず仕立て

豆腐ときのこが簡単にいただけます。

●清汁くらいに味つけしただしで豆腐を煮て、なめこを入れ、水溶き片栗粉でとろみをつけます。（松下）

［材料2人分］

木綿豆腐（半分に切る）…1/2丁（150g）

なめこ（さっと洗う）……25g

だし…………3/4カップ

醤油、塩……各適宜

┌片栗粉……大匙1/2

└水…………大匙1

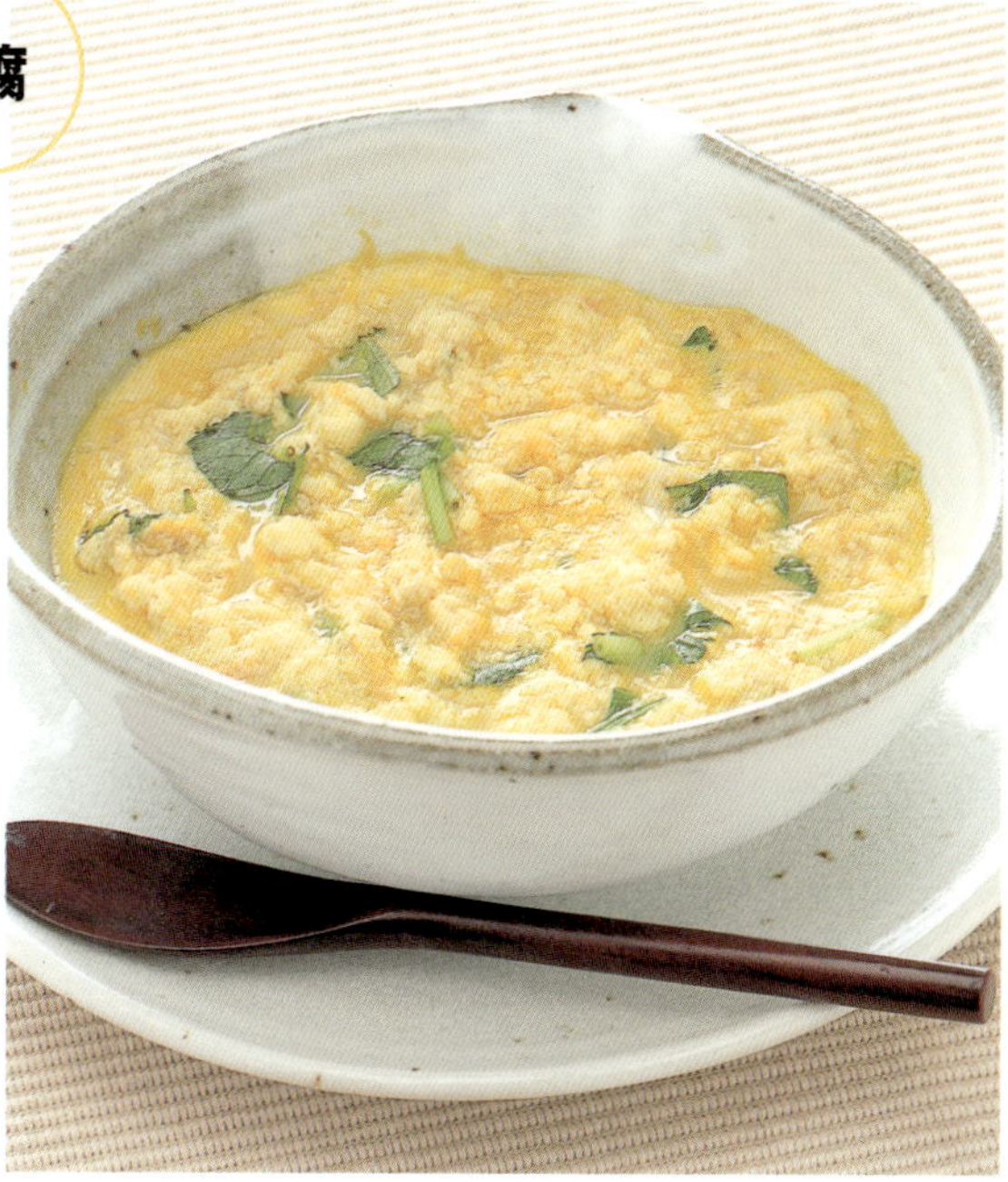

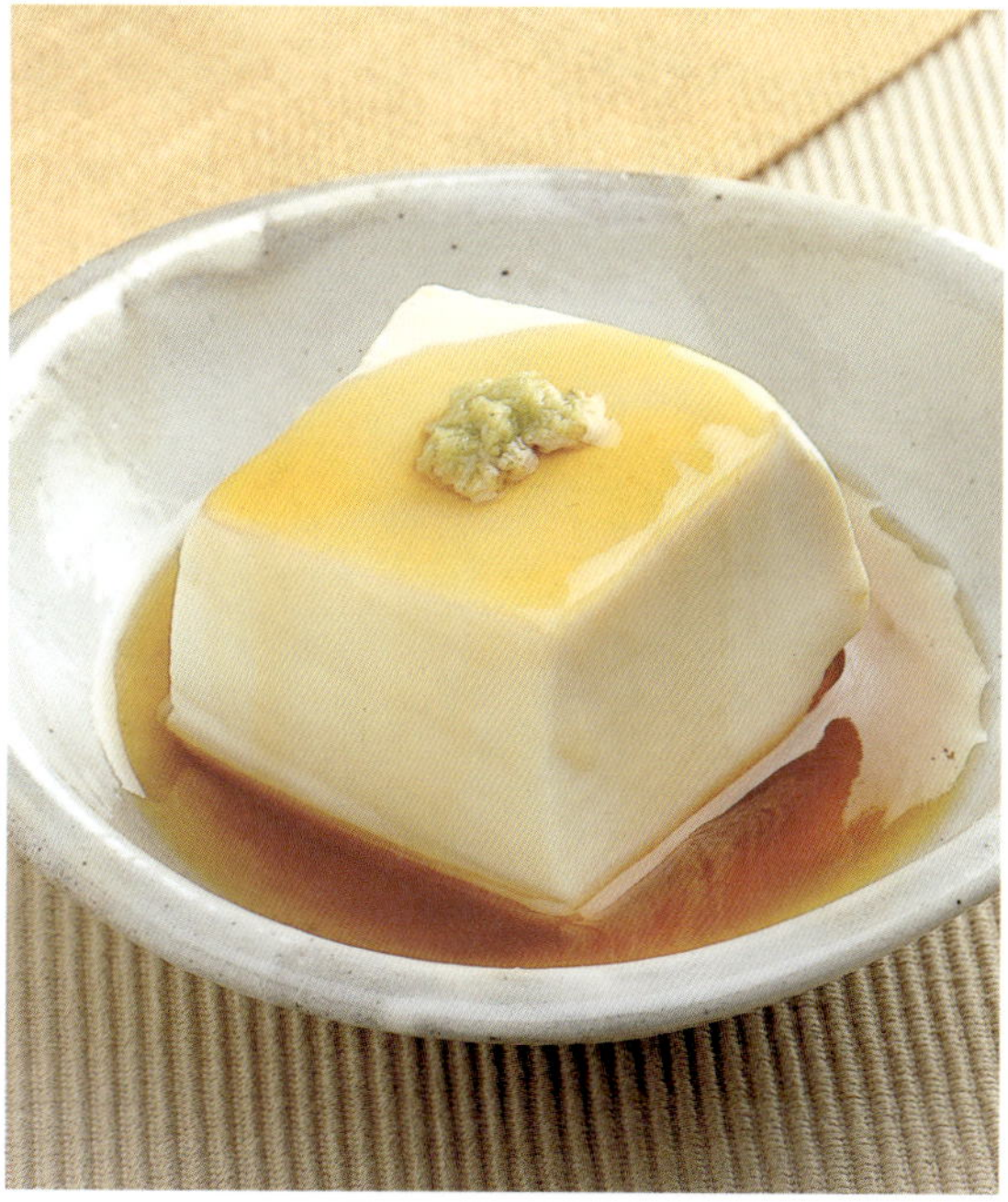

親子蒸し

しっとりと柔らかく、やさしい味。

●挽き肉と人参を炒め、色が変わったら豆腐を加えて炒めます。調味してボウルに移し粗熱をとってから、溶き卵を混ぜ入れ、油をぬった器に流しこんで蒸します。蒸し時間は初め強火で2分、火を弱めて6〜8分。

*蒸した方がよいのですが、電子レンジなら小鉢に入れて1人分3分加熱。

*きくらげのせん切りや三つ葉を入れてもおいしい。　（斎藤）

[材料2人分]
卵………1 1/2個
木綿豆腐（茹でてかるく絞る）…1/2丁（150g）
鶏挽き肉…………50g
人参（すりおろす）…25g
醤油……大匙1
酒………大匙3/4
砂糖……大匙1
塩………少々
サラダ油（炒め用）…大匙1/2

あんかけ豆腐

温めたお豆腐を、熱々のくずあんとわさびでいただきます。

●豆腐は塩少々を加えた水で茹で、中まで温まったら網杓子ですくい上げ、ペーパータオルでかるく水気をとって器に。小鍋であんを作り、豆腐にかけ、わさびを添えます。（大谷）

[材料2人分]
絹ごし豆腐（半分に切り茹でる）…1/2丁（200g）
〈あん〉
だし…………1/4カップ
薄口醤油……大匙2
みりん………大匙1
片栗粉………小匙2
おろしわさび…適宜

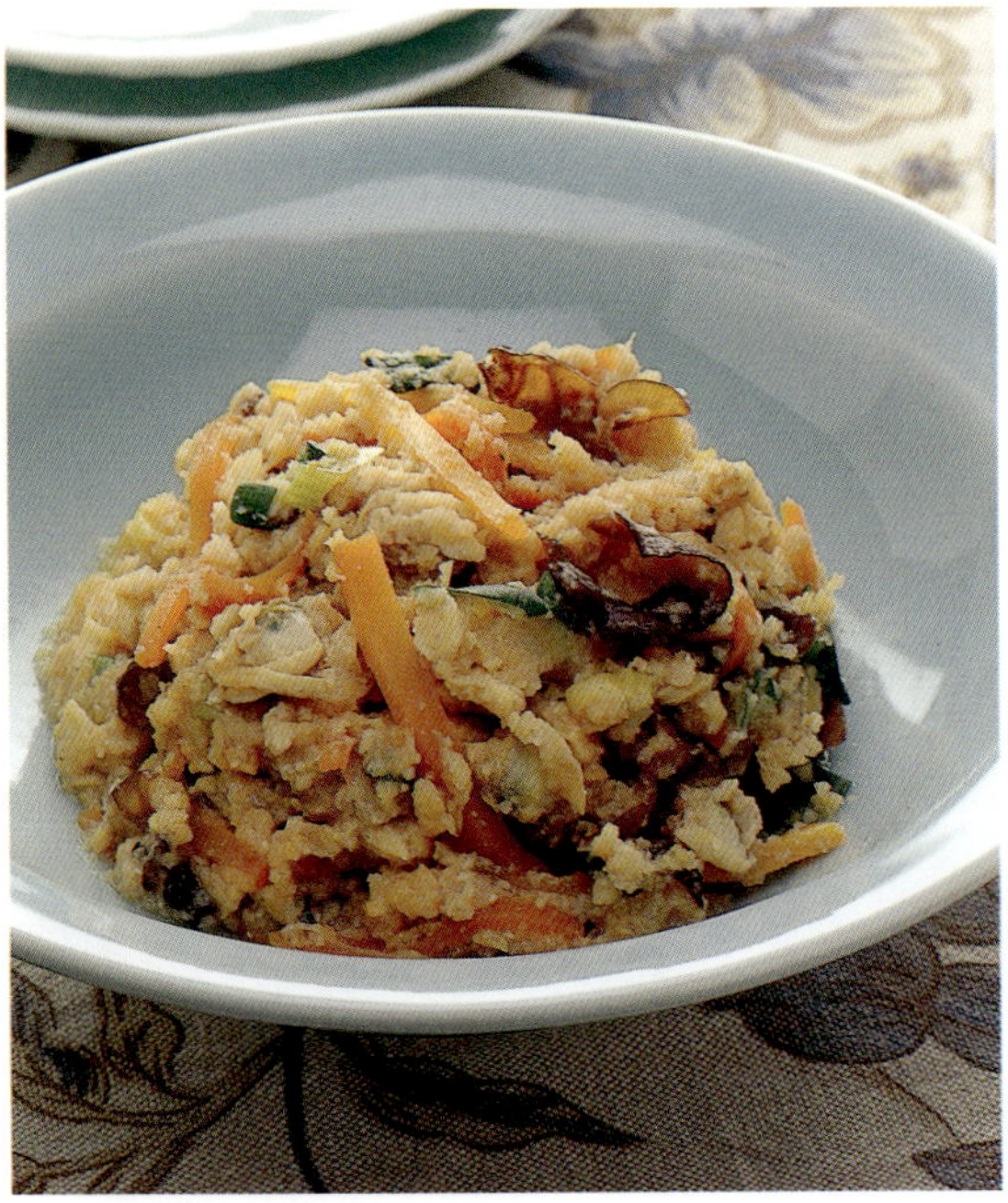

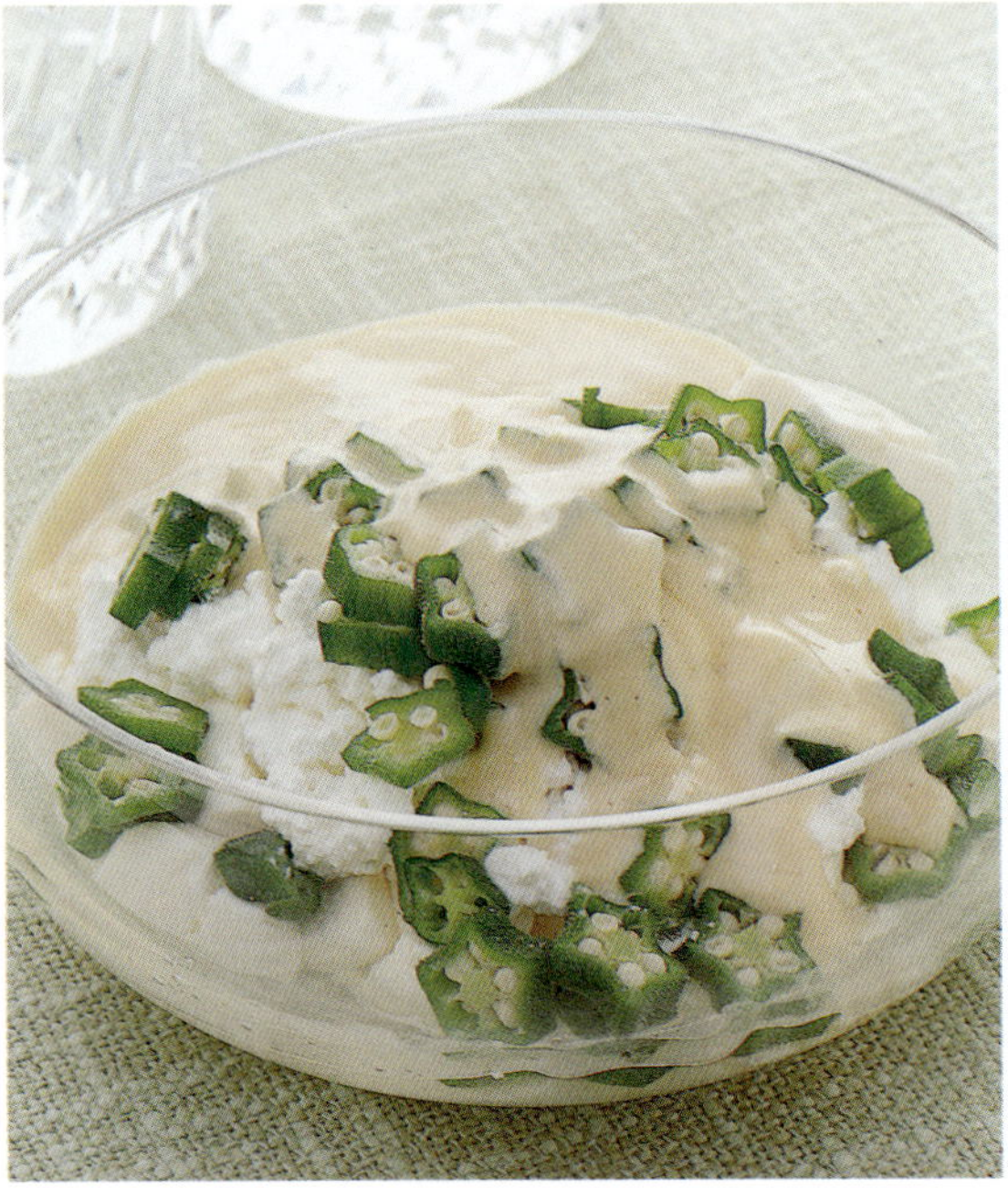

卯の花炒り

あさりの缶詰を使います。

●人参ときくらげをまず炒めます。葱、だしと調味料を加え、煮立ったところへおからを2〜3回に分けて入れ、混ぜながら炒りつけます。最後にあさりを入れ、かるく火を通します。あさりは火が入りすぎると固くなるので、手早く仕上げます。

＊鶏肉で作るときは、鶏こま肉30gをさらに細かく切り、最初に炒めて、人参、きくらげ…と続けます。　（大谷）

［材料1単位］

おから………………200g

あさり缶（汁気をきっておく）…1缶（180g）

人参（せん切り）……1/4本（40g）

きくらげ（戻してせん切り）…（乾）5g

（または椎茸せん切り…2〜3枚）

長葱（小口切り）……1〜2本

〈だしと調味料〉

だし（あさりの缶汁も含めて）1 1/2〜2カップ

酒、醤油…………各大匙3

砂糖………………大匙2

サラダ油（炒め用）…大匙2

豆腐サラダ

お豆腐をカッテージチーズとマヨネーズ風味のドレッシングソースでいただく夏のサラダ。お昼なら主菜になります。

●塩茹でして水をきった豆腐にカッテージチーズをのせ、オクラを散らしてソースをかけます。　（大谷）

［材料2〜3人分］

絹ごし豆腐（1〜2cm角に切る）…1/2丁（200g）

オクラ（茹でて小口切り）…4〜6本

カッテージチーズ…………大匙3〜4

〈ソース〉

マヨネーズ…大匙1

サラダ油……大匙1

酢……………大匙1/2

塩、胡椒……各少々

醤油…………小匙1〜2

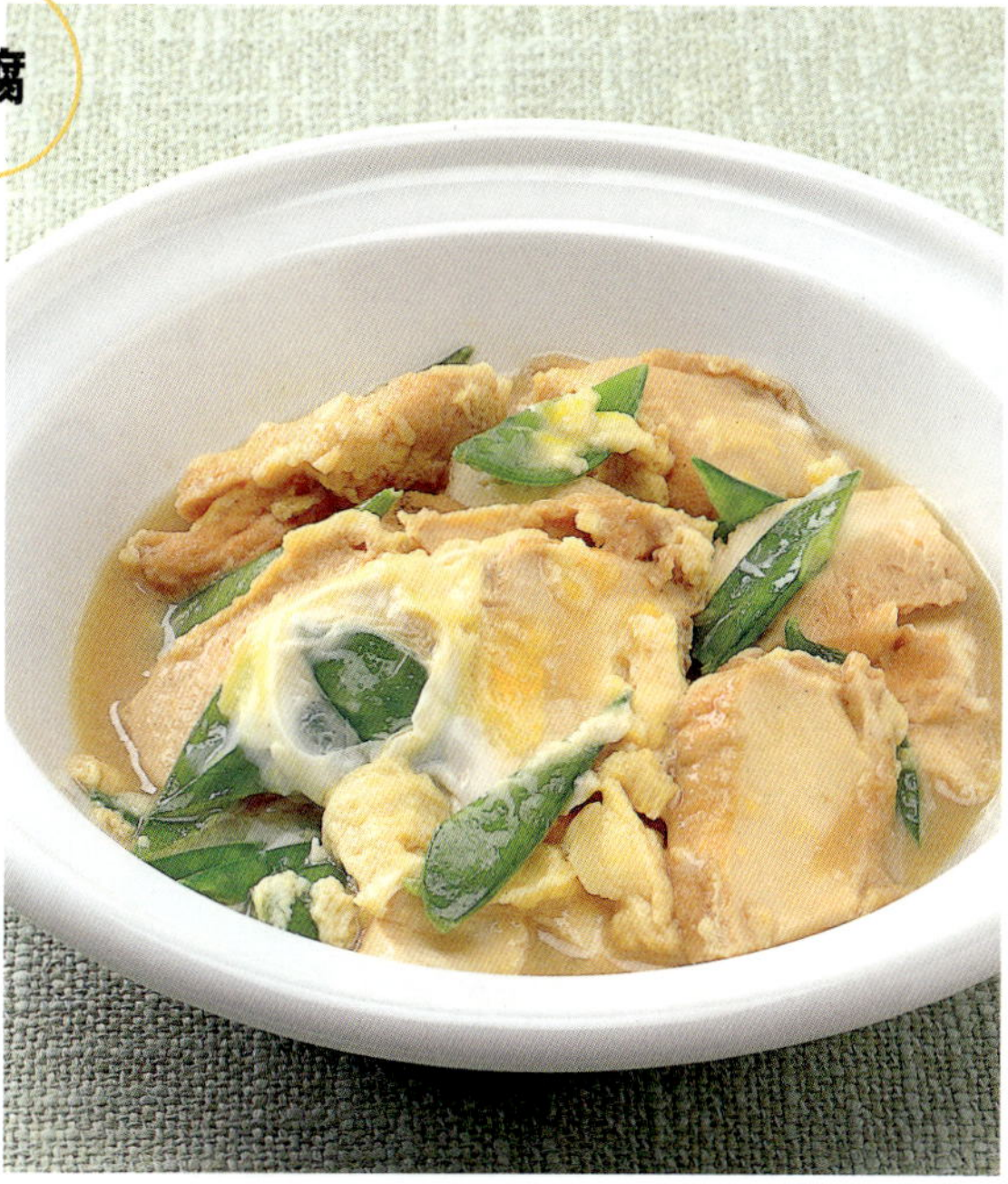

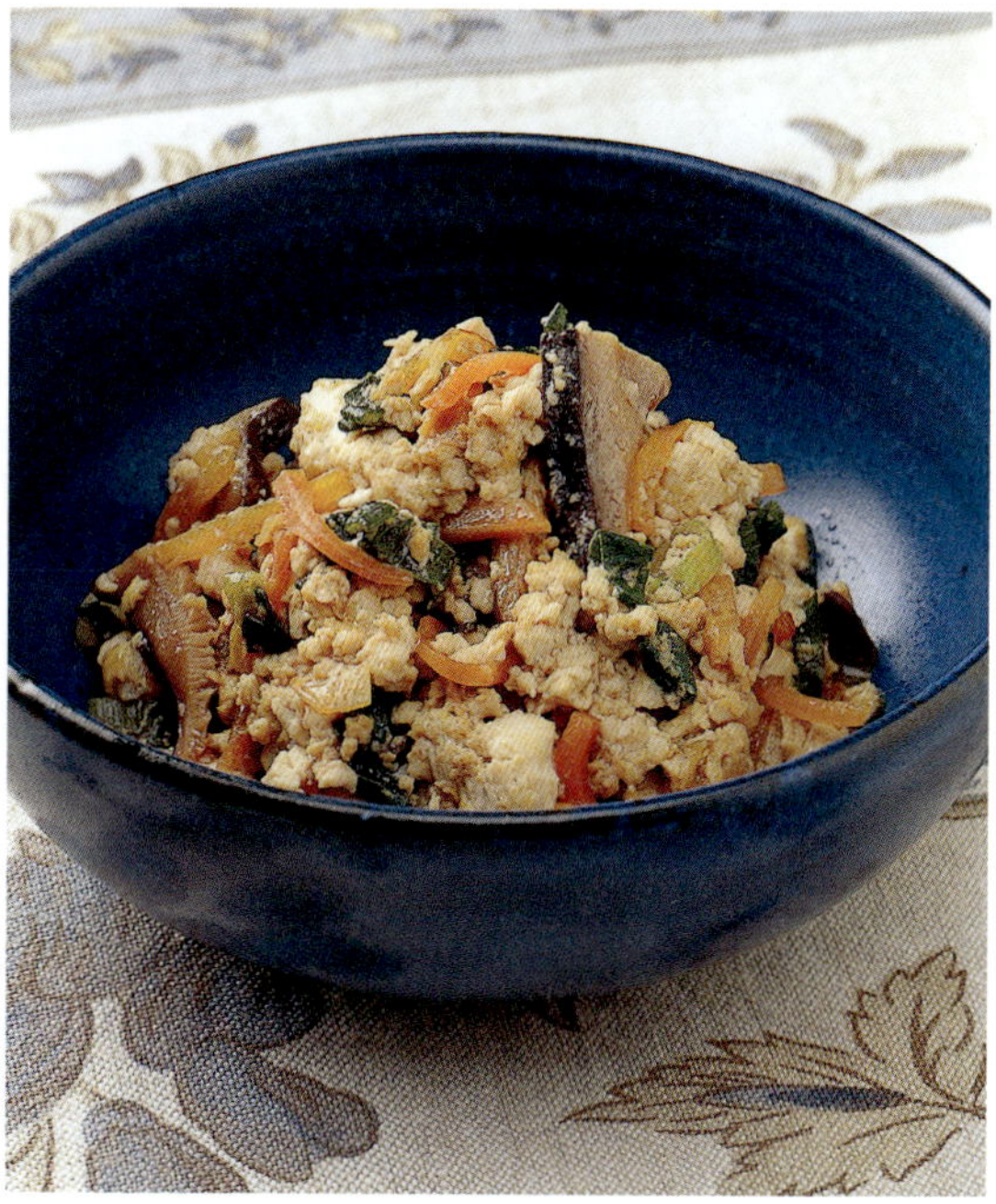

生揚げのとじ煮

平凡なお料理ですが、朝にもおいしくいただいています。

●生揚げをだしと調味料で10分ほど煮て、さやえんどうを散らし、蓋をします。えんどうが柔らかくなったら溶き卵をまわし入れて蓋をし、半熟加減になるまで待ちます。（早川）

［材料2人分］
生揚げ（油抜きし、一口大に切る）…小2枚（170g）
さやえんどう（斜め二つ切り）……10枚（20g）
卵…………1個
〈だしと調味料〉
だし…… 170cc
砂糖……小匙2強
醤油……小匙2
塩………少々
酒………小匙1

炒り豆腐

大きな豆腐1丁で作り、余ったら冷凍しておきます。ほとんど味が落ちず重宝します。

●豆腐は鍋に入れて水をはり、にぎりくずしてからそのまま火にかけて茹で、布巾を広げた盆ざるにあけて水をきります。
人参、椎茸を炒め、調味料を加えて人参が柔らかくなったら葱を入れ、葱がしなっとしたら豆腐を加えて、混ぜながら煮ます。最後に溶き卵を入れて混ぜ、味を確かめて火を止めます。（大谷）

［材料1単位］
木綿豆腐……………………1丁（500g）
人参（せん切り）……………1/2本（100g）
干し椎茸（戻してせん切り）…2～3枚
分葱（小口切り、青いところも）1～2本
卵………1～2個
醤油……大匙2
砂糖……大匙1/2
みりん…大匙1
塩………小匙1/2
サラダ油（炒め用）…大匙2

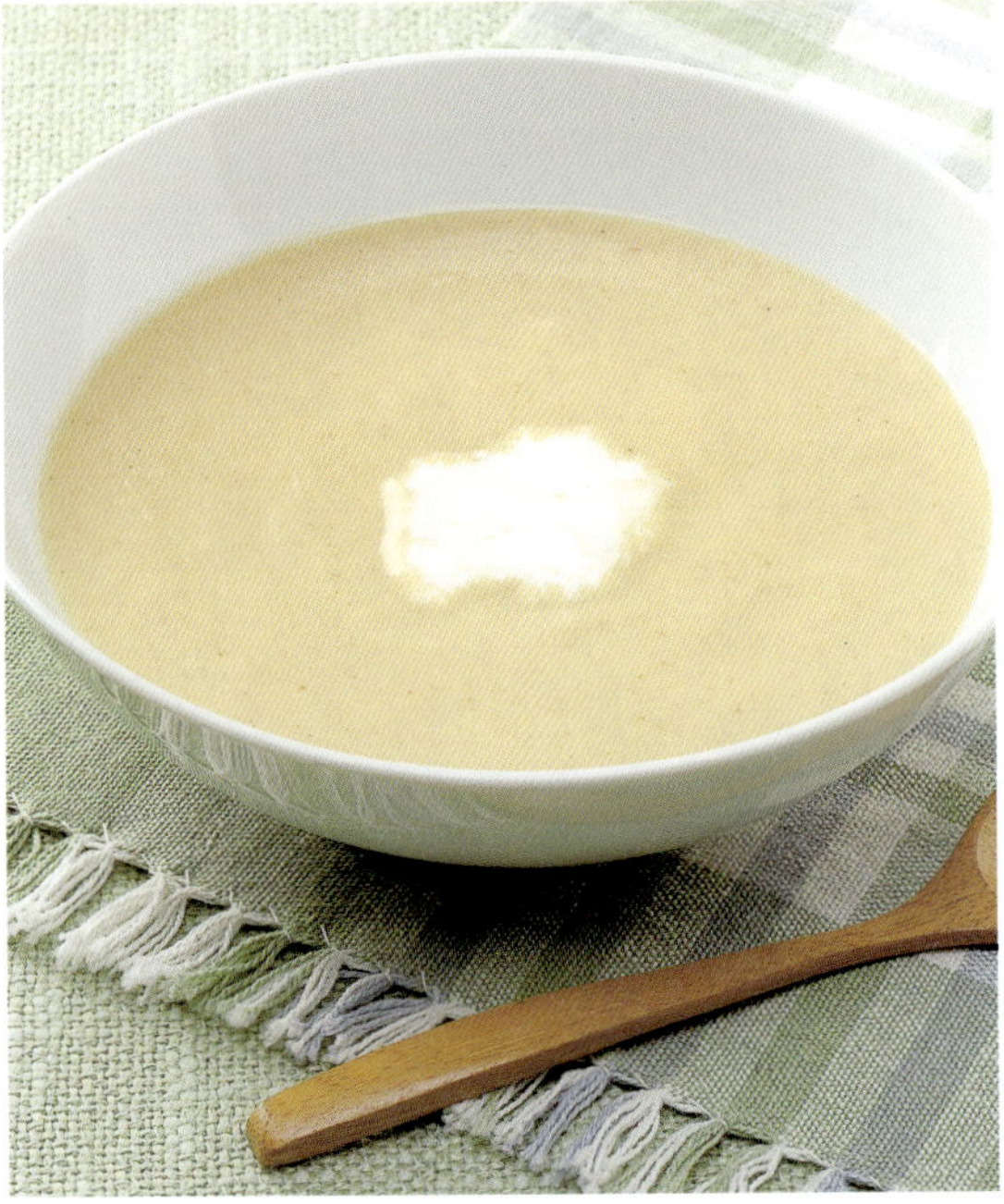

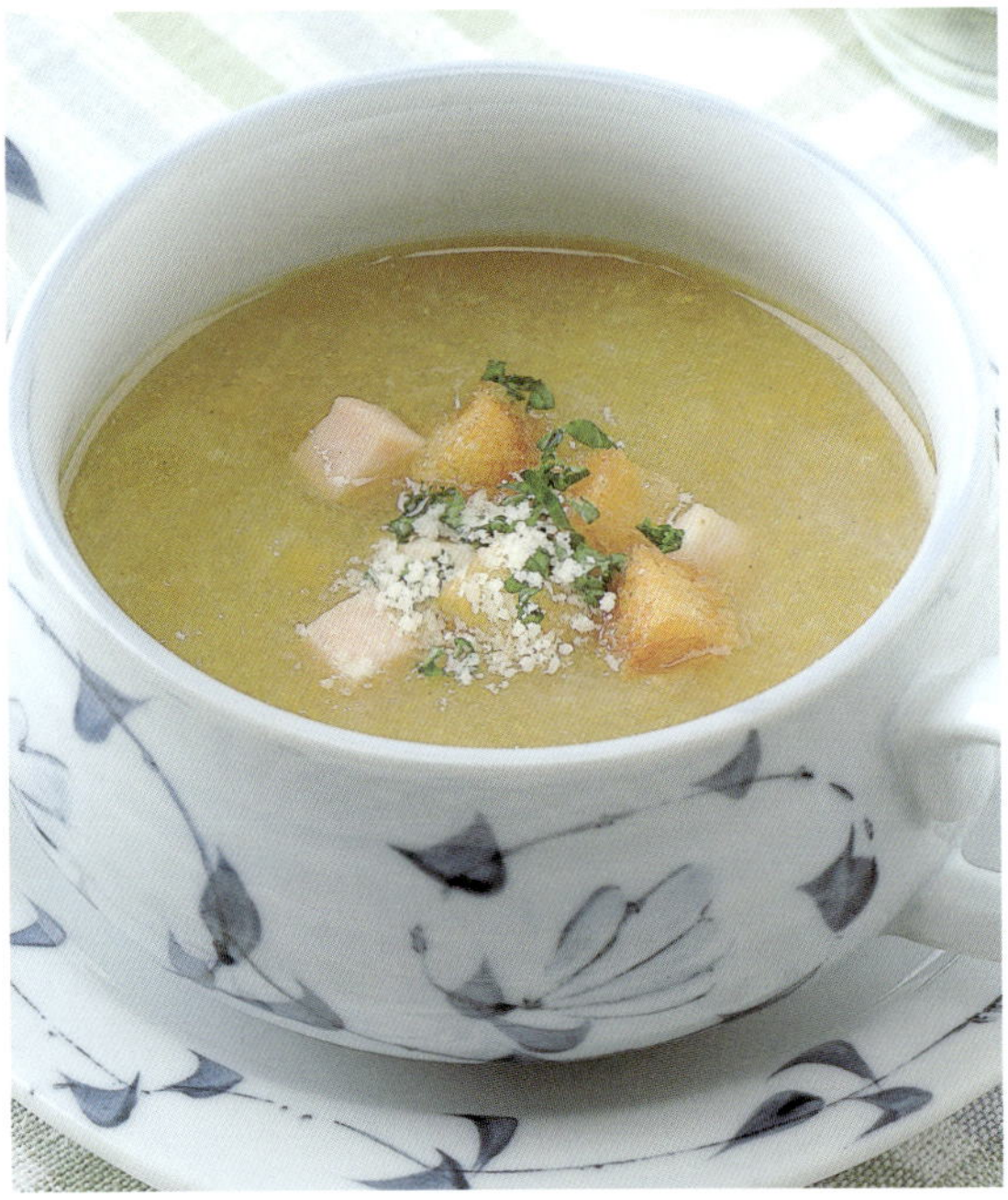

ごぼうのポタージュ

ごぼうの風味を楽しみます。

●ごぼうと人参、玉葱、ベーコン、パンのみみを炒め、玉葱が透き通ったら、スープ、ベイリーフを加えて煮ます。ごぼうが柔らかくなったら火を止め、ベイリーフをとり除き、牛乳を加えます。なめらかになるまでミキサーにかけ、味をととのえます。生クリームやブランデーなどを少々加えることもあります。

*ごぼうの固さで煮こみ時間や水の量は変わってきますので、加減してください。（山田）

［材料2～3人分］

ごぼう（1cmのぶつ切り、水にさらす）…100g
人参（小さめの乱切り、水にさらす）…40g
玉葱（薄切り）……………1/2個（100g）
ベーコン（2cmに切る）……2枚（25g）
食パンのみみ（粗く刻む）…1/2枚分
スープ（水＋スープの素1個）…1カップ
ベイリーフ…………小1枚
牛乳……………………1/2カップ
塩、胡椒……………各適宜
サラダ油（炒め用）…大匙1

じゃが芋のスープ

すりおろす手間はかかりますが、短時間でとろりと煮上がります。4種の浮き実をたっぷり入れていただきます。

●分量の半分ほどの水をはった鍋に野菜をおろし入れ、ベイリーフ、スープの素、塩を加え、残りの水を足して弱火で20分、ときどき混ぜながら煮つめてでき上がり。ハムとクルトンを浮かし、パセリと粉チーズをふります。（斎藤）

［材料2～3人分］

じゃが芋……大1個（150g）
人参…………4～5cm（50g）
玉葱…………1/4個（50g）
セロリ………5cm（20g）
水……………3カップ
ベイリーフ…小1枚
スープの素…1個
塩……………小匙1/2
〈浮き実〉
さいの目切りのハム（バターで炒める）
クルトン、パセリ、粉チーズ

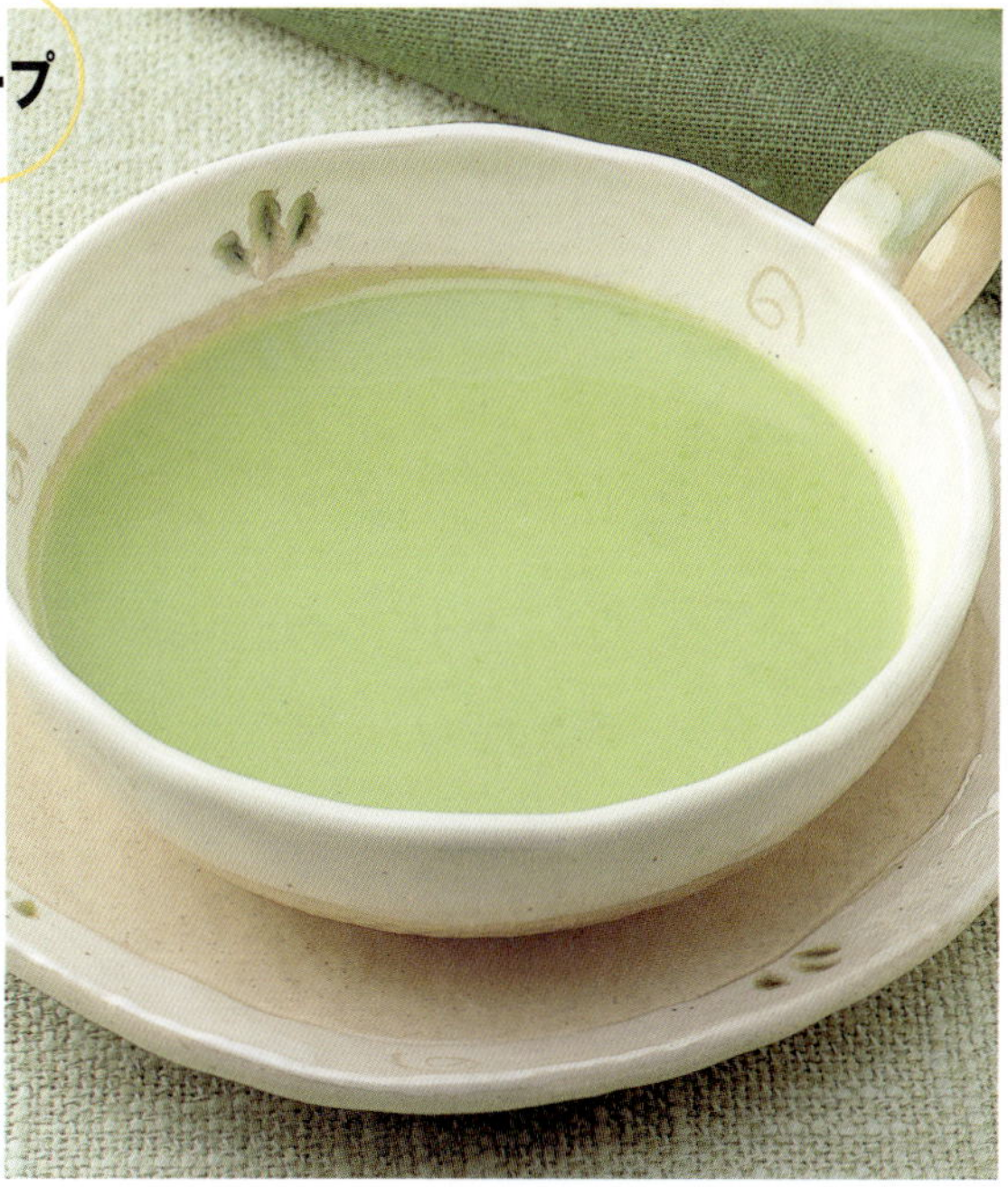

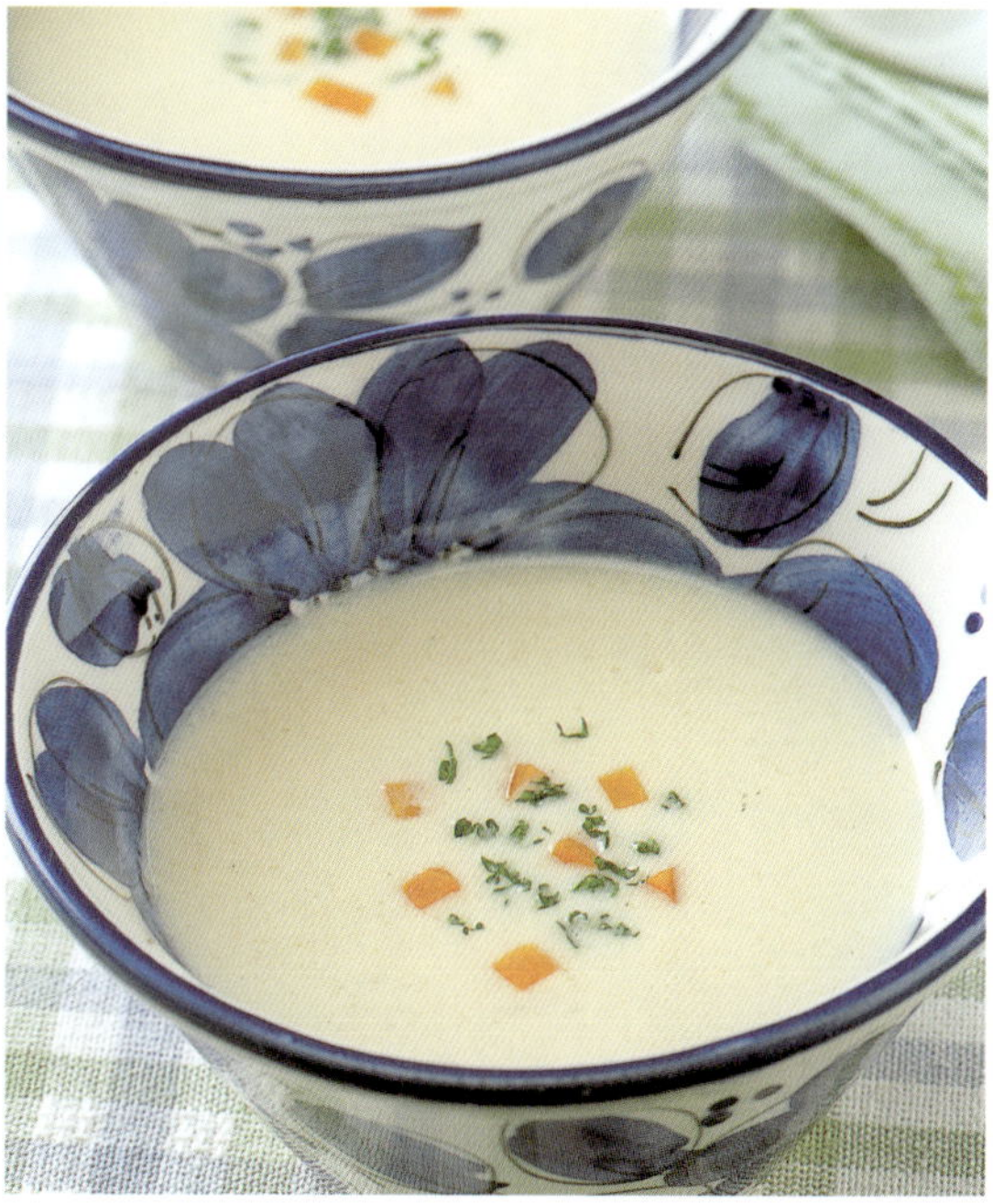

グリンピースのポタージュ

グリンピースとマカロニ入りスープ、それぞれをミキサーにかけて合わせます。

●グリンピースは水から茹でて湯をきり、牛乳を加えてミキサーにかけます。
玉葱を炒め、スープ、ベイリーフを入れ、煮立ったらマカロニを加えて柔らかくなるまで煮ます。粗熱をとってから、ベイリーフを除いてミキサーにかけ、鍋に戻してグリンピースを加え火を通します。牛乳で濃度を加減し、最後に味をととのえます。
*生クリーム少々を加えるとこくが増します。

（山田）

［材料1単位 6人分］

- 冷凍グリンピース…200〜250g
- 牛乳……………………3/4カップ

- 玉葱（薄切り）……1/2個（100g）
- バター（炒め用）…大匙1
- スープ（水+スープの素2個）…3カップ
- ベイリーフ………1枚
- マカロニ………20g

塩…………………適宜

玉葱のポタージュ

玉葱の柔らかな甘みが魅力です。

●玉葱を焦げないように炒め、しんなりしたらスープ、ご飯を入れて弱火で12分煮ます。ミキサーにかけ、鍋に戻して人参、牛乳、生クリームを加え、味をととのえて一煮立ちさせます。器に盛って、パセリを散らします。
*仕上がりの濃度は水を加えて調節します。写真では茹でた人参も彩りに飾りました。

（斎藤）

［材料2〜3人分］

玉葱（薄切り）………大1個（250g）
人参（みじん切り、さっと塩茹で）…大匙1
バター（炒め用）……大匙1/2
スープ（水+スープの素1 1/2個）…1 1/2カップ
ご飯…………茶碗1/2杯（60g）
牛乳…………1〜1 1/4カップ
生クリーム……1/4カップ
塩、胡椒……各少々
パセリ（みじん切り）…少々

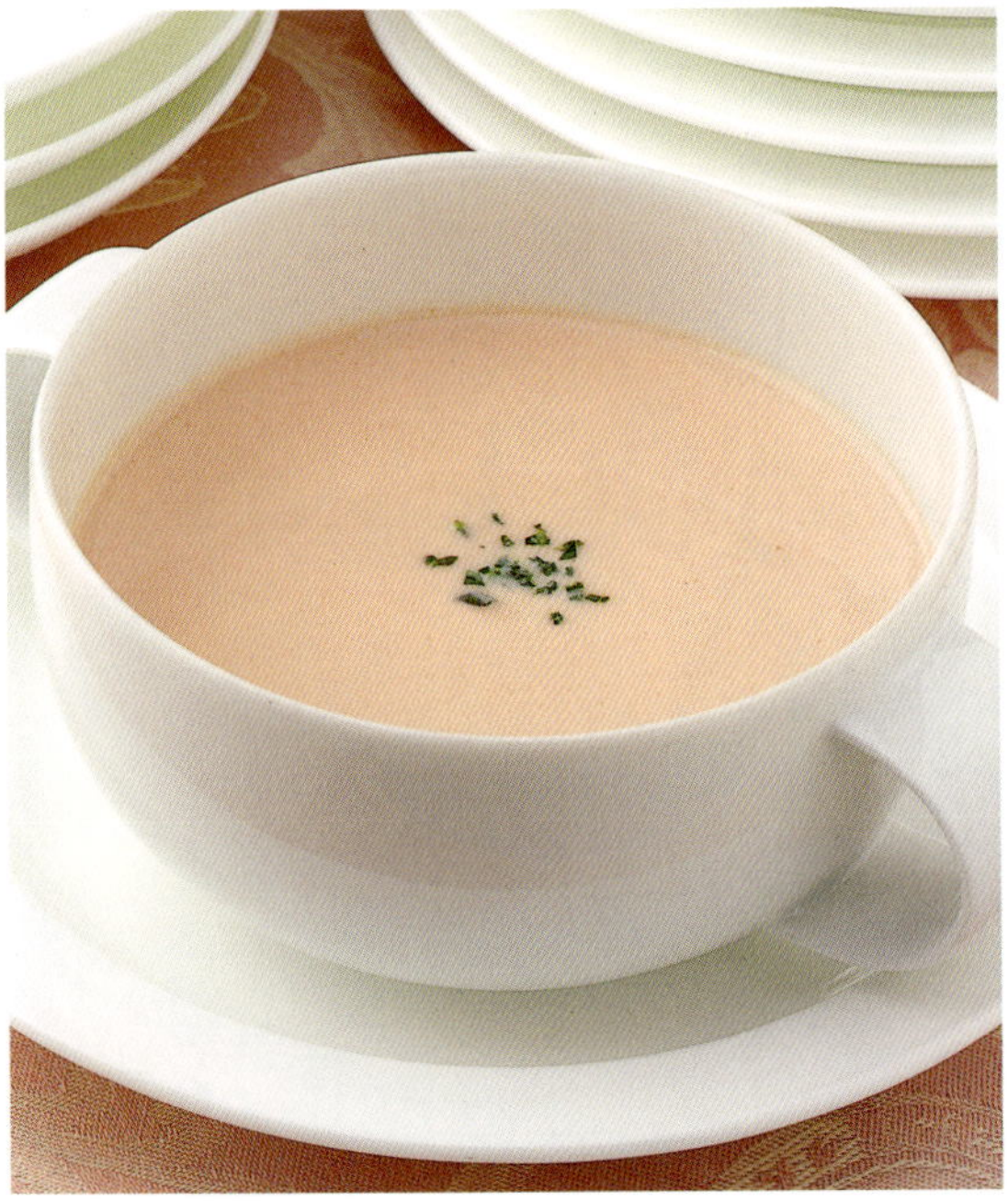

豆腐とトマトのスープ

煮すぎないように気をつけ、できたてをいただきます。

●豆腐とトマトジュース、スープの素をミキサーにかけピュレ状にします。鍋に移し、水を加え火にかけて温め、味をととのえます。煮すぎるともろもろになるので弱火で。（山田）

［材料2人分］
絹ごし豆腐………1/2丁（150g）
トマトジュース……1/2缶
スープの素………1/2個
水……………………1/3カップ
塩、胡椒…………各少々

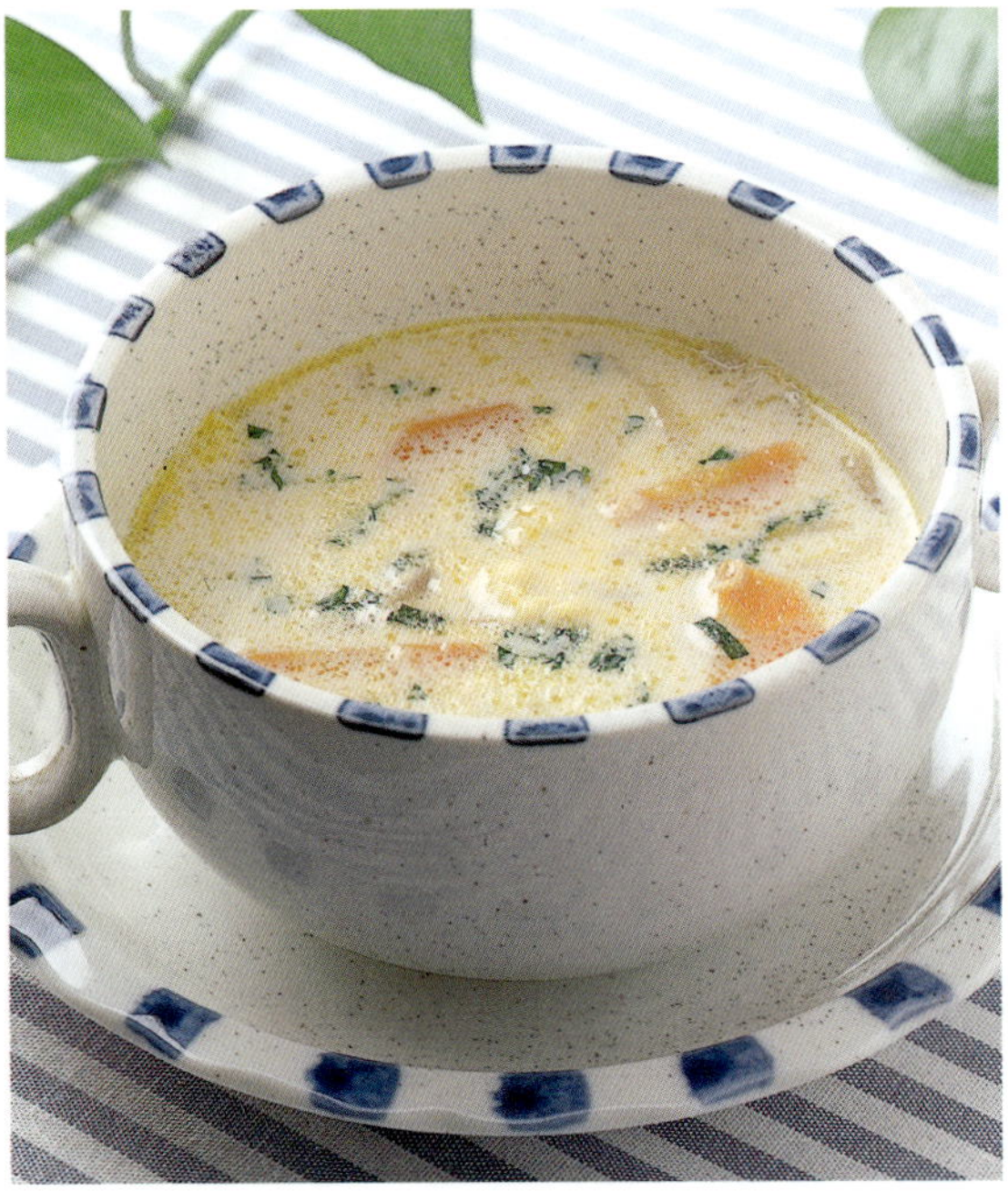

ポテトチャウダー

タラゴンの香りが食欲をそそります。あっさり味に飽きて、ちょっとくせのあるものがほしいときに…。

●じゃが芋以外の野菜を10分ほど炒めます。玉葱が透き通ったらスープ、じゃが芋を加え、煮立ったら味をととのえてタラゴン、パセリを加え、弱火で15～20分煮ます。牛乳を入れて沸騰させないように温め、盛りつけておろしチーズを散らします。（斎藤）

［材料2人分］
じゃが芋（薄切り、水にさらす）…1個（100g）
玉葱（薄切り）………小1/2個（80g）
人参（薄切り）………4～5cm（50g）
にんにく（薄切り）…1/2片
セロリ（斜め薄切り）…1/2本（50g）
バター（炒め用）……大匙1
スープ（水＋スープの素1～1.5個）…1 1/2カップ
塩、胡椒……………各適宜
タラゴン……………（乾）小匙1/8
パセリ（みじん切り）…大匙2（6g）
牛乳…………………1カップ
チェダーチーズ（すりおろす）…適宜

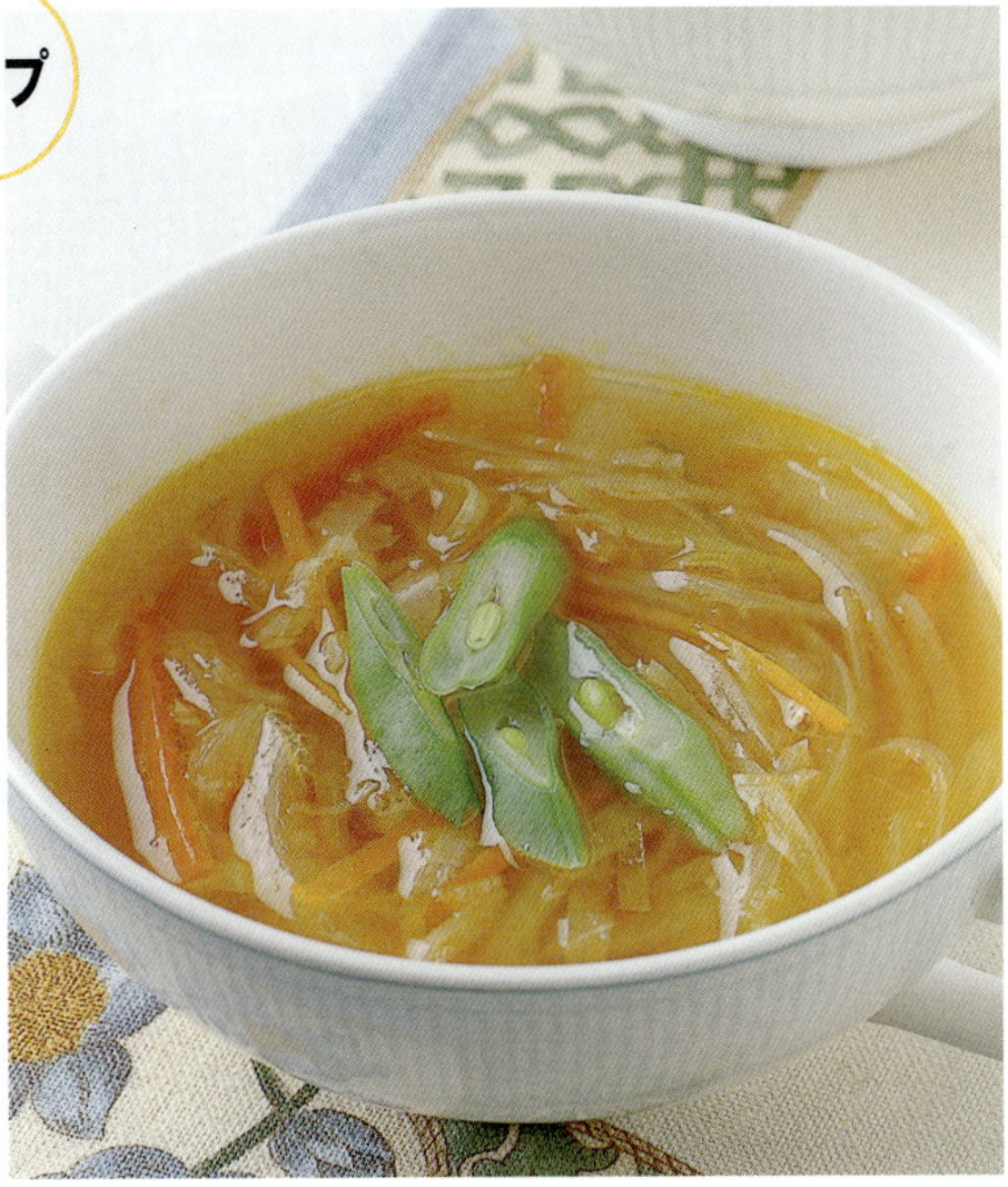

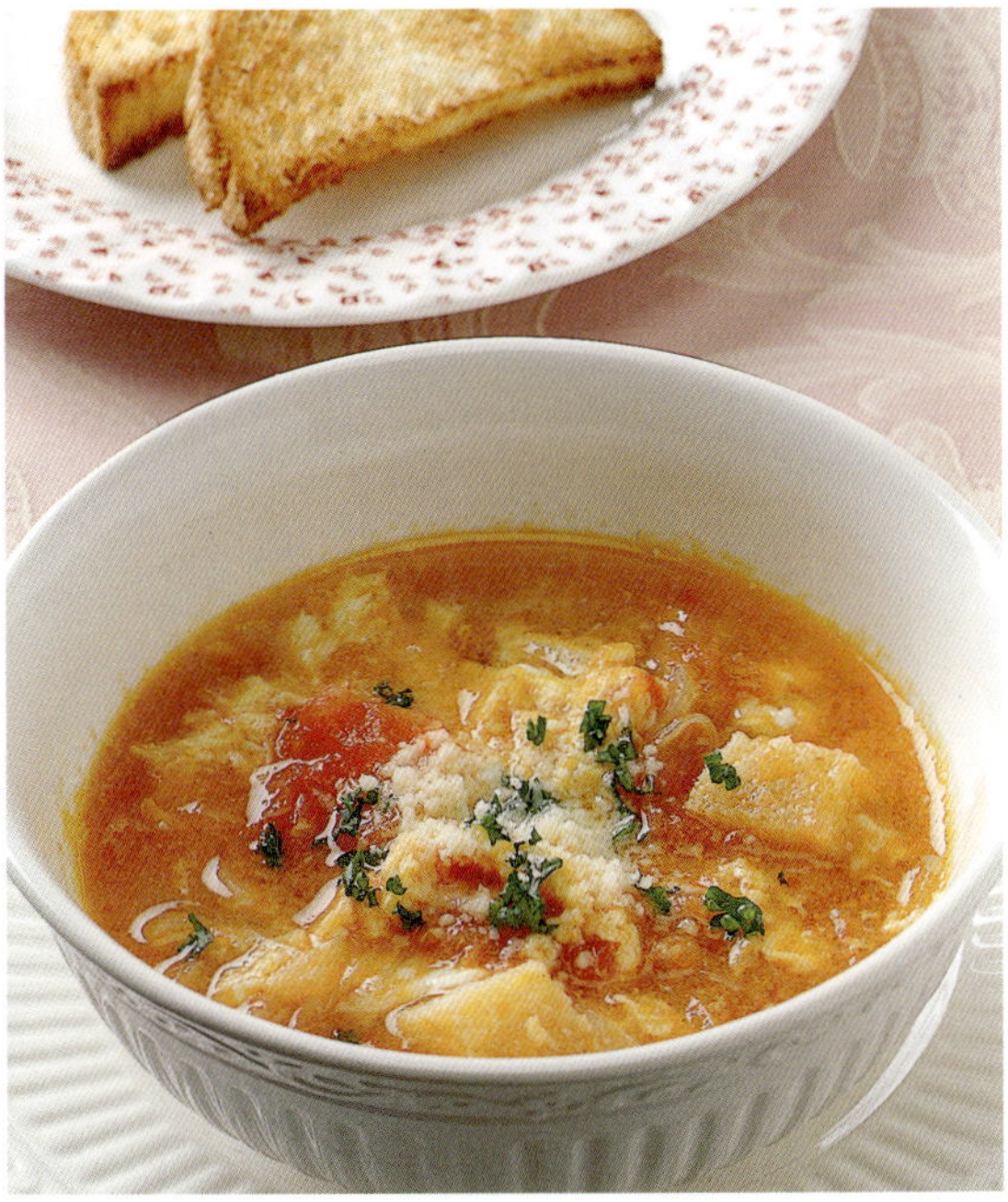

フランス風野菜スープ

残り野菜の整理にぴったりの、でも、野菜の旨みがとけ合っておいしいスープです。

●さやいんげん以外の野菜を中火で柔らかく炒め、スープを注ぎます。あくをすくいながら煮て味をととのえ、さやいんげんを加えます。

*炒めるときは3分以上ゆっくりと。炒め方が足りないとこくが出ません。

*煮るときはほどよく柔らかく。キャベツはとろけるほどにはしないこと。　（斎藤）

[材料2人分]

さやいんげん（茹でてせん切り）…2〜3本
キャベツ（せん切り）……大1枚（80g）
人参（せん切り）…4cm（50g）
蕪（せん切り）……中1/2個（50g）
葱（せん切り）……1/2本（50g）
玉葱（薄切り）……1/4個（50g）
スープ（水＋スープの素2個）…2　1/2カップ
バター（炒め用）…大匙1強
塩、胡椒…………各少々

トマトのエッグスープ

トマトの酸味がさわやかです。カリッと焼いたトーストを添えて。

●玉葱をねっとりするまで炒め、トマトを加えてさらに炒め、スープを入れて約20分、弱火で煮ます。味をととのえてパンを加え、煮立ったところに卵をまわし入れて一混ぜ。卵に火が通ったら盛りつけて、チーズとパセリを散らします。　（斎藤）

[材料2人分]

完熟トマト（皮と種をとりざく切り）…大1個（200g）
玉葱（薄切り）……1/2個（100g）
卵（溶きほぐす）……1/2個
バター（炒め用）…大匙1 1/2
スープ（水＋スープの素1個）…300〜350cc
（トマトの水分によって加減）
塩、胡椒、砂糖……各少々
食パン………………1cm角×4個
おろしチーズ………大匙2
パセリ（みじん切り）…少々

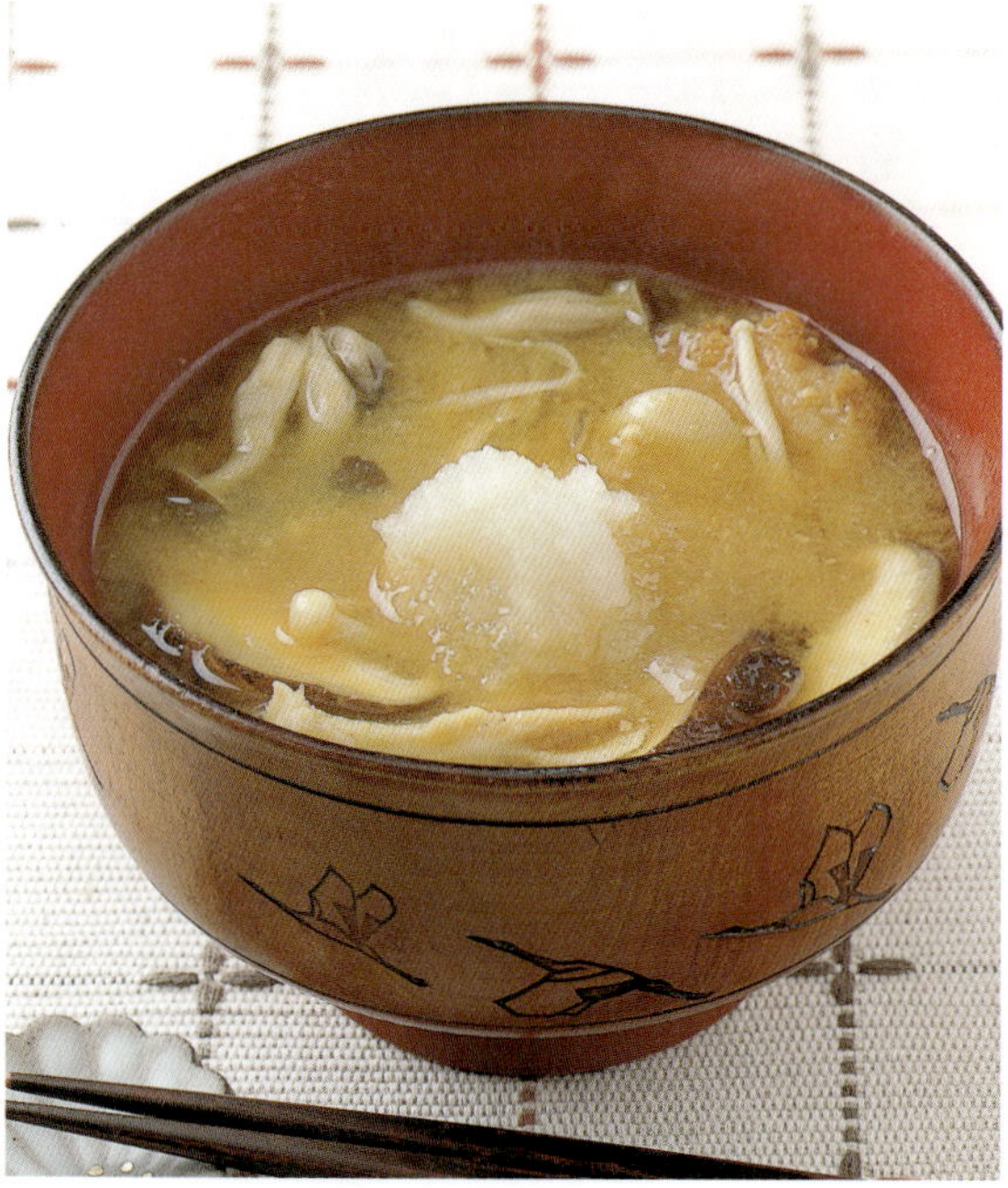

きのこ汁

おいしくとっただしで秋の味覚を楽しみます。

●きのこはいずれも食べやすい大きさに。蓮根の汁をしたんで団子の材料と合わせ、4個に丸め、きつね色に揚げておきます。だしに味噌を入れ、煮立つ直前にきのこを加え、沸騰したら団子を入れて器に盛り、大根おろしをのせます。（斎藤）

［材料2人分］

舞茸………………1/2パック（50g）
えのき茸…………1/2パック（50g）
生椎茸……………2枚
しめじ……………1/2パック（50g）
だし………………1 1/2カップ
味噌………………40g弱
〈蓮根団子〉
　蓮根（すりおろす）…50g
　塩……………少々
　薄力粉………大匙1
大根おろし……大匙2
揚げ油

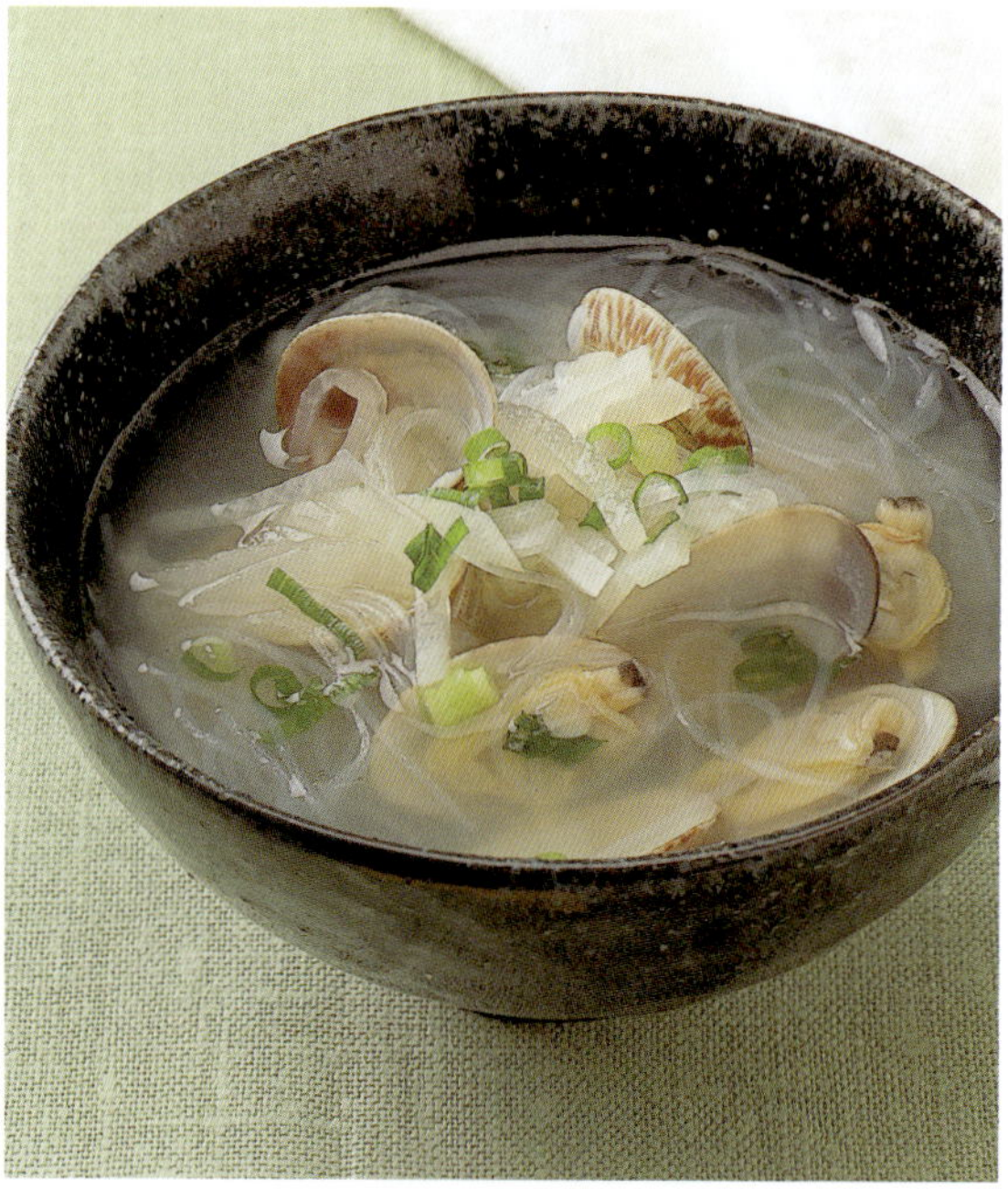

大根とあさりのスープ

せん切り大根がするするとたっぷりいただけます。

●長葱と生姜を焦がさないように炒めてスープを加え、煮立ったら大根、調味料を入れます。大根が柔らかくなったらあさりを加え、あさりの口が開いたら春雨を入れ、味をととのえ、万能葱を飾ります。（斎藤）

［材料2〜3人分］

大根（5〜6cm長さ、2mm太さのせん切り）200〜300g
あさり（殻つき）…1 1/2カップ（約300g）
春雨（戻して食べやすく切る）…（乾）10g
長葱（みじん切り）……小匙1/2
生姜（みじん切り）……小匙1/2
サラダ油（炒め用）…大匙1/2
スープ（水＋鶏がらスープの素小匙3）…3カップ
塩……小匙1/2
酒……大匙1
万能葱（小口切り）…適宜

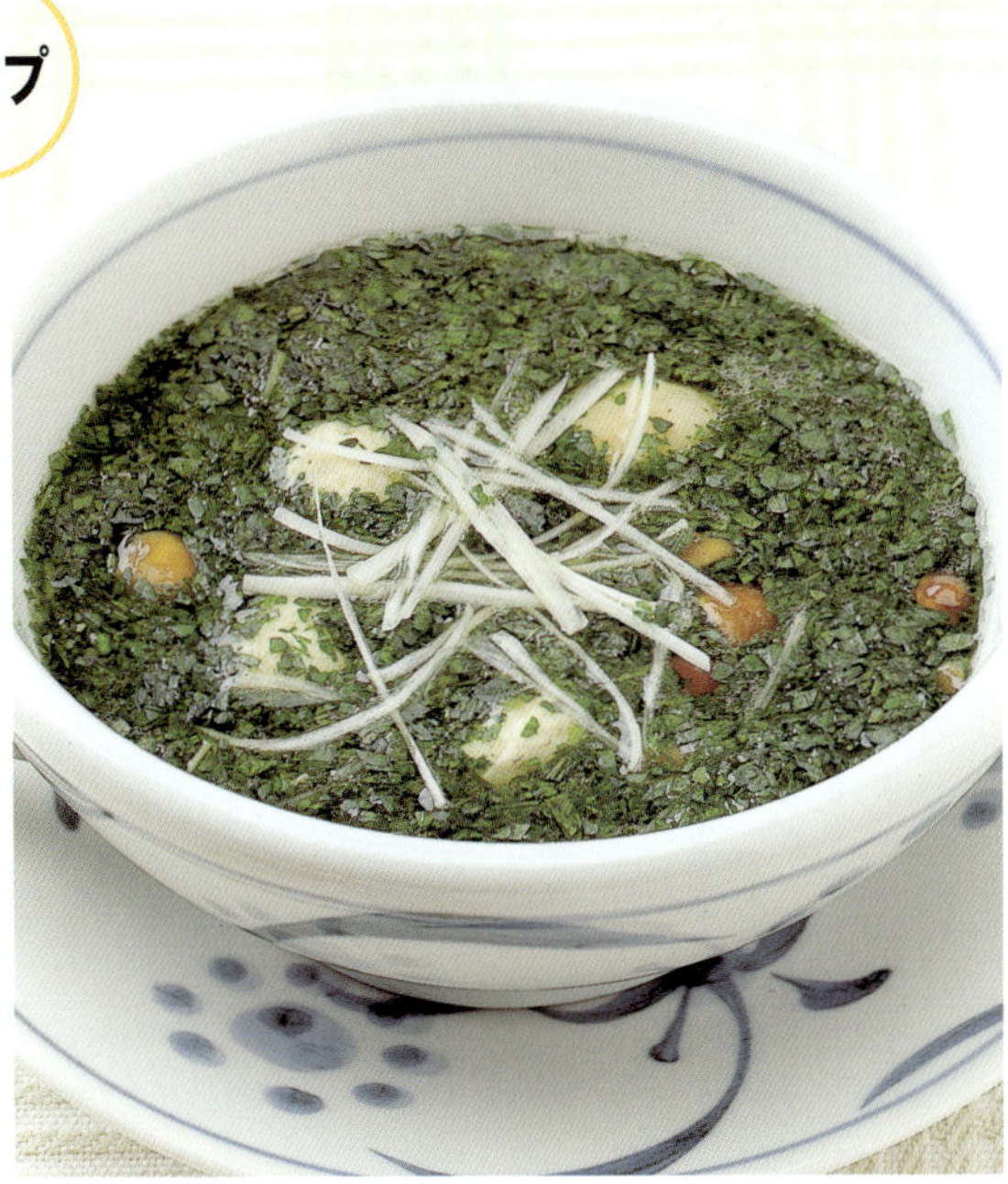

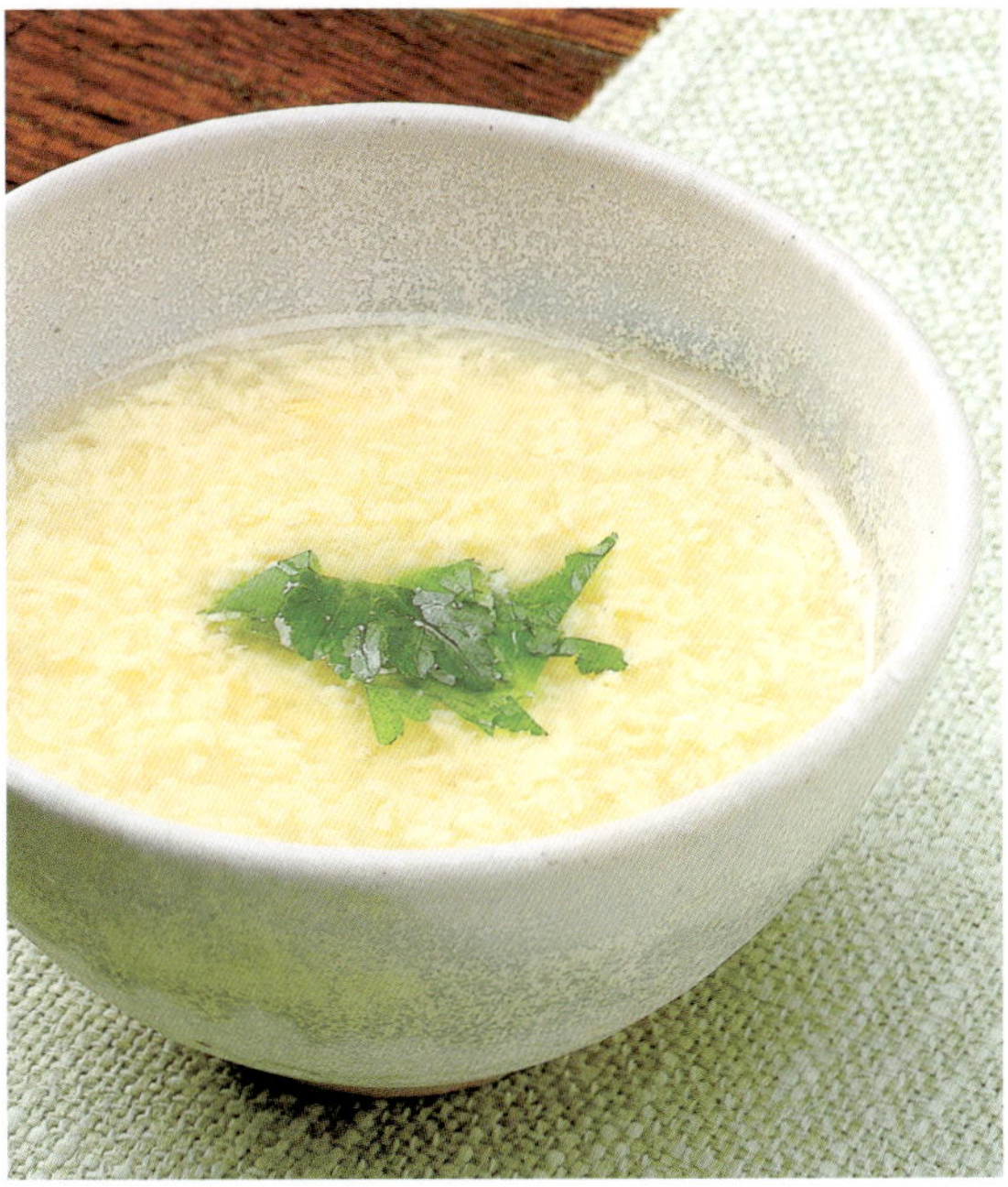

モロヘイヤのスープ

モロヘイヤとなめこでとろみのついた、挽き肉団子入りスープ。

●肉団子の材料をよく混ぜて丸め、煮立てた湯に落として火を通し、調味してモロヘイヤを加えます。少し煮てからなめこと葱を加え、火を止めます。

*挽き肉団子の代わりに豆腐のさいの目切りを入れるときもあります。その場合は、スープの素を1個に増やします。　(早川)

[材料2人分]
モロヘイヤ(洗ってみじん切り)…正味50g
なめこ(さっと水で洗う)…1/2袋(50g)
長葱(せん切り)…………1/2本(50g)
〈挽き肉団子〉
- 鶏挽き肉…………75g
- 長葱(みじん切り)…大匙1/2
- 味噌………………小匙1/2
- 片栗粉……………小匙1

水……………………2カップ
チキンスープの素……1/2個
醤油…………………小匙1/2
塩、胡椒……………各適宜

変わりかき玉汁

大根おろし入り。油っこい料理の後などに、さっぱりと。

●大根おろしと溶き卵を合わせておき、濃いめに味をつけた熱い汁に一度に入れ、一煮立ちしたら青みを散らして火を止めます。温め直すと味が落ちるので、頃合いをみてさっと作り、食卓に出します。　(早川)

[材料2人分]
卵(溶きほぐす)…1個
大根おろし(かるく水気をきる)…1/2カップ
だし………1　1/2カップ
塩…………小匙1/2
醤油………小匙1/3
青み(三つ葉、さやえんどうなど)…適宜

数値は『五訂食品成分表』を基にしました。断りのないものはレシピの1人分の分量で計算してあります。

ドレッシングは70%、マリネ液、ピクルス液は10%摂取するとして算出しました。Øは0.1g以下の微量を表しています。

料理名	頁	エネルギー kcal	たんぱく質 g	カルシウム mg	食物繊維 g	食塩相当量 g	主な材料	備考
鶏手羽元の水炊き風	56	173	13.2	143	4.1	0.9	鶏手羽元　大根　豆腐	
蓮根の蒲焼き丼	56	508	10.4	36	3.5	3.0	米　蓮根　しし唐辛子	
もずくの生姜酢	57	24	1.2	52	1.7	1.6	もずく　生姜	
挽き肉のすき昆布巻き	57	122	7.9	31	1.7	1.2	すき昆布　豚挽き肉　ごぼう	
わかめの和風サラダ	58	27	1.0	22	1.2	0.9	わかめ　胡瓜　人参	
わかめの胡麻煮	58	91	3.4	180	0.3	1.0	わかめ　人参　胡麻	
わかめとなめこの雑炊	58	135	3.0	7	0.8	1.6	米　なめこ　わかめ	
下煮ひじき	59	14	1.1	140	4.3	0.5	ひじき	1単位の1/5で計算
三色粥	73	173	13.6	27	3.6	1.0	米　鮭　卵	
白身魚のおじや	73	233	9.8	15	1.6	3.1	米　白身魚　ほうれん草	
ふろふき大根のコンポート	74	27	3.8	48	1.9	2.1	大根　かに　さやいんげん	
茄子の甘酢煮	74	76	2.4	22	2.3	0.6	茄子　柚子	
野菜の柔らかサラダ	75	60	1.1	32	1.5	0.9	レタス　胡瓜　キャベツ	
カレー風味の芋スープ	75	117	1.6	34	1.8	0.8	さつま芋　長芋　人参	
白花豆と芋のマヨネーズグラタン	76	239	7.6	98	7.6	0.2	白花豆　じゃが芋　長芋	
南瓜と大豆のグラタン風	76	174	5.0	98	3.2	0.2	南瓜　大豆　生クリーム	
豆腐の変わり焼き　味噌風味	77	168	9.6	101	0.9	2.3	豆腐　卵	トマト風味は151kcal、たんぱく質8.3g、カルシウム94mg、繊維0.4g、塩分2.4g
長芋豆腐	77	107	5.2	62	1.0	1.0	長芋　海老　枝豆	1単位の1/6で計算
りんごと柿のチョコリーゼ	78	111	0.3	8	1.4	0.0	りんご　柿　チョコレート	
紫羹	78	60	0.2	1	0.8	0.0	白桃缶　寒天	1単位の1/6で計算（ぶどうジュースの場合）
ホットケーキサンド	79	300	5.9	54	1.3	0.1	薄力粉　りんご　栗	
クリーミービスケット	79	355	2.3	37	0.0	0.1	ソフトビスケット　生クリーム	
豆腐入り茶碗蒸し	86	74	6.2	47	0.1	1.7	卵　豆腐　三つ葉	
里芋の高野豆腐入りそぼろ煮	86	166	8.3	34	1.1	1.7	里芋　鶏挽き肉　高野豆腐	
豆腐のかにあんかけ	87	154	10.6	138	0.8	2.9	豆腐　かに　しめじ	
冬瓜の鶏挽きあんかけ	88	118	6.1	21	Ø	0.9	冬瓜　鶏挽き肉	
卵のさらさ焼き	88	157	11.1	97	0.9	0.8	卵　豆腐　鶏挽き肉	
白身魚のサラダ風山かけ	89	206	10.6	16	0.3	1.1	白身魚　うど　山芋	
蕪と牡蠣のクリーム煮	90	338	11.1	308	1.4	1.1	蕪　牡蠣　牛乳	
青菜と貝柱の雑炊	91	157	8.3	77	0.9	1.6	米　干し貝柱　小松菜	
野菜と厚揚げ入り力うどん	91	377	18.0	287	1.8	2.1	うどん　餅　厚揚げ	汁は30%摂取
大豆入りミートローフ	92	298	16.8	88	3.1	1.5	合挽き肉　大豆　ピーマン	
豚と大豆の野菜鍋	93	249	18.0	133	7.1	1.7	豚肉　大豆　白菜	
鶏と野菜のトマト煮	93	288	13.1	81	6.1	0.2	鶏肉　キャベツ　じゃが芋	
おろしりんごの和えもの	94	62	0.8	17	1.9	0.4	りんご　胡瓜　グレープフルーツ	
小松菜と湯葉の煮びたし	94	99	5.9	164	1.3	1.7	小松菜　生湯葉　柚子	
そぼろずし	95	683	29.9	88	1.4	2.8	米　鱈　蓮根　人参	
豆腐ときのこのくず仕立て	98	88	5.5	91	0.5	1.7	豆腐　なめこ	
がんもどき風（挽き肉入り）	98	411	14.6	161	0.4	1.0	豆腐　豚挽き肉　人参	
あんかけ豆腐	99	93	6.1	94	0.3	3.7	豆腐	
親子蒸し	99	231	14.1	115	0.6	1.8	豆腐　卵　鶏挽き肉	
豆腐サラダ	100	180	6.8	146	1.4	1.8	豆腐　オクラ　カッテージチーズ	
卯の花炒り	100	161	9.0	83	4.4	1.8	おから　あさり缶　きくらげ	1単位の1/5で計算
炒り豆腐	101	205	11.8	152	1.2	1.5	豆腐　人参　椎茸	1単位の1/5で計算
生揚げのとじ煮	101	190	16.7	225	0.2	0.9	生揚げ　さやえんどう　卵	
じゃが芋のスープ	102	48	1.2	15	1.1	1.2	じゃが芋　人参　玉葱	
ごぼうのポタージュ	102	231	5.9	93	5.5	2.5	ごぼう　玉葱　牛乳	
玉葱のポタージュ	103	189	4.0	107	1.2	2.6	玉葱　人参　牛乳	
グリンピースのポタージュ	103	84	4.1	37	4.8	1.4	グリンピース　玉葱　牛乳	1単位の1/6で計算
ポテトチャウダー	104	193	7.1	169	1.9	1.2	じゃが芋　玉葱　牛乳	
豆腐とトマトのスープ	104	51	4.1	93	0.6	1.6	豆腐　トマトジュース	
トマトのエッグスープ	105	174	5.7	91	1.6	2.0	トマト　玉葱　卵	
フランス風野菜スープ	105	92	1.9	52	2.7	2.7	キャベツ　蕪　人参	
大根とあさりのスープ	106	61	5.8	79	1.2	2.0	大根　あさり　春雨	
きのこ汁	106	85	6.6	36	4.3	3.5	舞茸　えのき茸　蓮根	
変わりかき玉汁	107	53	4.1	31	0.6	1.5	卵　大根　三つ葉	
モロヘイヤのスープ	107	109	8.3	84	2.3	1.6	モロヘイヤ　鶏挽き肉　なめこ	

料理の塩分と栄養価

栄養計算・百瀬登美子

料理名	頁	エネルギー kcal	たんぱく質 g	カルシウム mg	食物繊維 g	食塩相当量 g	主な材料	備考
早春のサラダ［うどとアスパラ］	13	71	2.4	38	2.6	3.2	うど　アスパラガス　レタス	
初夏のサラダ［レタスとルッコラ］	13	83	2.8	104	1.1	2.1	レタス　ルッコラ　ちりめんじゃこ	
梅雨どきサラダ［新玉葱とクレソン］	14	79	0.6	22	0.9	2.3	新玉葱　クレソン　トマト	
真夏のサラダ［トマトと茄子］	14	87	2.7	13	1.2	2.2	トマト　茄子　玉葱	
秋のサラダ［きのことサニーレタス］	15	31	2.4	22	2.7	1.0	椎茸　しめじ　サニーレタス	
冬のサラダ［大根とわかめ］	15	35	2.9	100	0.8	2.3	大根　わかめ　ちりめんじゃこ	
南瓜のせん切りサラダ	16	176	3.5	20	1.8	1.2	南瓜　玉葱　ベーコン	
南瓜と胡瓜のサラダ	16	187	1.7	30	2.7	0.5	南瓜　胡瓜　レタス	
キャベツの温サラダ	16	113	1.3	35	1.4	0.2	キャベツ	
さつま芋とパイナップルのサラダ	17	189	1.5	41	1.6	Ø	さつま芋　パイナップル　サワークリーム	
漬けもの入りポテトサラダ	17	237	2.2	25	1.1	0.5	じゃが芋　人参　胡瓜	漬けものは胡瓜のピクルスで計算
せん切りじゃが芋のサラダ	18	129	1.7	7	1.0	0.2	じゃが芋　夏みかん　パセリ	
シャキシャキポテトの梅サラダ	18	73	1.4	6	0.7	1.2	じゃが芋　さやいんげん　梅干し	
コールスロー	19	104	0.1	40	2.1	0.2	キャベツ　玉葱　りんご	
胡瓜のデンマーク風サラダ	19	28	0.8	23	0.7	1.1	胡瓜　セロリ　ディル	
トマトのアスピックゼリーサラダ	20	121	3.1	24	0.8	0.9	トマトジュース　キャベツ　胡瓜	1単位の1/3で計算
マリネ風サラダ	21	37	1.3	32	2.0	Ø	胡瓜　南瓜　セロリ	1単位の1/6で計算（胡瓜、南瓜、セロリの場合）
もやしの中華サラダ	21	13	0.9	6	0.6	0.5	もやし	1単位の1/4で計算
人参サラダ（レモン風味）	22	206	0.9	29	1.8	0.3	人参　レモン	とも和え風は114kcal（他の数値はほぼ同じ）
即席ピクルス	23	26	0.9	17	1.1	1.5	胡瓜　玉葱　南瓜	1単位の1/10で計算
大根の柚子風味	23	9	0.4	15	0.6	0.7	大根　柚子	1単位の1/4で計算
芋なます	24	130	1.4	3	0.7	0.9	じゃが芋	1単位の1/10で計算
トマトのグリル（チーズ）	24	52	2.8	59	0.7	1.9	トマト　粉チーズ	卵入りは97kcal、たんぱく質6.8g、カルシウム36mg（他の数値はほぼ同じ）
キャベツの炒めもの	25	92	1.6	51	2.2	0.8	キャベツ	
せん切りキャベツのココット	25	136	7.2	61	1.5	2.0	キャベツ　卵　ピーマン	
ヨーグルトゼリー	32	108	10.2	132	0.0	0.1	ヨーグルト　牛乳　ゼラチン	
高野豆腐の牛乳煮	33	196	12.0	235	0.5	1.7	高野豆腐　牛乳	
胡麻豆腐	33	78	3.0	153	Ø	0.1	牛乳　胡麻　寒天	1単位の1/5で計算
はりはり漬け	35	57	1.8	30	3.4	1.5	切り干し大根　ひじき　人参	1単位の1/10で計算
きびなごの生姜炊き	36	324	20.6	110	0.2	5.2	きびなご　生姜　梅干し	きびなご100g分で計算
秋刀魚の梅干し煮	36	272	21.0	162	0.1	1.5	秋刀魚　梅干し　生姜	秋刀魚100g分で計算
鯖のふりかけ	37	466	24.9	163	0.7	5.0	鯖　胡麻　青海苔	鯖100g分で計算
鮭のでんぶ	37	234	23.7	48	0.0	9.3	鮭　牛乳　生姜	鮭100g分で計算
レンジ田作り	37	317	37.6	1111	0.0	3.3	いりこ　胡麻	1単位（いりこ50g分）で計算
じゃこじゃがご飯	38	267	9.0	139	0.9	0.9	米　ちりめんじゃこ　じゃが芋	しぐれご飯は247kcal、たんぱく質8.9g、カルシウム143mg、繊維0.5g、塩分0.7g
トマトのまぜご飯	39	248	9.9	174	0.8	0.7	米　トマト　ちりめんじゃこ	
蒸し鶏	40	219	17.3	6	0.0	1.3	鶏肉	鶏肉100gで計算
胡麻酢和え	40	213	11.4	137	1.2	1.1	鶏肉　茄子　オクラ	
野菜あんかけ	41	152	10.6	134	2.7	1.9	鶏肉　小松菜　人参	
豆腐の胡麻味噌かけ	41	191	8.4	165	2.4	1.5	豆腐　里芋　こんにゃく	里芋60g、こんにゃく25gで計算
茹で大豆	42	55	4.6	31	2.2	Ø	大豆	1単位の1/10で計算
五目豆	42	73	5.1	55	1.1	0.5	大豆　すき昆布　人参	1単位の1/10で計算
レーズン豆	43	74	3.8	29	2.0	0.1	大豆　レーズン	1単位の1/5で計算
変わり鉄火味噌	43	83	4.7	36	2.8	1.2	大豆　ごぼう	1単位の1/10で計算
キャベツのクリーム煮	44	274	21.8	166	3.8	1.6	キャベツ　豚肉　牛乳	
ポテトサラダ	44	164	3.5	26	1.3	1.4	じゃが芋　人参　胡瓜	
南瓜のポタージュ	45	356	6.2	159	4.3	2.8	南瓜　玉葱　牛乳	
さつま汁	45	145	10.7	48	3.9	1.3	豚肉　芋類　ごぼう	
鮭缶の白菜煮	46	168	21.8	188	3.3	2.6	鮭缶　白菜	
オイルサーディンのプチオムレツ	46	355	17.4	238	0.5	0.6	鰯缶　じゃが芋　卵	
柚子羹	52	19	0.2	13	0.9	0.0	柚子　寒天　甘味料	1単位の1/8で計算
キャベツの蒸し煮	53	130	3.1	74	3.4	1.0	キャベツ　玉葱　ベーコン	
シューファルシー	53	213	10.5	84	2.4	0.8	キャベツ　鶏挽き肉　牛乳	
鮭と玉葱の蒸し煮	54	144	17.8	48	3.2	0.5	鮭　玉葱　レモン	
野菜の味噌ドレッシング添え	54	64	2.3	50	3.0	0.1	南瓜　わかめ　こんにゃく	1人分のドレッシングを大匙3として計算
鰯のすり身団子汁	55	123	10.5	138	0.6	1.6	鰯　豆腐　葱	
豆腐ハンバーグと玉葱のスープ煮	55	286	16.4	131	0.6	2.4	豚挽き肉　豆腐　玉葱	

あとがきにかえて

どなたにも一つや二つの気になることがでてくるシニアの体…、病気とまではいかないそのトラブルは、食生活の工夫で改善されるものが少なくありません。この本は〈一病息災〉で暮らしておられる方々から、体に合わせて工夫したお料理や食べ方を伺い、皆さまのふだんの生活にお役に立てていただきたいとまとめました。既刊『シニアの食卓』の姉妹編です。今回も、全国友の会の方々からいただいたアンケートを核とし指針として、編集をすすめてまいりました。

各章の実例となってくださった五人は、どなたも料理上手の食べ方上手、その上〝健康はバランスのよい食生活から〟と長年励んでこられた方々です。そのほか、山田道子さんからご自身の介護の日々に役立った大豆、海藻の展開料理や各種のスープなどを、「魚1豆1野菜4など、食べ方の基本は沢崎梅子さんから学びました」といわれる大谷利子さんからお豆腐料理を紹介していただきました。

本の構成は、食欲がない…、やわらか…、術後の食事…などと、テーマごとに分かれておりますが、食卓においてはそれぞれ重なり合っているものなので、目次をご覧の上、一二〇余点のレシピを自由にご活用ください。

私たちは書物や人との交流を通して、自分一人ではなかなか思いつかないことを理解することができ、よいと思えば早速試してみることができます。見聞きして心にとめおいたものも、折りにふれて暮らしの中に戻ってくるのではないでしょうか。この本もそのような存在になれたらと願っております。

『シニアの食卓』二冊の編集にたずさわり、よい食生活のもとにあると人はいつまでも健康で若々しく、そして温かくあることができると知りました。お世話になりましたシニアの方々への感謝とともに、近い将来の自分たちのシニアライフを楽しみに思い描いております。

二〇〇一年四月　婦人之友社編集部

撮影／玉置　雄
イラスト／河田ヒロ
装丁・デザイン／北條千春

食べ方上手で一病息災

2001年5月25日第1刷発行
2022年6月1日第11刷発行
編者　婦人之友社編集部
発行所　婦人之友社
〒171-8510 東京都豊島区西池袋2-20-16
電話　03-3971-0101
振替　00130-5-11600
印刷　光村印刷株式会社
製本　大口製本印刷株式会社
乱丁・落丁はおとりかえいたします

ISBN978-4-8292-0280-7

婦人之友社の本

魔法の鍋帽子®レシピ85

かぶせておくだけ! ふっくら保温調理

婦人之友社編　本体1500円

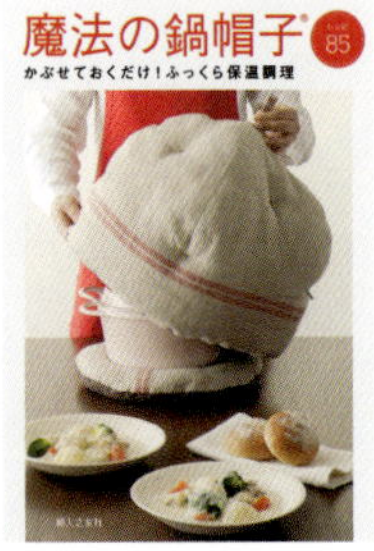

短時間の加熱後、火からおろし、鍋帽子をかぶせておくだけ。手間をかけずに素材の味をひき出す調理法、しかも省エネ。自分で作れる鍋帽子の実物大型紙付き。

くたびれない ごはんづくり

「手をかけておいしく」から
「かんたんでおいしく」へ

婦人之友社編　本体1500円

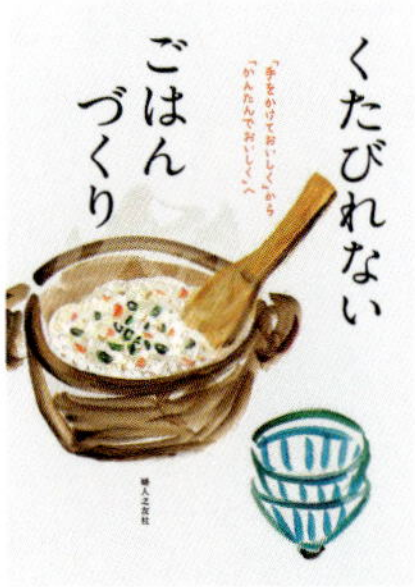

手間をかけなくても、自分らしい料理ができるアイデアとレシピ。暑い日や、疲れて台所に立つ気がしない日も、心が楽になる料理集です。

おもてなし

気軽なレシピとセミフォーマルメニュー

婦人之友社編　本体1700円

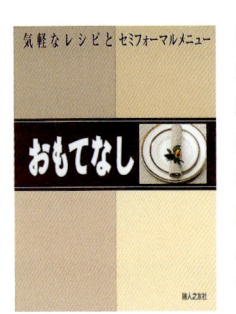

中華、イタリアン、エスニック、季節を味わう和風献立、フルコースのディナーなど、簡単なものから本格派向けまで、準備やテーブルセッティングを含めて紹介します。

わたしの保存食

漬けもの四季折々

おいしい漬け方と料理ヒント

婦人之友社編　本体1600円

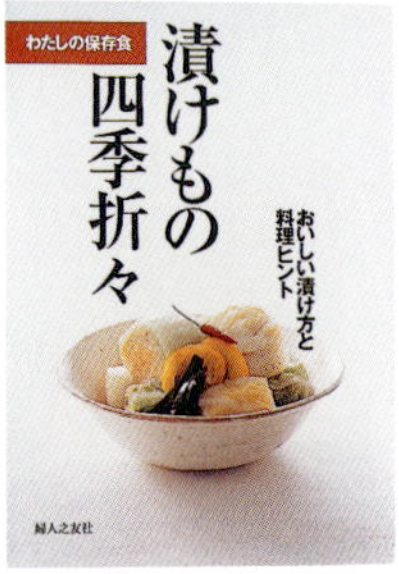

糠みそ漬け、梅干し、粕漬け、キムチ、ピクルスなど125種と、風味や酸味を生かした料理。塩分をパーセントで表示してあるので、漬けたい分量に合わせて応用できます。

おいしくできる・きちんとわかる

基本の家庭料理　和食篇

婦人之友社編　本体1900円

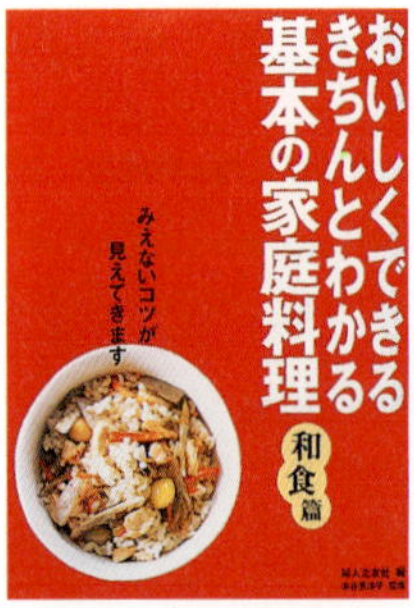

本谷恵津子監修
基本が分かれば迷わない！そのときある材料で、おいしくてバランスのよい食卓がさっと整のう、そんな料理の実力がつく本です。

手しおにかけた私の料理

辰巳芳子がつたえる母の味

辰巳芳子編　本体1500円

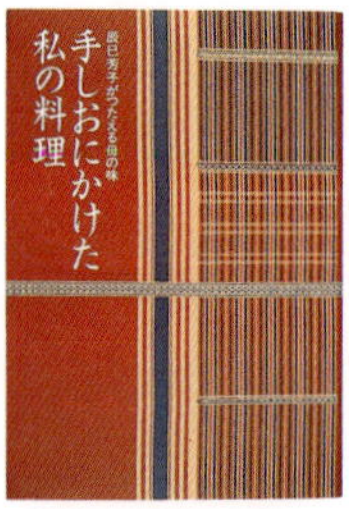

母、辰巳浜子からゆずり受けた家庭料理の心と技。天然の材料からしっかりとだしをひき、深みのある味を愛情こめて創り出しましょう。正しい食生活の手引き書。

定価は本体価格に消費税が加算されます。
2022年6月現在

お求めは書店又は直接小社 Tel.03-3971-0102 へご注文ください。
ホームページ　婦人之友社　検索